생활운동을 통한 건강기능연금 쌓기

박기섭

KNOWLEDGE COMMUNITY 공동체

추천사

운동의 중요성은 아무리 강조해도 지나치지 않습니다. 치매 예방을 위한 뇌건강의 유지 및 정신건강의 증진을 위해 할 수 있는 가장 좋은 방법 중 하나가 운동입니다. 그러나 규칙적으로 꾸준히 운동을 하기는 쉽지 않습니다. 특히 본격적으로 운동을 하는 데 있어서 여러 제약과 무리가 올 수 있는 노년기 성인의 경우는 더욱 어렵습니다.

이 책은 집에서 그리고 일상생활 속에서 쉽게 접근할 수 있는 다양한 운동의 방법을 오랜 경험과 열정을 가진 저자가 명쾌하게 제시해 줍니다. 정상적인 신체활동이 가능한 노인이나 운동기능의 제약 혹은 인지기능의 손상이 있는 노인 모두에게 필요한 생활 속의 운동법을 제공합니다. 이 책에서 다루는 생활운동은 노인뿐 아니라 전 연령에서 적용이 가능할 것으로 생각됩니다. 또한 질병이나 손상으로 인한 신체적인 문제를 가지고 있는 환자들이 병원에서 물리 혹은 운동치료를 한 후에 집으로 돌아갔을 때 이러한 활동을 유지하는 데 많은 도움이 될 것입니다.

무슨 일이든 늦었다고 생각할 때가 가장 빠른 것처럼, 노화로 이미 허약해진 뇌와 근력일지라도 매일의 생활에서 적극적인 활동을 이어간다면 건강한 노년을 지속할 수 있다고 생각합니다. 모쪼록 많은 분들이 생활운동을 통해서 건강하고 활기찬 여생을 누리시기를 기대합니다.

– 건국대학교병원 정신건강의학과 교수
– 성북구치매안심센터 센터장
유승호

생활을 잘하기 위한 운동을 선택해야 하는 이유

12년 전 서울의 한 병원에서 박 실장님을 만났던 것을 감사하게 생각합니다.

병원의 재활운동만으로 남편이 다시 돌아올 수 있을까…

집에서도 우리가 재활운동을 할 수 있지 않을까… 고민 후 도움을 요청하였습니다.

실장님은 작은 목표를 세워 성취해 나간 후 큰 목표를 제시해 주시며 이루어 내고 그것을 반복하는 것을 추천해 주셨습니다.

당시 딸아이가 중학생이었는데 결혼식 때 손 잡아주고 들어가야 하지 않겠냐며 남편의 독립 보행에 대한 희망을 꿈꾸었습니다. 머나먼 이야기일 것만 같았는데 남편은 결국 딸아이의 손을 잡고 신부입장을 할 수 있게 되었습니다.

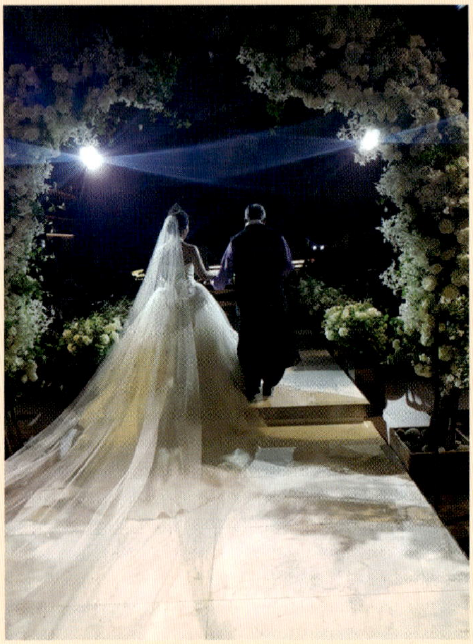

2019년 8월 24일

외상후 후유증으로 뇌전증 증세를 보인 날이면 함께 안타까워하시고 위로와 격려를 해주셨던 청년 물리치료사 박기섭 실장님의 수고가 한 가정, 아니 많은 가정의 행복을 확장시켜 주었습니다.

물리치료사는 환자의 삶의 질을 향상시키는 데 있어서 꼭 필요한 동행자입니다.

자기 몸에 대하여 자립의 길을 갈 수 있도록 돕는 같은 물리치료사로서 이 책을 내주시어 감사합니다.

한 물리치료사의 끊임없는 공부와 연구 그리고 손에 굳은살이 생길 정도로 환자와 함께 움직이며 얻은 사례들이 녹아있는 책을 많은 의료인 및 환자와 가족분들이 꼭 읽어보시기를 추천합니다.

– 물리치료사

장윤정

시간을 거슬러 과거에 생활이 힘들 정도로 어깨통증이 심하여 병원을 찾아 진단을 받고 인대파열봉합수술을 받은 후 재활 치료를 받아야 하는 과정에서 박기섭 물리치료선생님과 인연을 맺게 되었고, 그게 벌써 6년이 되었습니다.

재활이라는 것이 간단히 물리치료사에게 몸만 맡기고 잠깐 치료받으면 되는 줄 알았던 저는, 실제 재활 치료를 받으면서 생각보다 많은 시간과 노력이 필요하고, 치료사와의 호흡이 아주 중요하다는 것을 깨달았습니다.

병원에서 일정 기간 재활 치료를 하고 퇴원하였지만 여전히 팔을 들어 올릴 때에는 머리 높이부터는 힘들었고, 몸을 이용하여야만 팔을 더 들어 올릴 수 있었습니다.

그때부터 할 수 있는 동작들 내에서 치료를 받고, 선생님께서 집에서 할 수 있는 동작들을 가르쳐 주신 대로 아침 기상과 함께 깍지운동 그리고 하루에 20분씩 뜨거운 물로 어깨를 충분히 이완시켜 준 상태에서 봉 운동을 해냈습니다. 그 이후 추가적으로 벽운동, 고무줄, 아령운동을 하면서 선생님과 충분한 대화로 진행과정을 잘 상의하며 재활을 진행하였고, 마침내 다시 안정적으로 회사일과 가정에서 일상생활을 하게 되었으며, 골프도 칠 수 있게 되었습니다.

수술과 재활은 아주 밀접한 관계가 있고, 철저한 재활치료로 결과는 아주 만족스럽습니다. 지금처럼 정상적인 생활을 할 수 있게 된 것이 선생님의 헌신적인 재활 교육 덕분이라 느끼며, 저의 어깨를 정상으로 만들어 주신 박기섭 물리치료선생님에게 거듭 감사의 말씀을 전하고 싶습니다.

– (주)쓰리세븐 대표
김상현

1차 진료를 하고 있는 의사로서 많은 환자들을 접할수록 대다수의 일반 환자들이 어려워하는 의학적 상식과 스스로 건강기능을 향상시킬 수 있는 간단한 방법들에 대한 길잡이가 필요하다고 느낍니다. 본인과 7년 동안 같은 병원에서 동고동락한 박기섭 저자는 항상 환자의 눈높이로 몸을 낮추고, 환자의 아픔에 공감하며, 최선의 치료방법을 고민하는 훌륭한 물리치료사입니다. 이론과 실제, 인성까지 겸비한 저자가 첫 출간하는 『생활운동을 통한 건강기능연금 쌓기』라는 책은 환자와 보호자는 물론 보건의료 종사자들에게도 훌륭한 지침서의 역할을 해내리라 기대되며, 추천의 말을 전할 수 있어 영광입니다.

이 책은 쉽고 친절하게 생활 속의 운동들을 설명해 줍니다. 노인, 통증환자, 퇴원 후 재활환자 등 많은 분들이 이 책을 길잡이 삼아 건강기능을 향상하시어 최고의 연금 수혜자가 되실 수 있기를 바랍니다.

– 24시열린의원 대표원장

천장원

들어가는 글

건강기능연금 만들기 운동은 다르다

우리가 생각하는 '운동해야지'라는 다짐은 주로 다이어트를 한다거나, 근력 운동을 통해서 보기 좋은 몸을 만든다거나, 체력을 길러야겠다는 목표를 가집니다.

이 책에서 소개할 운동들은 위에서 나열한 것들을 위한 운동이라기보다는 하루를 영위하기 위해 일상생활에서 꼭 필요한 움직임을 잘하기 위한 운동입니다.

꼭 필요한 움직임이란 앉아서 일어나고, 화장실에 가서 용변을 보며, 식사 준비를 하고, 식사를 한 후 정리를 하는 등의 우리가 습관적으로 하는 동작들을 말합니다.

이미 초고령화에 들어선 일본이 고령화 시대를 준비하고 그 시대를 우리보다 미리 보내고 있는 모습을 학습하면서 나이 듦을 준비하는 것이 얼마나 중요한 것인지 깨달았습니다. 우리도 건강한 노후를 맞이하고 그 시간을 행복하게 보내기 위해서 지금부터 연금을 쌓듯이 준비하는 것이 필요합니다.

경제적 효도만큼 앞으로 가족의 운동 효도도 중요합니다. 내게는 너무 쉬운 운동이어서 부담 없더라도 내 아빠, 엄마 혹은 할머니, 할아버지께서는 어려울 수 있고, 그래서 생활에 불편함을 느낄 수 있을 겁니다. 꼭 전문가만이 그 불편함을 전부 해결할 수 있는 것은 아닙니다. 내가 이 책을 통해 생활운동전문가가 되어 알려드리는 운동은 더 삶에 의미 있는 효도가 될 수 있습니다.

그래서 건강기능연금 만들기 운동은 전 가족 구성원들이 함께 공유할 수 있는 운동입니다.

가족 구성원들이 알아야 할 점

앞으로 10~15년 후 우리나라도 초고령화 시대에 접어듭니다. 그때쯤에는 노인들을 위한 실버사업 또한 가장 큰 규모일 겁니다. 노인들의 불편한 몸을 대신해 줄 편의시설이나 도구 등은 박람회를 통해 많이 소개가 되고 있습니다. 예를 들어, 대화를 해주는 로봇, 내 몸을 침대에서 앉혀주고, 또 대소변 처리 후 세척까지 해주는 침대 등이 나오고 있습니다. 과연 이런 편의시설 등을 이용하거나 이런 편의도구를 생활에 불편함을 느끼는 가족에게 선물하는 것만이 답일까요?

만약 일상생활의 가장 기본적인 기능인 식사하기, 옷 입고 벗기, 위생관리, 대소변 처리까지 모든 생활을 침대에서만 한다면 스스로는 침대 밖으로 나갈 수 없는 '침대섬'에 갇히게 될 것입니다. 또한 생활의 가장 기본적인 기능 중 제일 중요한 이동을 하기 어렵다면 남의 도움을 받거나 침상생활을 하는 결정적인 요인이 됩니다.

우리보다 앞선 초고령화를 겪고 있는 일본의 가정집은 우리나라보다 세심한 안전시설과 편의도구들이 갖추어져 있을 것이라고 생각했지만, 지금의 우리 생활 모습과 다른 부분을 찾을 수 없었습니다.

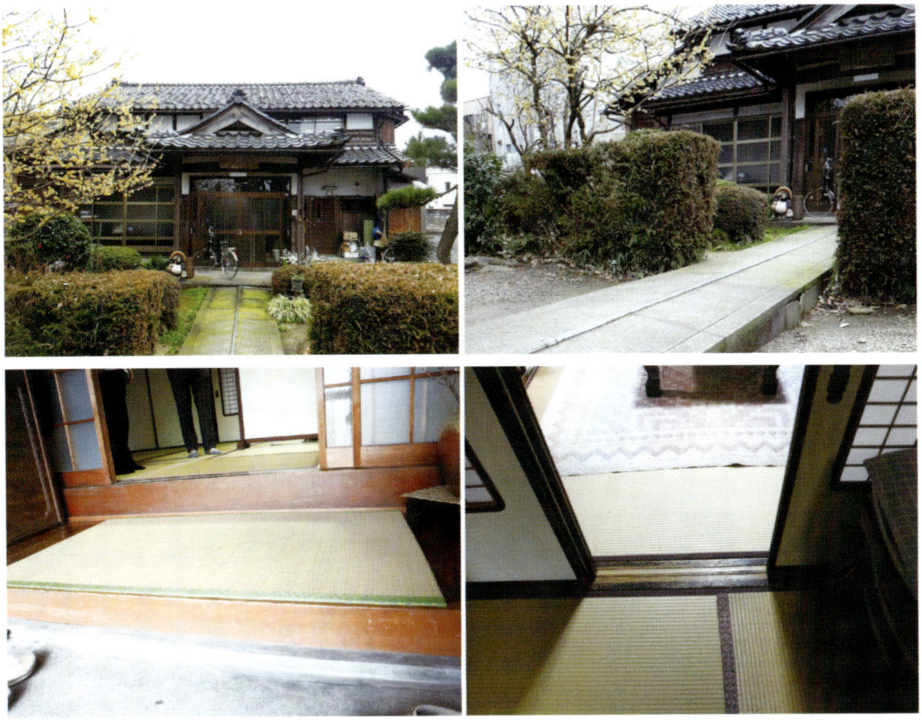

이용자 집

제가 방문했던 가정방문 운동서비스 이용자의 집은 오래된 가정집으로 특별한 안전장치나 시설은 찾아볼 수 없었습니다. 현관에서 집 안으로 들어가는 턱은 다리를 들지 못하면 올라갈 수 없을 정도로 꽤 높았습니다.

약해진 신체의 기능을 보상하고 사고를 예방하기 위하여 문턱을 낮추거나 집의 구조를 바꿀 수도 있습니다. 하지만 일본의 가정을 통해 본 모습은 '나를 위해 집이 변화되는 것이 아닌 내가 집을 위해 다시 적응하는 것'이었습니다. 사람의 건강을 유지하고 신체기능을 회복하는 데 더 큰 의미를 두고 있었습니다.

다음에 해당되는 분들에게 이 책을 읽어보시기를 권합니다

- 건강한 노년을 원하는 분
- 생활 움직임에 가족의 도움을 받는 분
- 가족의 생활 움직임에 도움을 줘야 하는 분
- 낙상을 경험한 분
- 보행 시 보폭이 좁아지고 있는 분
- 밖에 다니면 누군가가 내 불편한 부분을 쳐다볼까 부끄러운 분
- 한쪽 팔, 다리가 과긴장이거나 힘이 없는 분
- 휠체어/ 지팡이/ 워커 등 보조도구를 이용하는 분
- 치매환자 가족인 분

이 책의 생활운동 습득 방법

1. 습득 순서

Self, With Family, Leave Hospital의 세 파트로 구성되어 있으며 자신의 상태에 맞는 부분을 찾아 운동하시면 됩니다. 건강하게 혼자 생활을 하시는 50~60대는 With Family 5060 생활운동을 시작하기에 문제가 없으리라 생각됩니다. 반면 퇴원 이후 생활에 불편함을 느끼고 있는 분이거나 생활 움직임이 불편한 가족이 있는 분이라면 이 책의 순서를 지켜 읽을 것을 권장합니다. 이 책은 필라테스, 요가, 헬스, 에어로빅, 수영 등 다양한 운동 분야를 호텔의 층별 소개처럼 정보를 주는 책이 아닌 일상생활에 필요한 운동의 골격을 제시하기 위해 계획된 책입니다. 우선 도입부인 '자가진단질문지'와 '운동을 하기 전에 알아두어야 할 사항'을 순서대로 읽어보시고 운동에 임하시길 바랍니다.

2. 생활운동의 난이도

'자립'을 전달하고, 일상생활에 도움이 되기 위한 사막의 오아시스 같은 운동을 선별해서 프로그램화하기 위해 노력했습니다. 쉽게 따라할 수 있지만, 생활운동의 목표가 단순하게 근력 향상 및 스트레칭은 아닐 것입니다. 다만 몸에 무리가 되고 피해야 할 운동은 과감하게 배제하여 이 책 이용자가 단순한 생활 전체 움직임과 운동을 그려낼 수 있도록 기획하였습니다.

차례

Chapter 2
Self

도구를 이용한 운동 87

Chapter 3
With Family

세대별 생활운동 109

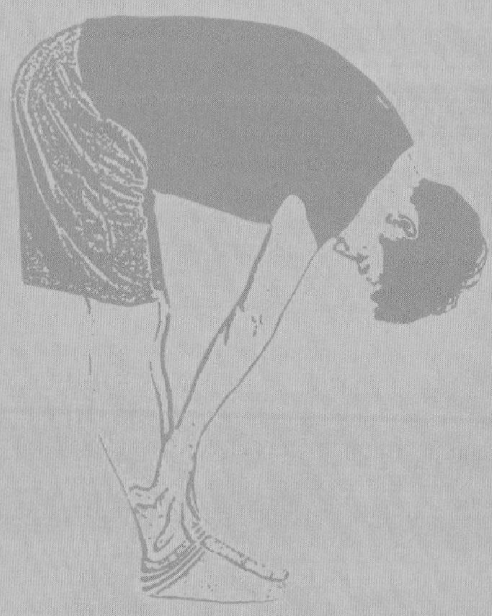

글을 시작하면서

2007년 건설현장에서의 낙상으로 인한 심각한 외상성 뇌출혈로 큰 뇌수술을 받으신 C씨는 수술 후 오른쪽 편마비와 감각실어증이라는 심각한 후유증이 동반되어 혼자서 생활하는 것이 어려운 상황이었습니다. 갑자기 닥쳐온 시련에 환자분 본인도 무척 힘들어하셨고 경제적인 역할 또한 할 수 없게 되어 가족들은 한순간에 망연자실하였습니다.

처음 치료실에서 뵈었던 C씨는 가정과 일에서 최선을 다해오셨던 최고의 남편이라는 아내분의 말씀이 무색할 정도로 모든 것을 귀찮아하셨습니다. 운동성 실어증으로 인하여 '우~~ 우~ 우' 소리를 내는 것만 가능하여 의사소통이 어려울 뿐 아니라 환자분 스스로도 그 상황을 답답해하시어 가슴을 치는 등의 행동을 하셨습니다. 스스로 아무것도 할 수 없는 상황에 감정적으로도 힘들어하셨고 여러 번 화를 내시는 등 감당하기 어려워하시는 모습을 볼 수 있었습니다. 사고 후 약 한 달 동안 한순간도 인상을 찌푸리지 않고, 직장도 그만 두시고 오로지 남편의 수족이 되어 곁을 지킨 아내분의 노력과 정성으로 점점 C씨는 자신의 상황을 받아들이려고 노력하며 적극적으로 치료에 임하시기 시작하셨습니다. 그러던 중 병실을 잠시 비운 사이 C씨가 창가에서 다른 환자분이 건네준 담배를 피는 모습을 목격하고 충격을 받으신 아내분은 병원에서 퇴원하여 C씨와 함께 집으로 가셨습니다.

그리고 아내분께서 저에게 연락을 주셨고, 집에서 할 수 있는 재활운동에 대해 물어보셨습니다. 아내분께서는 저와 같은 직업인 물리치료사였습니다.

저는 C씨가 집에서 할 수 있는 움직임과 할 수 없는 것을 알려드렸고, 현재 할 수 있는 움직임을 일상생활에서 필요한 기능적인 움직임(식사하기, 목욕하기,

옷 입기, 이동하기)으로 연결할 수 있게 지도법을 알려드렸으며, 할 수 없는 것에 대해선 집에 몇 가지 안전 장비와 시설 등을 설치하여 할 수 있게 조언을 했습니다. C씨와 아내분께서는 잘 따라와 주셨고, 움직임과 생활 기능이 호전되면서 월 단위로 집에서의 운동 계획을 추가해 드렸습니다. C씨와 아내분은 열심히 잘 해주셨고, 마침내 C씨가 2년 전 몸짓으로 표현하셨던 제일 하고 싶은 소원인 '걸어서 동네 목욕탕에 가서 탕 속에 몸을 담그고, 집에서 시원한 맥주를 한 잔 하고 싶다'라는 바람을 현실로 이룰 수 있게 되었습니다.

일본 후쿠이현 HOT REHABILI SYSTEMS 가정방문 연수에서도 위와 비슷한 것들을 볼 수 있었습니다. 일본 가정집에서도 생활 속 움직임이 불편한 이용자에게 운동지도 서비스를 제공하고 있었습니다. 공무원으로 퇴직하신 75세 남성 이용자분은 파킨슨 질환 초기로 옷을 입고 벗기가 힘들었고, 오랫동안 앉아 있다가도 어지러워 넘어졌습니다. 집 밖 정원 외출 시 넘어진 경우도 있어 생활의 불편함을 넘어 낙상사고의 위험성까지 갖고 계셨습니다.

병원과 요양병원에 입원을 하셨지만, 상황은 더 개선되지 않았고 우울증까지 생기셨다고 합니다. 자포자기로 집으로 다시 돌아오신 후 주변의 권유로 일주일에 2회의 가정방문 운동서비스를 받으셨고 2회는 데이케어센터로 직접 가셔서 서비스를 받으셨습니다.

꾸준한 치료를 거쳐 지금은 집에서 가족과 함께 일상생활을 지속할 수 있고, 최근에는 주변 지인분들을 만나러 가기 위한 이동수단으로 자전거를 이용하신다고 하셨습니다.

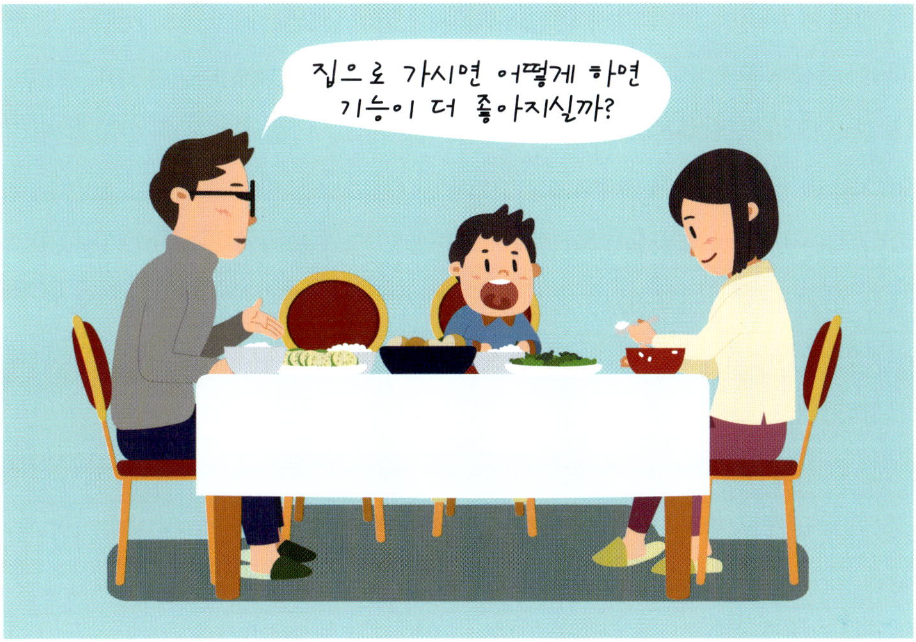
집으로 가시면 어떻게 하면
기능이 더 좋아지실까?

저와 제 아내는 10여 년간 물리치료사로 일하면서 병원에서 환자분들을 치료해 왔습니다. 그동안 많이 받았던 질문들 중 한 가지는 “퇴원 후 집에 돌아가면 무슨 운동을 하면 좋을까요?”라는 질문이었습니다. “퇴원하시면 운동 열심히 하세요”라는 말은 저희가 환자분들께 가장 많이 드렸던 말씀 중 하나였습니다. 집으로 돌아가게 되면 병원에서처럼 전문가들의 케어를 받을 수 없기에 퇴원 전 집에서 할 수 있는 운동 교육이나 일상생활에서 주의해야 할 점들을 교육하는 것은 매우 중요합니다. 물리치료사는 치료시간 동안 직접적인 치료뿐만 아니라 환자들이 삶의 터전으로 돌아갔을 때 생활을 잘할 수 있도록 교육하는 역할 또한 같이 하고 있습니다. 예를 들어, 노화로 인해 근력저하와 균형능력의 감소, 골다공증 등의 복합적 원인으로 인하여 낙상이 일어나고 고관절 골절이 발생하여 병원에 입원하게 되면, 수술 후 재활을 통해 다시 일상생활로 돌아가기 위한 노력을 하게 됩니다.

물리치료사는 환자가 병원에 입원한 후 재활을 받는 시점에서부터 개개인의 상태와 환자의 여러 가지 여건에 맞춘 프로그램으로 환자들의 재활을 돕게 되고, 일상생활로 돌아갈 수 있도록 도와주는 역할을 합니다. 이것은 개인마다 상태가 다르기 때문에 병원에서 치료시간에 의사 및 치료사와 환자의 일대일 치료를 통해 이루어집니다.

이 책은 병원에 입원을 해야 하는 상황에 있는 분들을 위한 책이 아닌, 현재 집과 사회에서 지내고 있는 30대부터 80대까지의 사람들이 스스로 쉽고 꼭 필요한 운동을 함으로써 건강한 삶을 좀 더 오래 지속할 수 있도록 하기 위해 기획하였습니다.

근육의 힘을 유지시키거나 강화시키는 것, 유연성을 유지하고 향상시키는 것, 균형감각을 유지시키는 것은 일상생활을 지속하는 데 매우 중요합니다. 이들은 독립적인 생활을 하기 위한 움직임들을 하기 위해 필수적인 요소입니다.

'집에 가서 열심히 운동하세요'라는 말만으로는 '헬스장에 가서 운동해야 하나', '걷기 운동을 하면 되는 건가'와 같이 자신에게 맞는 필요한 운동을 선택하여 운동하기 어려운 것이 사실입니다. 그래서 저는 일상생활에 필요한 움직임을 하는 데 도움이 되는 운동을 전해주고 싶었습니다. '홈트'라는 단어는 '홈 트레이닝'의 줄임말로 현재 젊은 세대들의 실속 있는 가치관을 대변하는 것이라고 할 수 있습니다. 꼭 돈을 지불하고 어떤 장소에서 다른 사람의 지도를 받지 않아도 유튜브나 인터넷을 통해 쉽게 운동방법을 접할 수 있고, 집이라는 장소에서 이동시간의 낭비 없이 자유롭게 운동할 수 있다는 데 그 장점이 있습니다.

생활 속에서 자립을 위해 필요한 움직임을 잘하기 위한 운동은 '나이 듦'에 있어 연금과도 같습니다. 이 책을 통하여 여러분의 건강한 삶에 조금이나마 도움이 될 수 있기를 바랍니다.

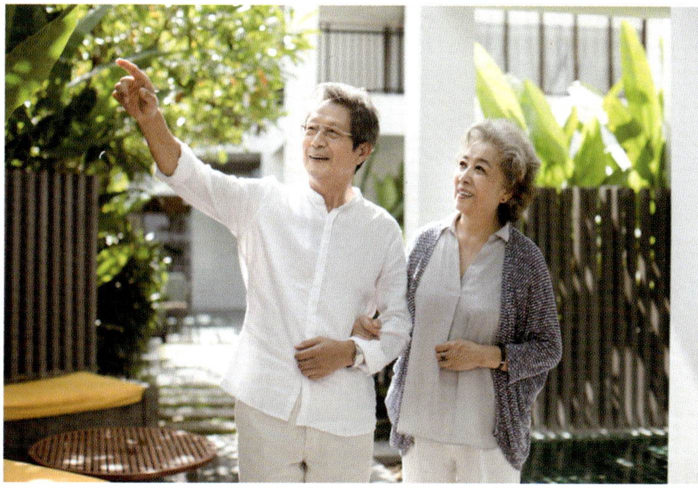

생활하는 데 필요한 움직임이 편해진다.

•

자세가 개선된다.

•

근력을 길러준다.

•

근긴장도를 줄여준다.

•

몸의 균형을 잡아준다.

•

안정적으로 걸을 수 있다.

건강기능연금이란?

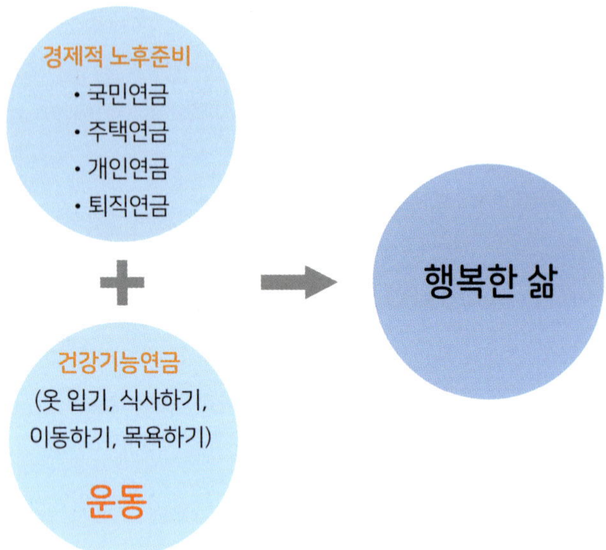

노후를 위한 경제적인 연금 준비+건강한 노후를 위한 신체적 건강 준비

30대만 넘어도 몸이 예전 같지 않다고 느끼시는 분들이 많습니다. 나이가 들면서 병원에 가는 일이 많아질수록 병원비나 간병비용에 대한 걱정이 늘어가는 것이 사실입니다.

병원이나 다른 사람의 도움을 받지 않고 건강하게 사는 것은 경제적인 노후를 준비하는 것만큼 중요한 일입니다. 아침에 일어나서 씻고 용변을 처리하며, 식사를 하고 설거지와 집안 청소를 하고, 음식을 만들고 마트를 가는 일 등을 할 수 있다면 다른 사람의 도움이나 병원 같은 시설의 도움 없이 집에서 삶을 영위할 수 있습니다. 내 몸의 기능을 최대한 오랫동안 유지하는 것은 건강기능연금이라고 할 수 있을 만큼 중요합니다.

실버 홈 트레이닝에 대한 궁금증

Q 편리한 운동기구가 많이 나왔는데 운동기구가 필요한가?

꼭 돈을 들여서 특별한 운동기구를 사지 않아도 집에서 흔히 찾아볼 수 있는 일상생활 용품들을 이용하여 운동할 수 있습니다. 그에 더하여 운동하는 방법을 알고 제대로 운동한다면 그 효과는 더 커집니다.

이 책은 올바른 운동방법을 제시하여 스스로 운동하는 데 도움이 되고자 기획하였습니다.

Q 병원이나 헬스장이 아닌 집에서도 운동을 할 수 있는가?

의학적으로 의료적인 도움이 필요하다면 전문가의 도움을 받아야 합니다.

그러나 그렇지 않은 경우 집에서 운동한다면 장소의 제약에서 벗어날 수 있습니다. 꾸준히 하루에 조금씩이라도 운동하는 것은 매우 중요합니다.

이 책은 집에서의 일상생활이 가능한 분들을 위한 운동방법을 설명한 책입니다. 당사자와 그 가족들이 적극적으로 참여한다면 내가 살던 삶의 터전에서 머물며 스스로 좀 더 만족스러운 생활을 할 수 있습니다.

Q 요새 아파트, 공원 등에 운동시설이 잘 되어있는데, 가서 하면 되지 않는가?

미세먼지 문제가 심각해지면서 외출하지 않는 것이 더 안전한 날이 많아졌고, 추운 겨울, 너무 더운 여름, 비가 오는 날씨 등 기후의 제약이 있는 날에는 외부에 나가서 운동하기가 쉽지 않습니다. 운동은 꾸준함 또한 중요한데, 집에서 운동을 할 수 있다면 날씨의 제약에서 벗어날 수 있습니다.

또한 갑자기 달라진 모습(뇌졸중 등 신경계 질환, 근골격계 질환)은 심리적으로 위축되게 하기 때문에 외출은 제한이 될 수 있습니다. 이때 집은 운동장이 될 수 있고 생활 용품은 운동기구가 될 수 있습니다.

Q 운동은 힘들고, 귀찮다. 누워서 쉬는 게 더 낫지 않을까?

화장실 가는 것뿐 아니라 식사, 외출 등이 귀찮고, 또 점점 하고 싶은 것에 대한 의욕이 부족해지는 것은 곧 경도인지장애로 다가가는 길입니다. 이때는 배우자나 자녀분들의 동기부여가 반드시 필요한 시점입니다.

이 시기에 가족의 적극적인 지지나 참여가 없다면, 분명 치매에 빠른 속도로 다가갈 것 입니다. 하루에 5분, 짬을 내어 이 책을 통해 운동 한 가지를 익힌다면 10일이 지나면 열 가지 운동을 시간 날 때마다 할 수 있습니다.

한 가지 운동을 10번씩만 한다면 열 가지 운동으로 100회의 운동을 할 수 있습니다.

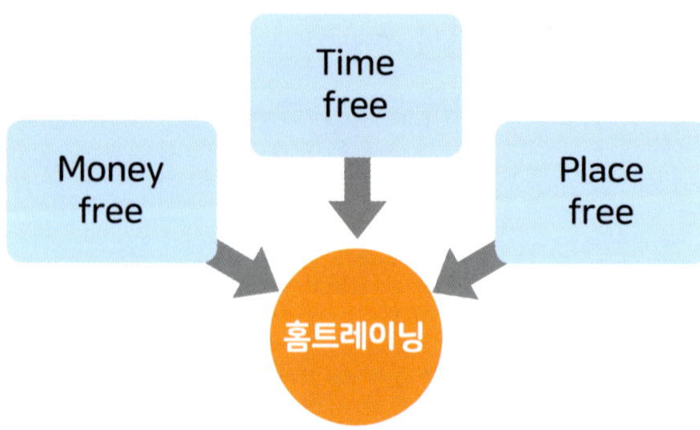

건강기능연금 만들기 운동
집에서 운동을 할 수 있습니다!

- Money free! 돈이 들지 않습니다. 비싼 기구를 사지 않아도 운동할 수 있습니다.
- Time free! 시간이 날 때마다 언제든지 할 수 있습니다.
- Place free! 날씨와 장소의 제약을 받지 않고 집에서 할 수 있습니다.

일상생활에서 이루어지는 동작들과 필요한 몸의 기능

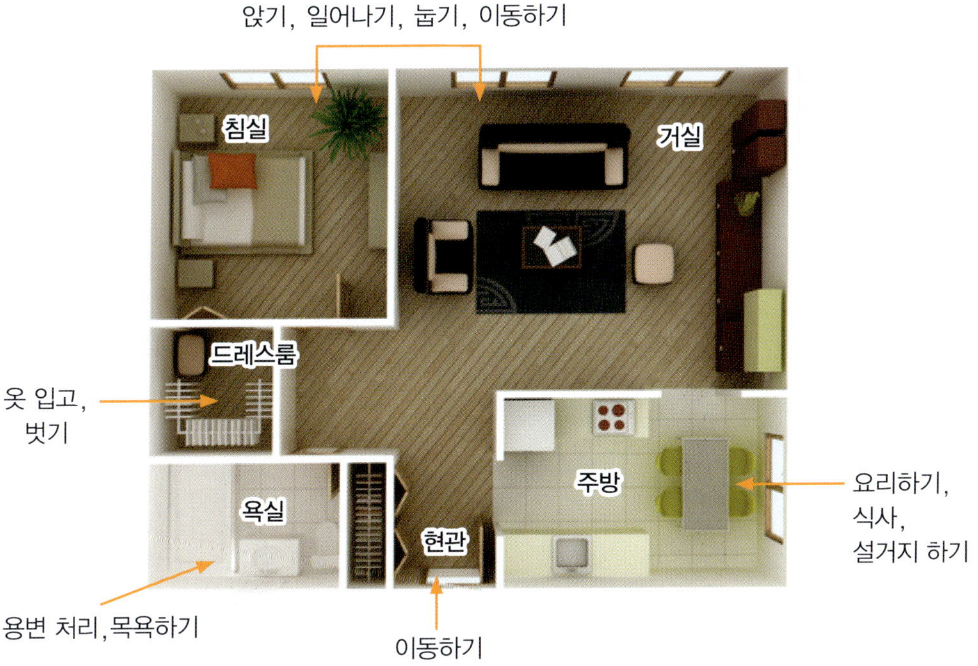

일상생활 동작은 개인위생, 목욕하기, 식사하기, 용변 처리, 계단 오르기, 옷 입기, 걷기, 휠체어나 침대로의 이동 등으로 나눌 수 있습니다.

옷을 입고 벗기 위해서는 팔을 들고, 다리를 들거나 허리를 굽히는 동작이 필요합니다. 밥을 먹고 설거지 등의 정리를 하기 위해서는 음식을 입에 넣고 물을 마시거나 그릇을 들고 옮길 수 있어야 합니다.

목욕을 하기 위해서는 팔을 머리 위로 올리거나 손이 등 뒤로 닿는 동작을 할 수 있어야 합니다. 집 안에서 이동하고 화장실에서 용변을 처리하기 위해서는 누운 자세에서 일어나거나 앉은 상태에서 안전하게 설 수 있어야 하며, 넘어지지 않도록 균형을 유지할 수 있어야 합니다.

관절의 해부학적 정상 각도와 일상생활에 필요한 기능 각도

관절의 정상 각도와 일상생활에서 움직이는 데 불편하지 않은 정도로 필요한 움직임의 각도는 차이가 있습니다.

실제 어깨 정상 각도

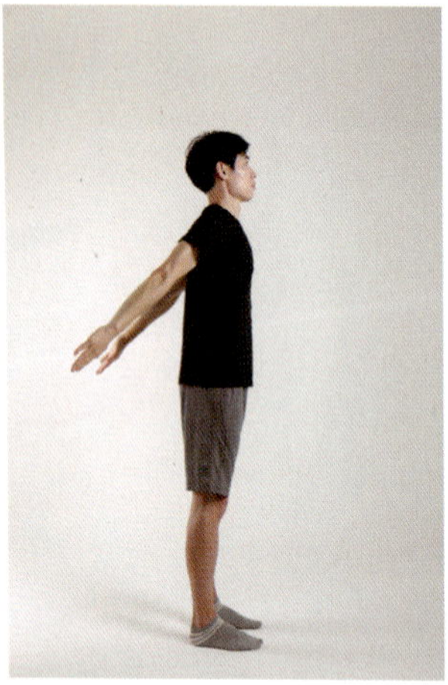

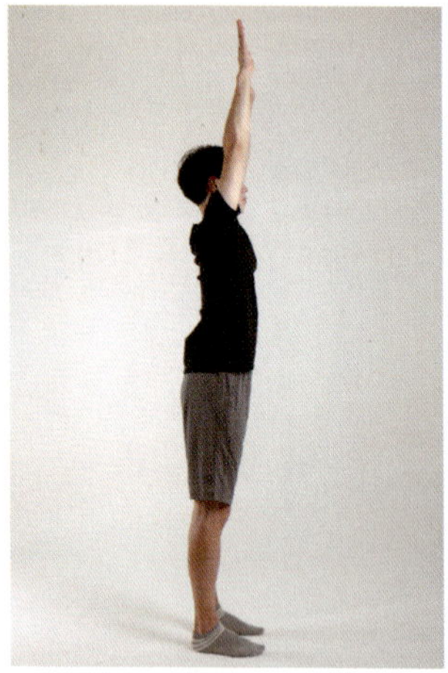

생활에서 사용하는 어깨 기능 각도(머리 감기, 머리 다듬기, 옷 입기)

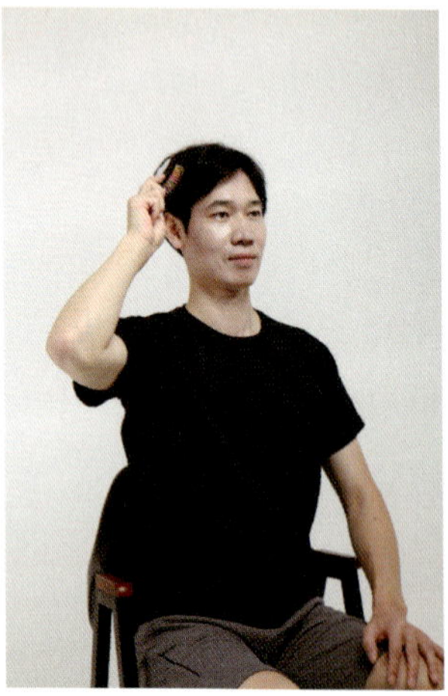

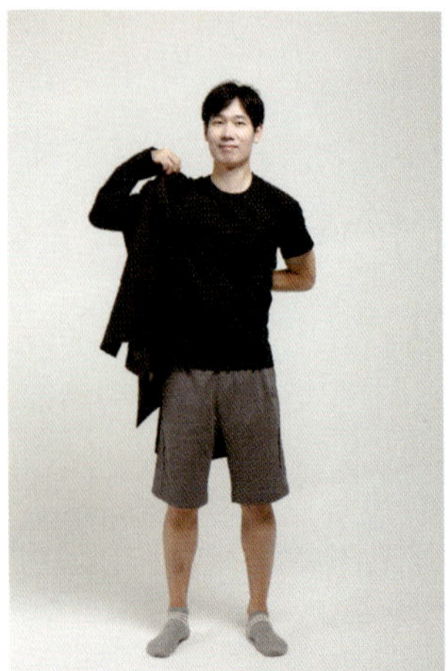

아래의 표는 해부학적 관절 정상 각도와 움직이는 데 필요한 최소 기능 각도를 정리한 것입니다.

관절 정상 각도		
어깨	굴곡/ 신전	180/60
	외전/ 내전	180/75
	외회전/ 내회전	90/80
	수평외전/ 수평내전	90/30
팔꿈치	굴곡/ 신전	150/180
손목	굴곡/ 신전	80/70
	요측편위/ 척측편위	20/30
	회외/ 회내	90/80
엉덩이	굴곡/ 신전	120/30
	외전/ 내전	45/30
	외회전/ 내회전	45/45
무릎	굴곡	135
발목	배측굴곡/ 저측굴곡	20/50
	내반/ 외반	40/20
목	굴곡/ 신전	80/50
	외측굴곡	45
	회전	80
허리	굴곡/ 신전	90/30
	외측굴곡	35
	회전	30

VS

기능 각도	
머리 감기/ 손질	145↑/50↑
(단추 있는 상의)옷 입기	145↑/60↑
화장실 대소변 정리/ 목욕하기	75↑/60↑
외투 입기/ 목욕하기	75↑/25↑
식사하기	120↑/145↑
이동하기(+핸드백)	65↑/60↑
음식 나르기/ 설거지하기	15↑/25↑
식사하기	75↑/65↑
양말 신고 벗기	100↑/25↑
이동하기	35↑/25↑
대소변 조절 및 정리하기	35↑/25↑
양말 신기	110↑
양말 벗기	15↑/40↑
이동하기	30↑/15↑
상의 옷 입고 벗기/ 머리 감기	65↑/40↑
샤워하기	35↑
샤워하기	65↑
하의 옷 입고 벗기 양말 신고 벗기/ 수건 닦기	75↑/25↑
수건 닦기	30↑
수건 닦기	25↑

일상생활에 필요한 동작을 위한 생활운동

원활한 일상생활 동작이 이루어지기 위하여 그 동작과 운동방법들이 어떻게 연관되어 있는지 알 수 있다면 그 운동을 왜 해야 하는지가 명확해집니다.

옷 입고 벗기

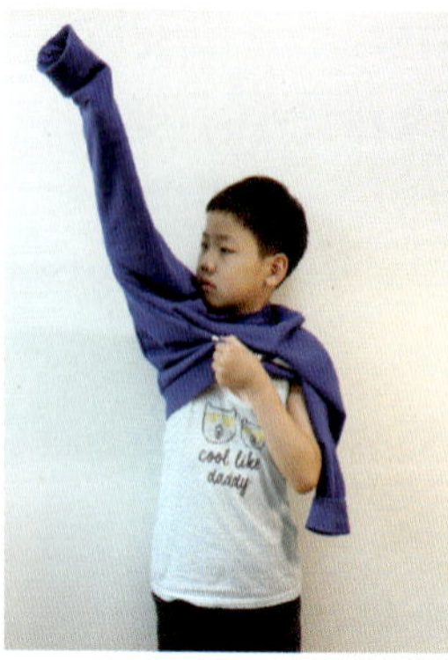

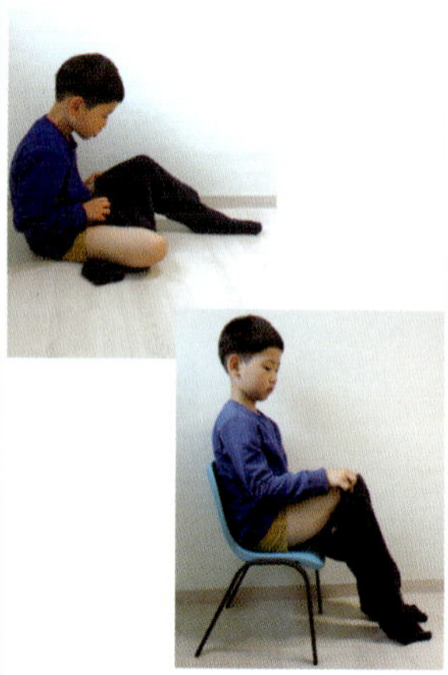

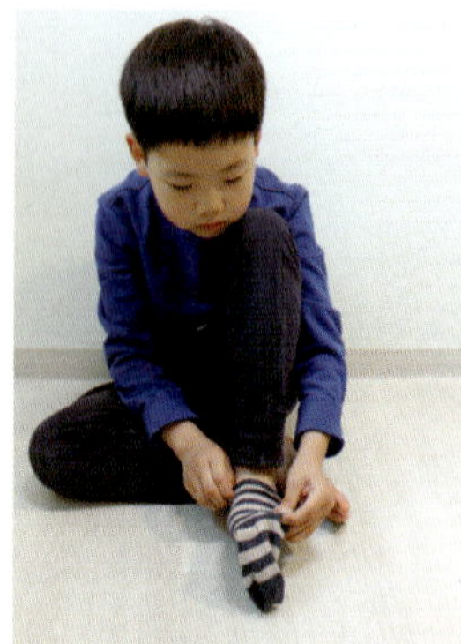

생활운동: 팔과 다리를 잘 움직일 수 있는 운동이 필요합니다.

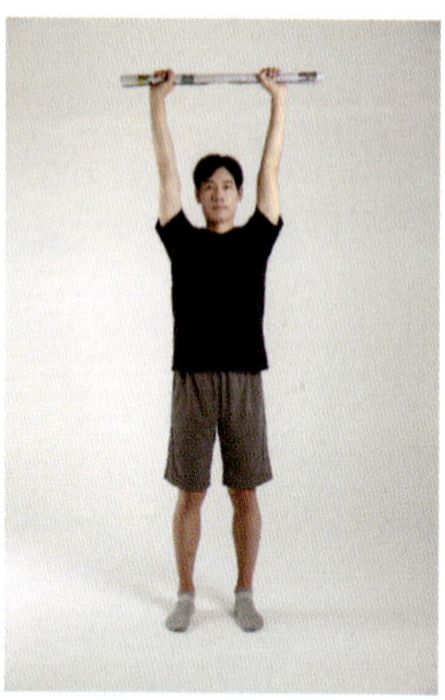

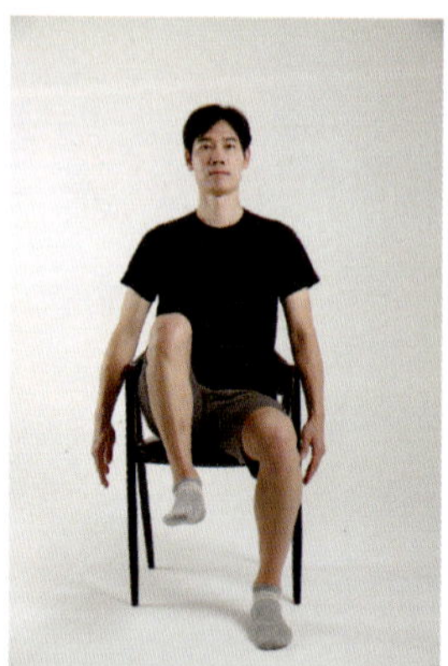

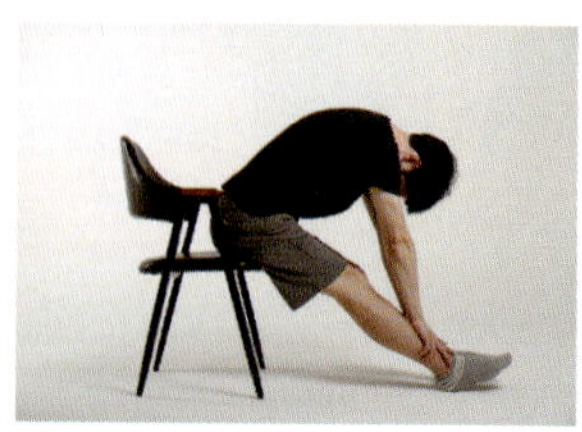

식사하고 정리하기

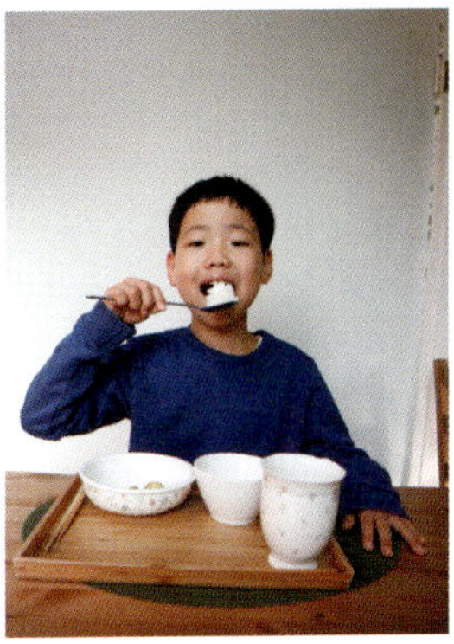

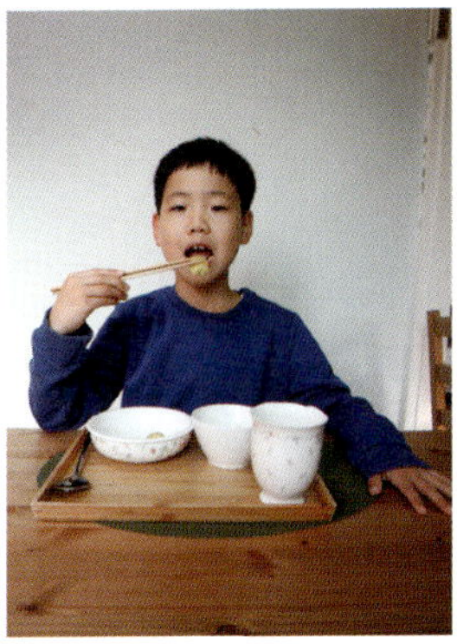

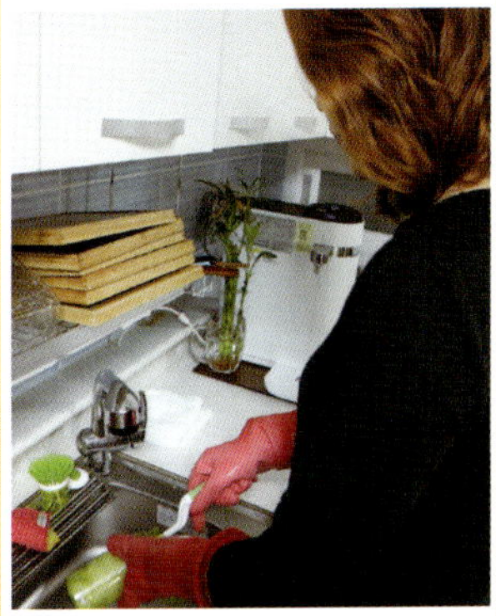

생활운동 : 손을 잘 움직이고 힘을 기를 수 있는 운동이 필요합니다.

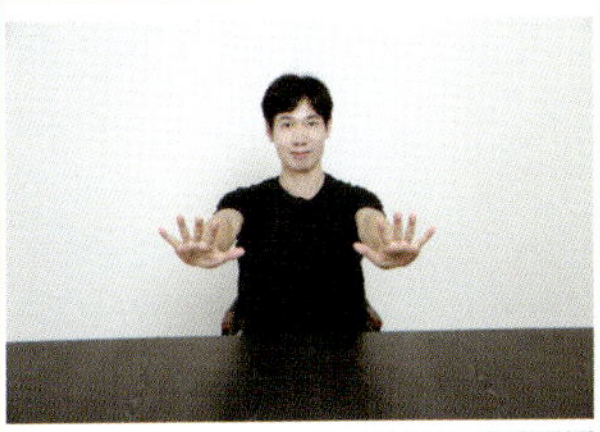

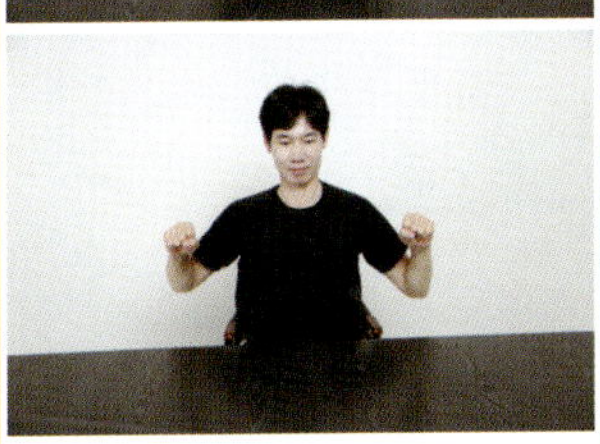

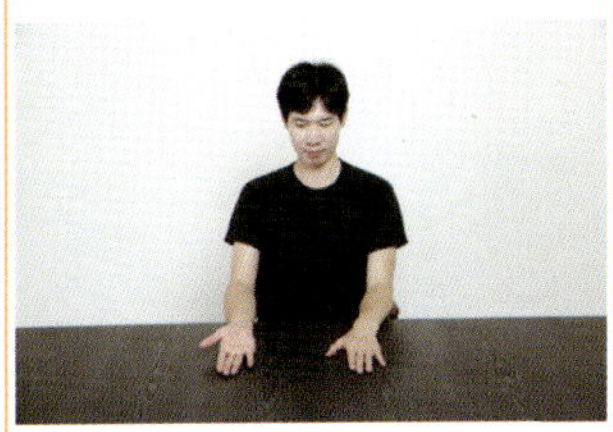

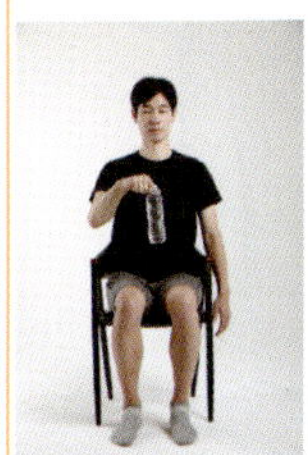

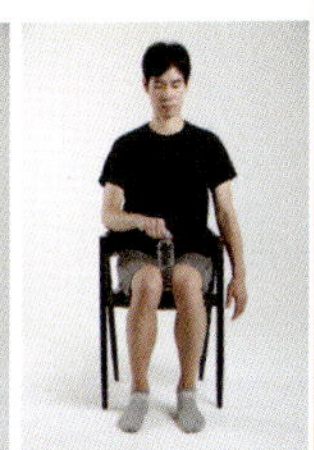

개인 위생관리(목욕하기)

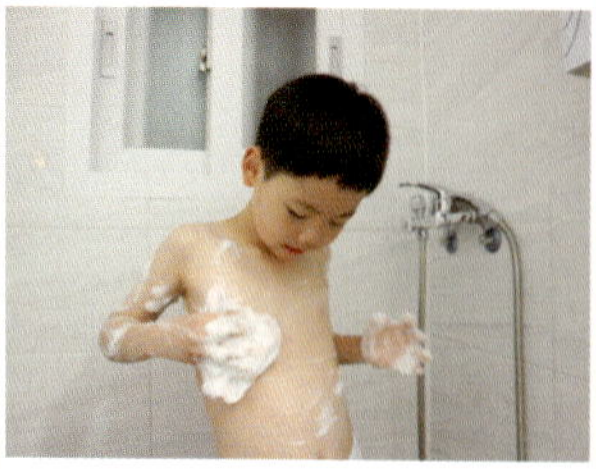
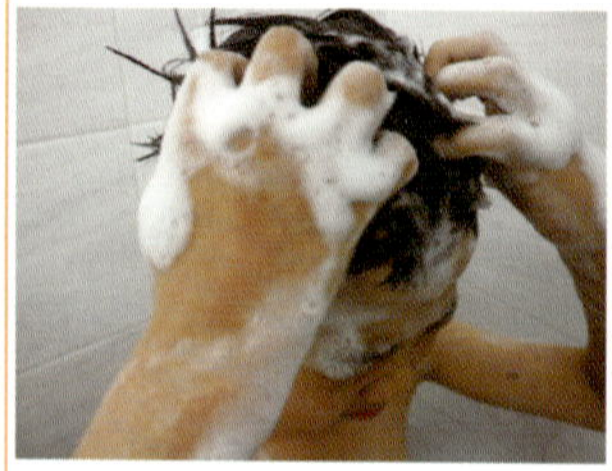
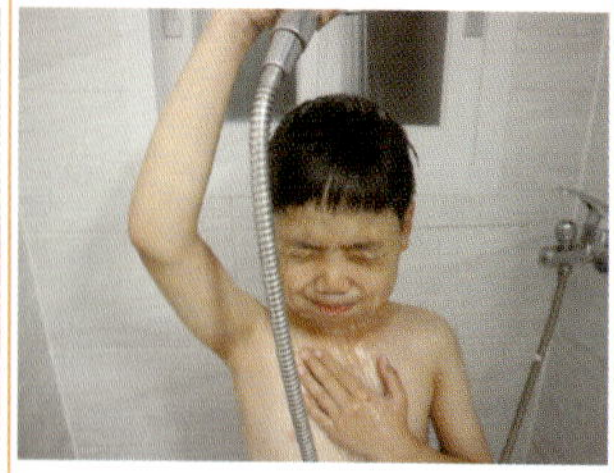

생활운동 : 균형을 유지하고 팔을 잘 움직일 수 있는 운동이 필요합니다.

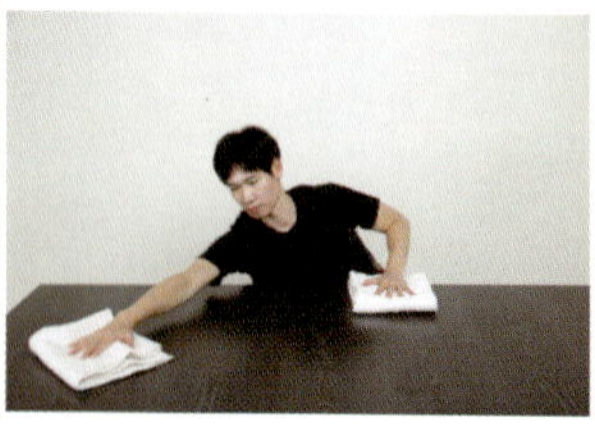
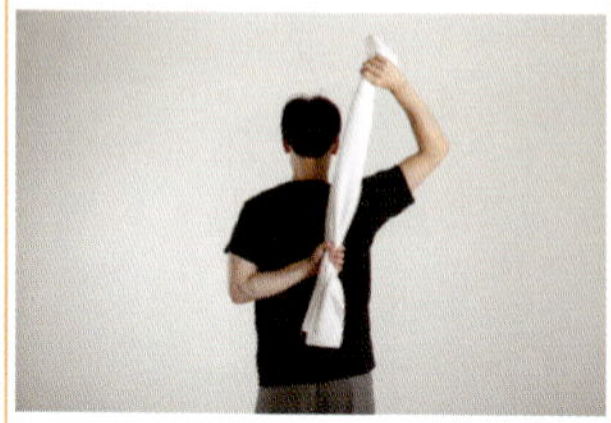
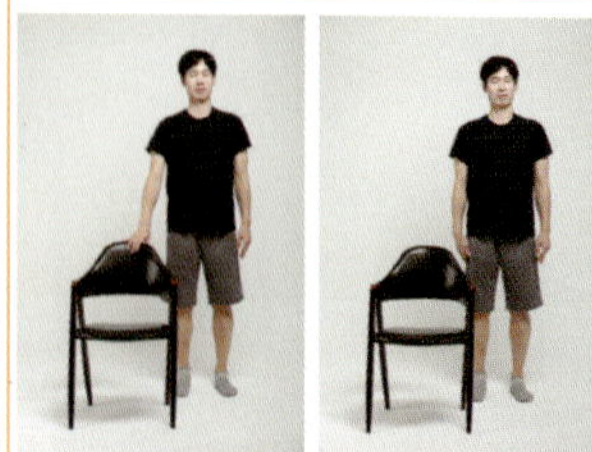

이동하기와 대소변 처리하기

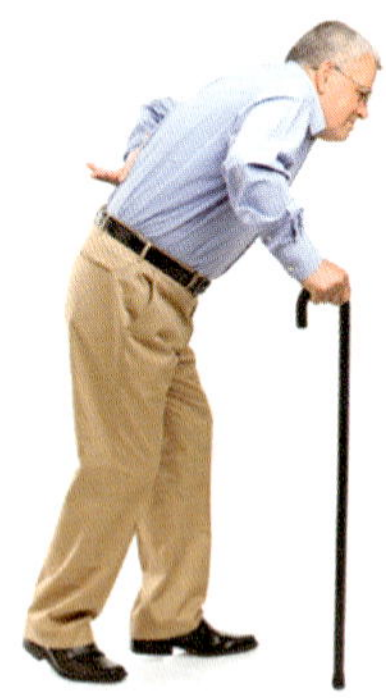
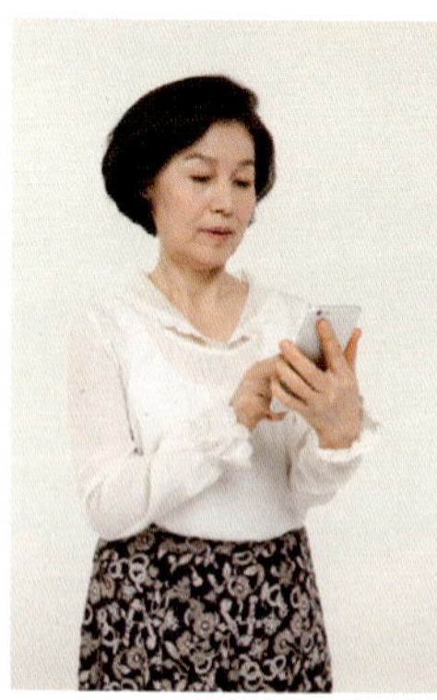
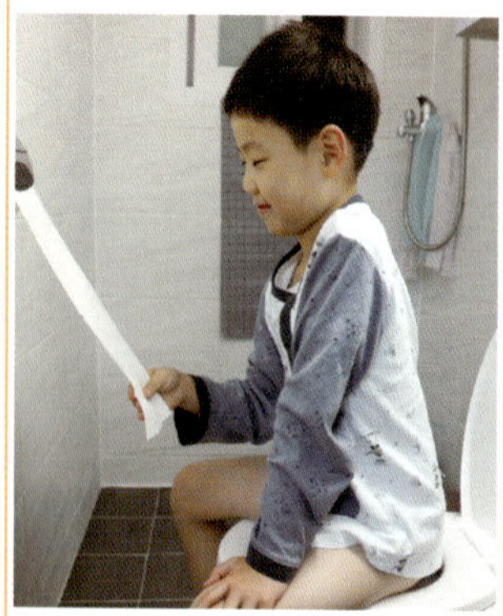

생활운동: 걸을 때 필요한 다리의 힘과 균형을 향상시킬 수 있는 운동이 필요합니다.

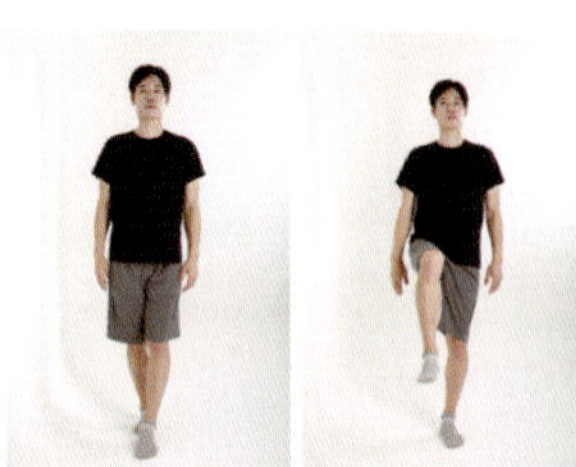
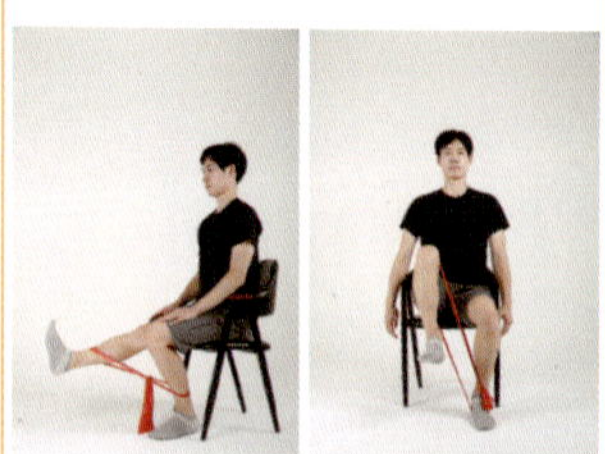
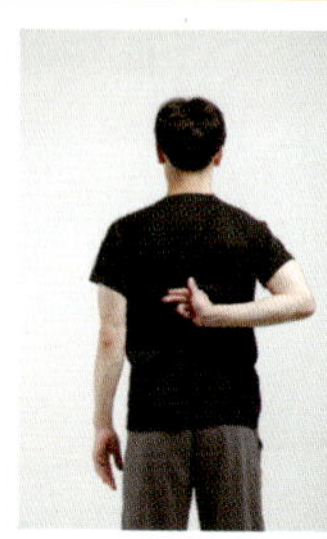

자가진단질문지

아래의 항목들을 보면서 내가 지금 못하는 것은 무엇인지 체크해 보세요.

누군가의 도움이 필요하거나, 여러 번 시도해야 할 수 있거나, 어떤 것을 할 때 위험하다고 느끼는지도 같이 체크해 보시면 됩니다.

1. 나는 자다가 일어나서 화장실을 갈 때 다리에 힘이 풀리지 않고 안전하게 화장실에 가서 볼일을 볼 수 있다.
2. 나는 샤워나 목욕을 하는 데 문제가 없고 미끄러지지 않을 수 있다.
3. 나는 식사를 하기 위하여 식사를 준비하고 식사를 하며 설거지 등 정리를 하는 데에 문제가 없다.
4. 나는 대소변을 처리할 때 문제가 없다.
5. 나는 집안에서 걸을 때 문제가 없다.
6. 나는 외출할 때 두려움을 느끼지 않고 대중교통을 안전하게 이용할 수 있으며 넘어지지 않는다.
7. 나는 계단을 오르고 내리는 데 문제가 없다.
8. 나는 상의를 입을 때 팔이 잘 올라가지 않거나 아프지 않고 하의를 입을 때 넘어지지 않는다.
9. 나는 물건을 옮기거나 들 때 통증이 있거나 힘이 부족하다는 등의 문제를 느끼지 않는다.

어떤 것이 불편한지 알게 되면 어떤 운동을 해야 하는지 명확해지게 됩니다. 부족한 부분을 파악하신 후 책의 내용에서 필요한 부분을 운동해 보시기 바랍니다.

운동을 하기 전에 알아두어야 할 사항

1. 운동은 통증이 없는 범위 내에서 시행합니다.
2. 운동을 하는 동안 숨을 참지 않도록 하며 편안히 숨을 쉬도록 합니다. 동작을 하기 전 편안한 상태에서 숨을 들이마시고, 힘을 주고 운동 동작을 할 때에는 숨을 내쉽니다.
3. 의학적인 도움을 필요로 하는 부분은 병원에 내원하시어 전문가의 도움을 받으시길 바랍니다.
4. 운동은 한 번에 너무 많이 하거나 무리하게 하지 않도록 합니다.
5. 운동은 즐겁게 합니다. '해야 한다'라고 생각한다면 작심삼일로 끝날 수 있습니다. 드라마를 보면서, 음악을 들으면서, 배우자와, 가족들과 함께 즐겁게 운동한다면 꾸준히 운동할 수 있습니다.
6. 낙상을 조심합니다. 일상생활에서 낙상은 언제든지 일어날 수 있습니다. 운동을 할 때 혹시나 일어날 수 있는 낙상을 주의하고 보호자와 같이 운동하거나 벽이나 움직이지 않는 테이블 등을 이용하여 안전하게 운동하도록 합니다.
7. 운동은 한 동작을 5~10회 시행합니다. 자신의 몸 상태에 맞추어 강도와 횟수를 조절합니다.

Self

'집에서의' 건강기능연금 만들기 운동방법

01
옷을 입고 벗기 위해 필요한 동작과 운동방법

상의, 하의를 입거나 벗고 양말을 신고 벗을 때에 팔과 다리의 충분한 움직임과 균형이 필요합니다. 다음에 소개되는 운동들은 그 동작들을 운동 동작으로 변형하여 실제 생활 시에 응용할 수 있도록 하였습니다.

운동은 한 동작을 5~10회 운동합니다. 자신의 몸 상태에 맞추어 강도와 횟수를 조절합니다.

① 한 다리로 서서 균형 잡기

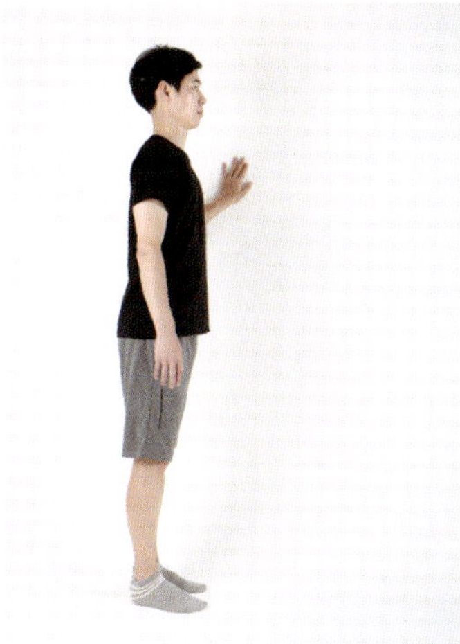

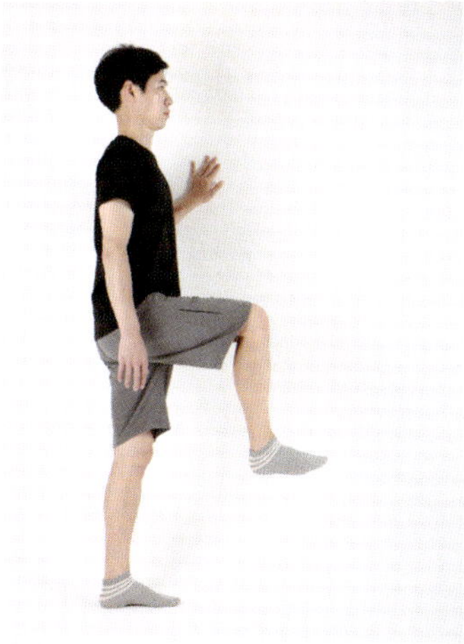

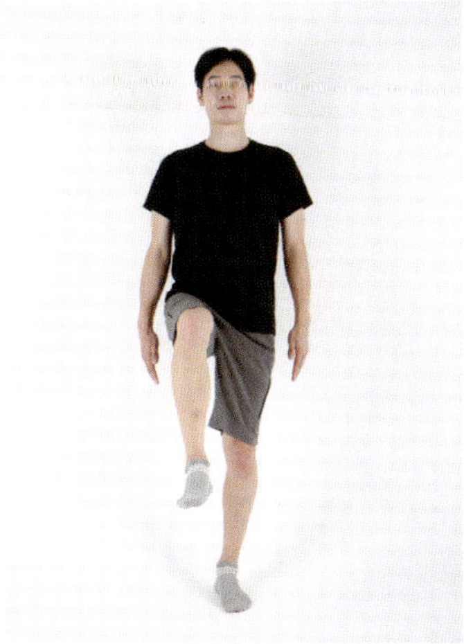

❶ 바른 자세로 서서 한 발을 들고 균형을 잡습니다.
벽이나 식탁을 잡고 서서 균형을 잡으면 안전하게 운동할 수 있습니다.

❷ 안정적이라면 벽에서 손을 떼고 5~10초간 유지한 후 다리를 내립니다.

❸ 반대쪽 발을 들고 위와 같이 운동을 반복합니다.

⊙ **목적** : 바지를 입고 벗을 때 필요한 동작입니다.

② 어깨 운동

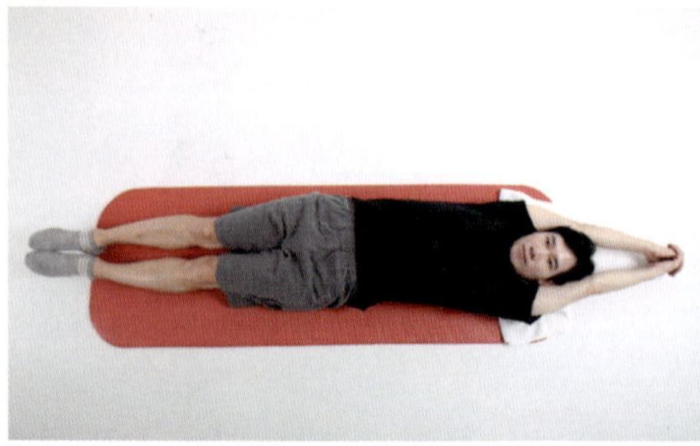

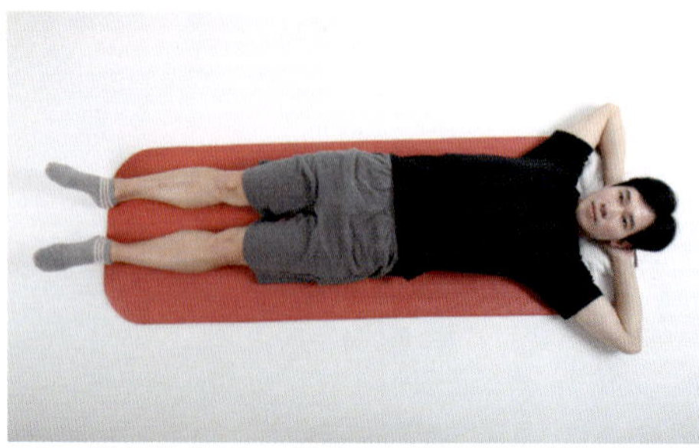

① 누운 자세에서 양손을 깍지를 끼고 팔을 머리 위로 올려 위쪽으로 뻗습니다. 팔을 올릴 때 발목을 아래쪽으로 뻗어 몸 전체를 스트레칭합니다.

② 팔을 내리면서 제자리로 돌아옵니다.

③ 깍지 낀 손을 머리 뒤에 두고 팔을 벌려 팔꿈치를 베개에 붙이고 30초 정도 유지한 후 제자리로 돌아갑니다.

⦿ **목적** : 머리를 감거나 상의를 입을 때 필요한 동작입니다.
아침에 잠자리에서 일어나기 전에 누운 자세에서 할 수 있는 운동입니다.

Tip 옷을 쉽게 입을 수 있는 방법

- 바지를 입을 때 : 아픈 다리쪽 발을 먼저 넣습니다. 벗을 때는 아픈 다리쪽을 나중에 벗습니다.
- 윗옷을 입을 때 : 아픈 어깨쪽 손을 먼저 넣습니다. 벗을 때는 아픈 어깨쪽 팔을 나중에 벗습니다.

③ 고무줄 잡아당기기 운동

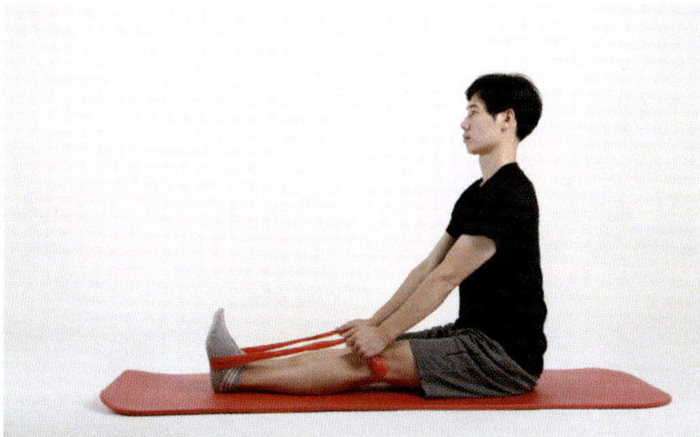

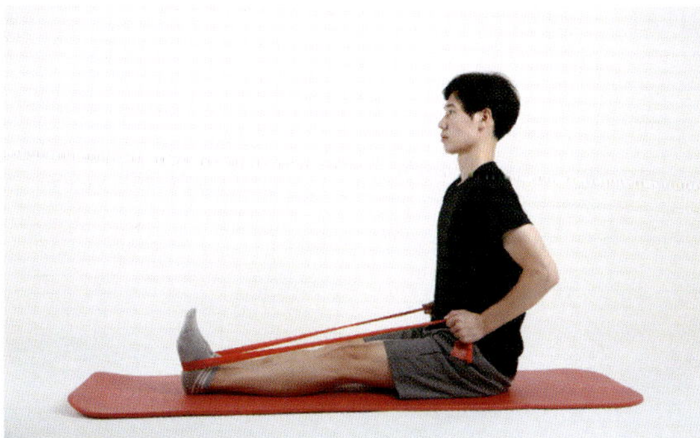

❶ 두 다리를 펴고 앉습니다.

❷ 고무줄을 발에 걸고 손으로 고무줄의 양 끝을 잡습니다.

❸ 고무줄을 잡아 당기면서 양쪽의 견갑골을 척추쪽으로 모읍니다.

❹ 제자리로 천천히 돌아온 후 운동을 반복합니다.

⊙ **목적** : 장롱이나 옷 서랍장을 열고 닫을 때, 하의를 골반까지 올릴 때 필요한 동작입니다.

④ 수건을 이용한 테이블 운동

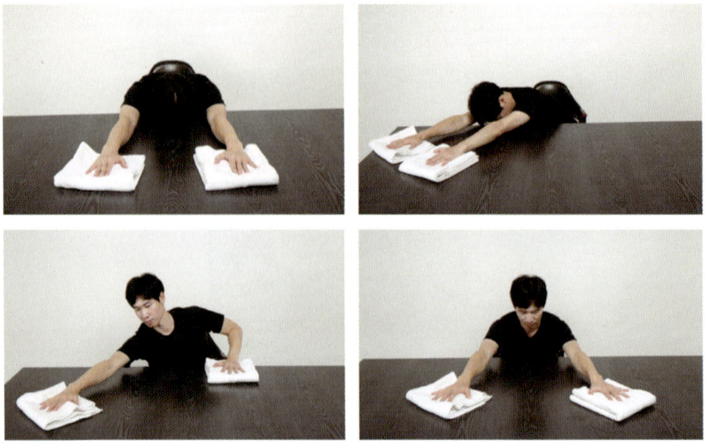

❶ 수건 두 개를 준비하고 식탁 앞에 앉습니다.
❷ 두 손 아래에 수건을 두고 두 팔을 앞으로 뻗습니다.
❸ 허리를 구부리면서 팔을 앞으로 쭉 뻗습니다.
❹ 허리를 세우면서 원래 자세로 돌아왔다가 다시 허리를 구부립니다.
❺ 팔을 몸에서 45도 각도로 방향을 비스듬히 바꾸어 허리를 구부립니다. 옆구리 스트레칭을 같이 할 수 있는 동작입니다.
❻ 같은 자세에서 한쪽 팔만 뻗어 크게 반원을 그립니다.
❼ 반대쪽도 같은 방법으로 크게 반원을 그리는 동작을 합니다.
❽ 양팔을 동시에 몸 바깥쪽에서 중앙으로 원을 크게 그리며 모으는 동작을 시행합니다.

⊙ **목적** : 앉아서 양말을 신거나 앞에 있는 물건을 잡을 때 허리를 구부리는 동작을 연습하는 운동입니다.

Tip 혈압이 높거나 뇌혈관 질환이 있을 때

혈압이 높거나 뇌혈관 질환이 있을 때는 머리가 심장보다 아래로 가는 동작은 좋지 않기 때문에 의자에 앉아서 허리를 구부리고 양말을 신는 것보다 발을 의자 위에 올리고 신거나, 바닥에서 신는 것이 좋습니다.

⑤ 옷걸이를 이용한 팔 운동

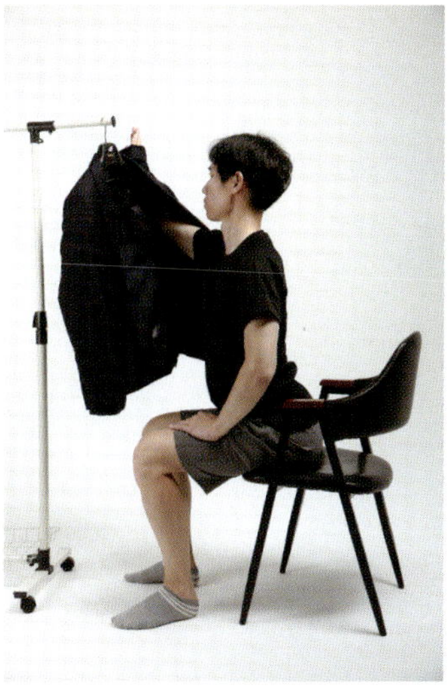

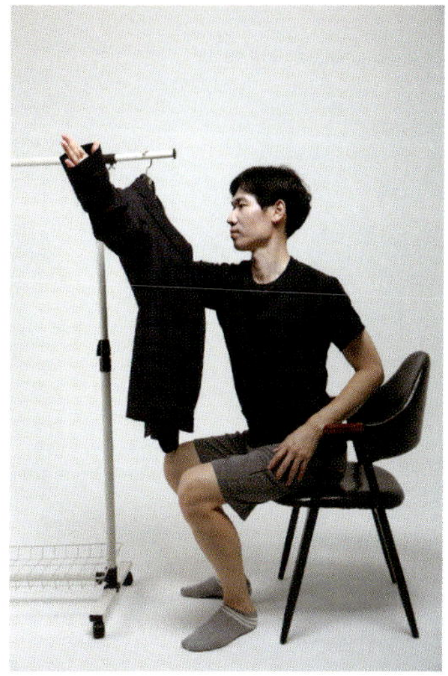

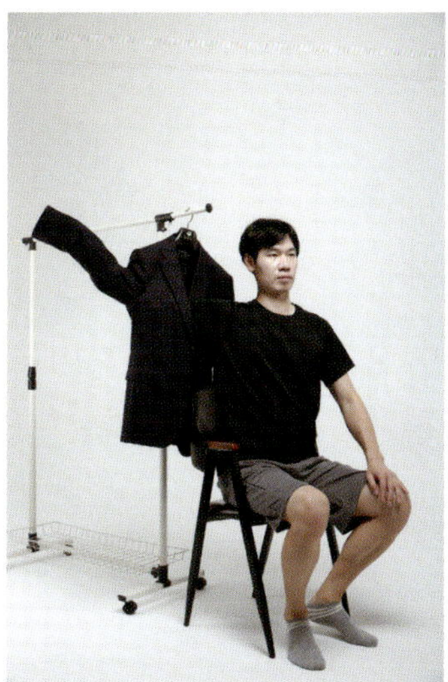

옷걸이에 외투를 걸어놓고 옷을 바라보고 손을 넣기, 옷을 등지고 손을 넣어보기를 하며 팔 운동을 합니다.

⑥ 의자에 앉아서 한쪽 다리 올리기 운동

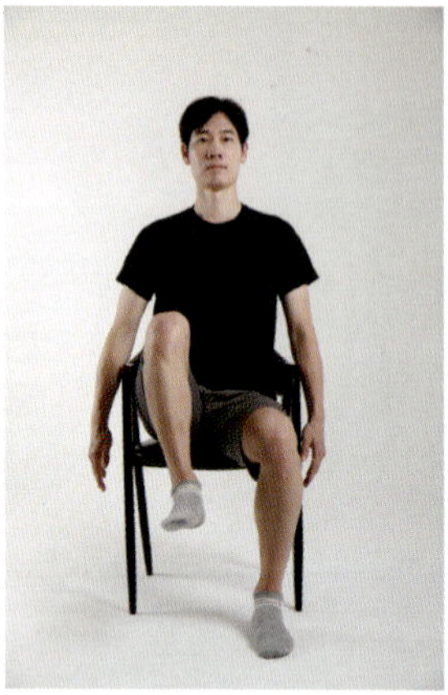
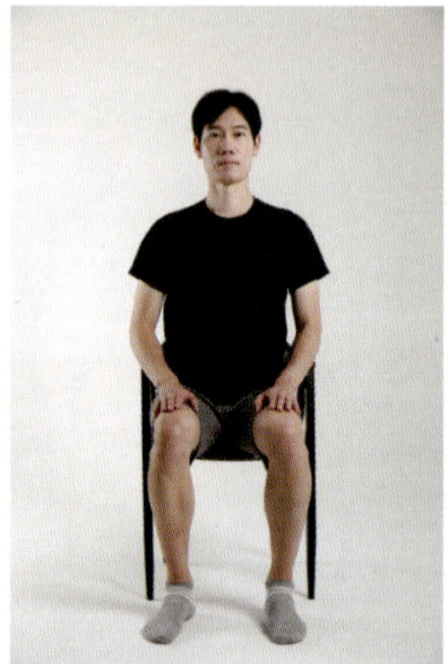
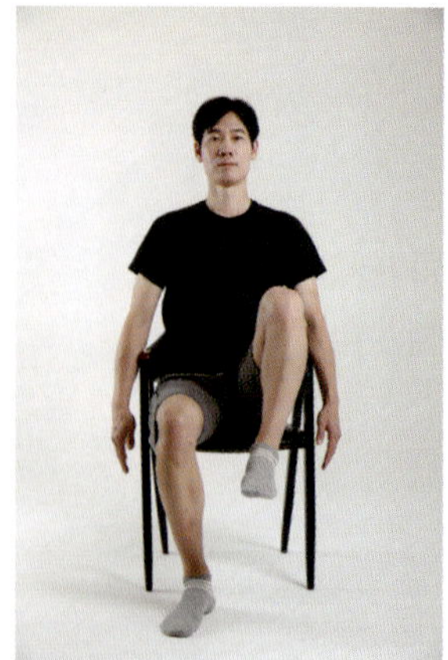
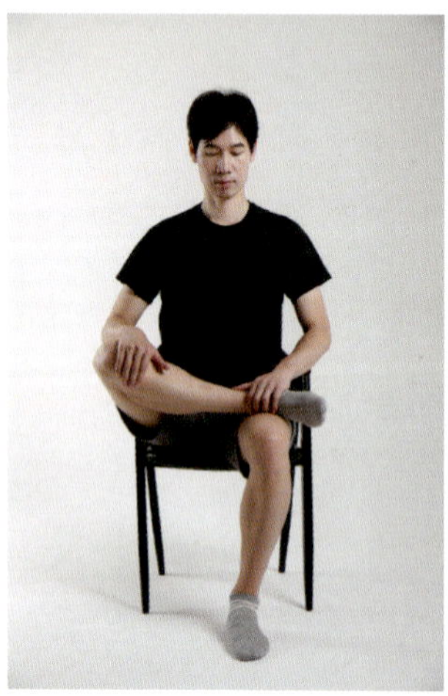
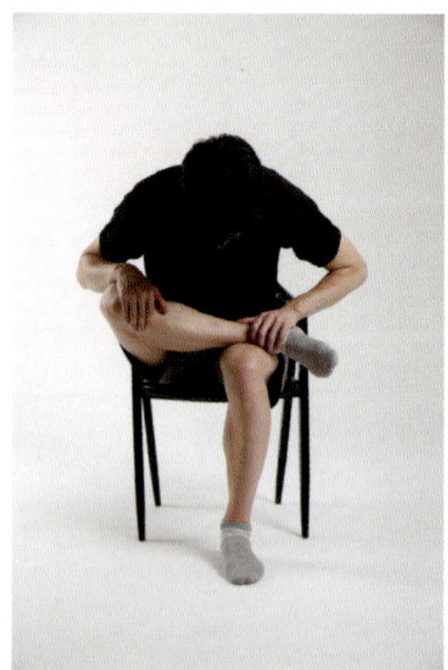

❶ 의자에 바른 자세로 앉습니다.

❷ 한쪽 발을 들어 유지합니다. 몸이 기울어지지 않도록 합니다.
원래 자세로 돌아온 후 반대쪽 발도 같은 방법으로 운동합니다.

❸ 한쪽 발을 반대쪽 다리 위로 올립니다. 허리를 숙이고 원래 자세로 돌아옵니다.

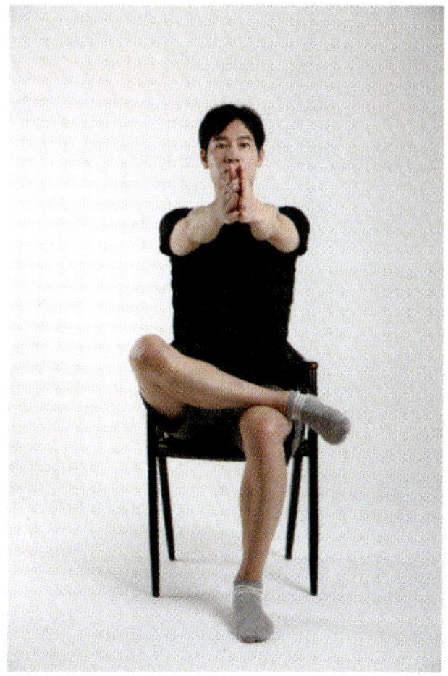

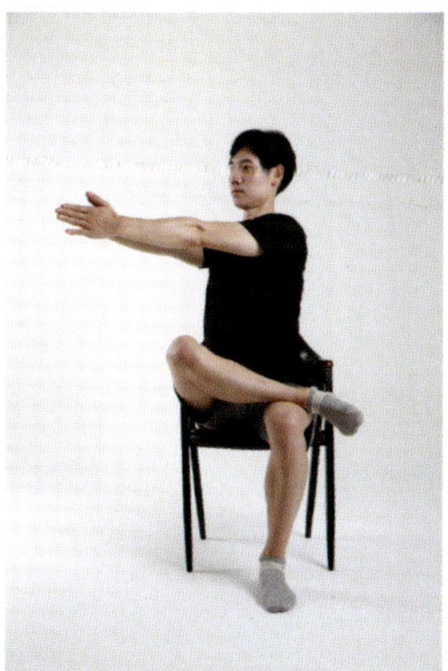

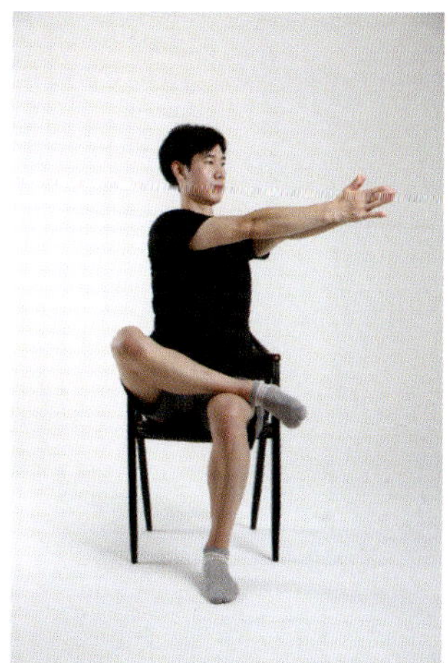

④ 손바닥을 마주하고 팔을 앞으로 뻗어 좌우로 몸통을 회전합니다.

⦿ **목적** : 의자에서 양말이나 신발 등을 신을 때 필요한 동작입니다.
다리 근력을 유지하고 몸통의 움직임을 유지 · 향상시킬 수 있습니다.

02
식사하고 정리를 하기 위해 필요한 동작과 운동방법

수저를 이용하여 음식을 떠서 입안에 넣기 위해서는 손바닥을 뒤집을 수 있어야 하고 입안에 정확하게 음식을 넣을 수 있어야 합니다.

다음에 소개되는 운동은 식사를 할 때 손과 팔의 움직임을 원활하게 하는 데 도움이 되는 운동입니다.

운동은 한 동작을 5~10회 운동합니다. 자신의 몸 상태에 맞추어 강도와 횟수를 조절합니다.

1 팔 구부렸다 펴기 운동 1

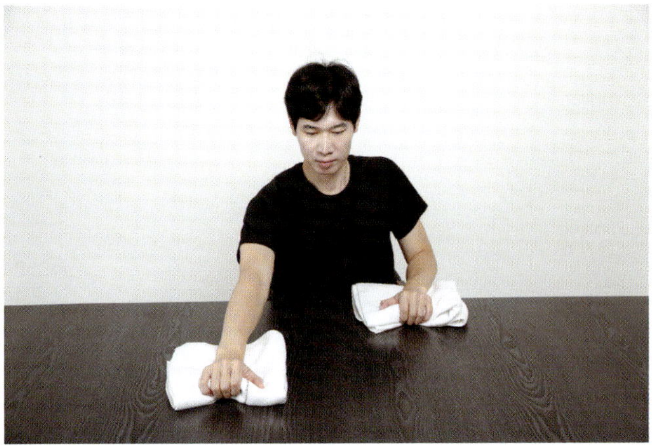

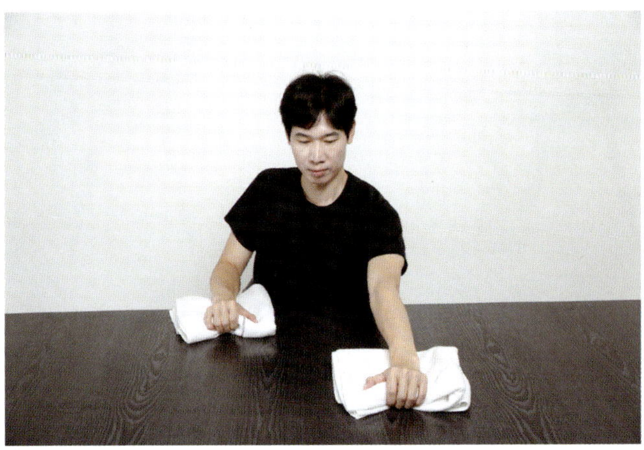

❶ 수건 두 개를 준비하고 테이블 앞에 앉습니다.

❷ 수건을 잡고 두 팔을 번갈아 앞으로 뻗었다가 다시 가져옵니다.

⊙ **목적** : 식탁에서 젓가락, 포크 등으로 음식을 입으로 가져오는 데 필요한 동작입니다.

팔 구부렸다 펴기 운동 2

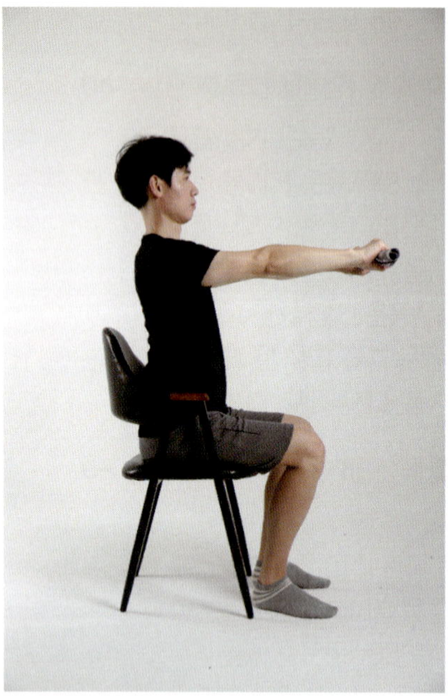

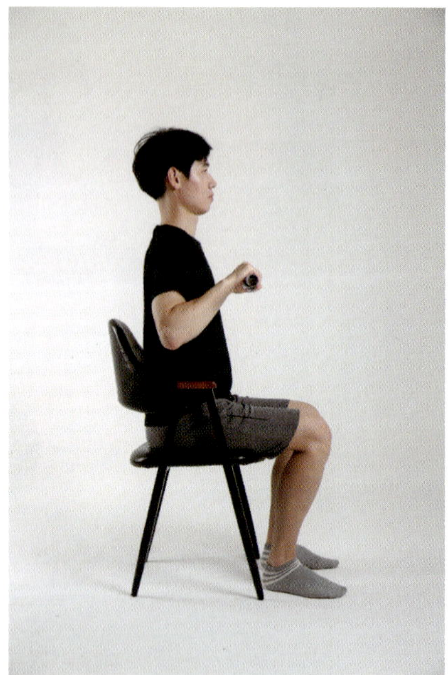

❶ 신문지를 돌돌 말아서 봉을 만듭니다.

❷ 양손으로 신문지를 잡고 앞으로 뻗었다가 몸쪽으로 당기는 동작을 합니다.

② 손바닥 뒤집기 운동

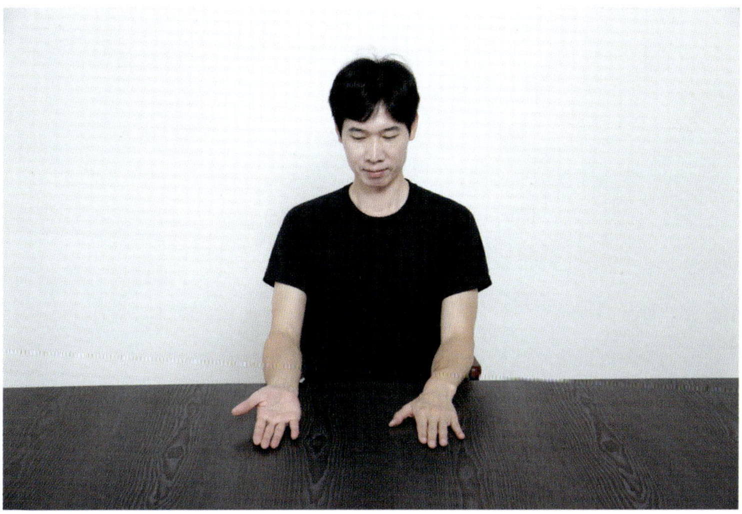

❶ 두 손을 식탁 위에 놓습니다.

❷ 한 손은 손바닥을 위로 하고, 다른 한 손은 손등을 위로 하여 손을 뒤집습니다.

❸ 손바닥이 같은 방향을 보게 하여 시행해도 됩니다.

⊙ **목적** : 숟가락을 사용하거나 문을 열 때 필요한 동작입니다.

3 종이컵 쌓기 운동

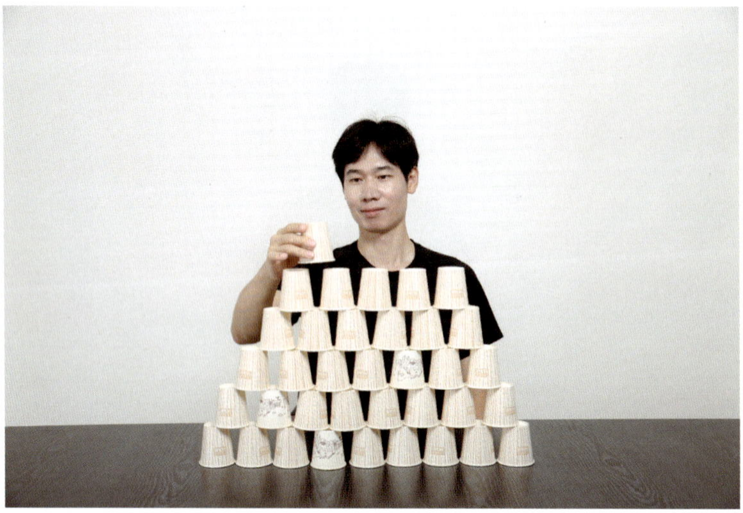

❶ 종이컵을 준비합니다.

❷ 종이컵을 층층이 쌓는 연습을 합니다.

⊙ **목적** : 손의 정교한 움직임을 연습하는 데 좋은 운동입니다. 숟가락을 이용하여 국을 입으로 가져갈 때와 같이 정교한 움직임을 할 때 손 떨림을 줄이는 데 좋은 운동입니다.

4 손의 힘을 기르는 운동 1

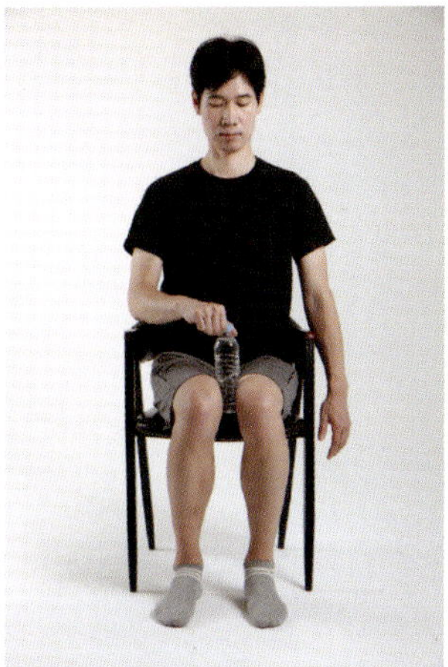

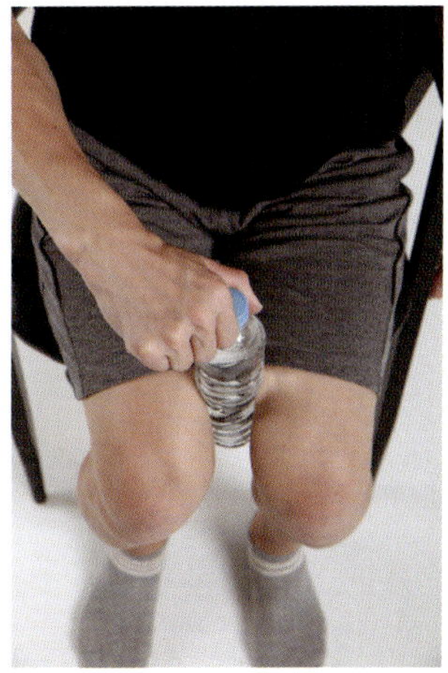

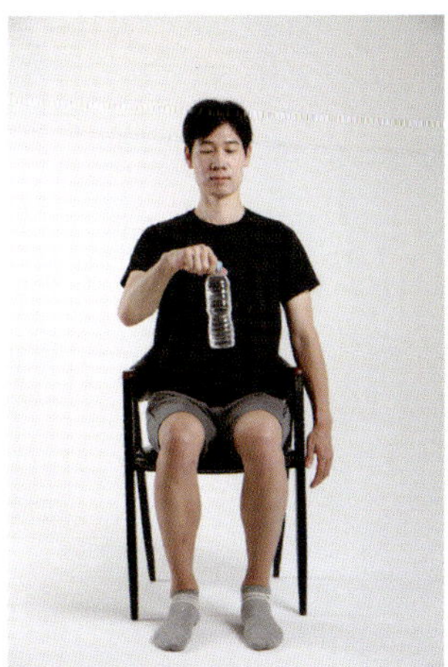

❶ 의자에 바로 앉습니다. 부부가 마주 보고 앉아서 운동을 하면 더욱 좋습니다.

❷ 500ml 페트병을 양 무릎 사이에 끼웁니다.

❸ 양 무릎에 힘을 주고 손으로 페트병을 빼냅니다.

⊙ **목적** : 손의 힘을 길러 일상생활에서 물건을 잡을 때 도움이 되기 위한 운동입니다.

Tip 부부가 서로의 무릎에 끼운 페트병을 빼내어 봅니다.

손의 힘을 기르는 운동 2

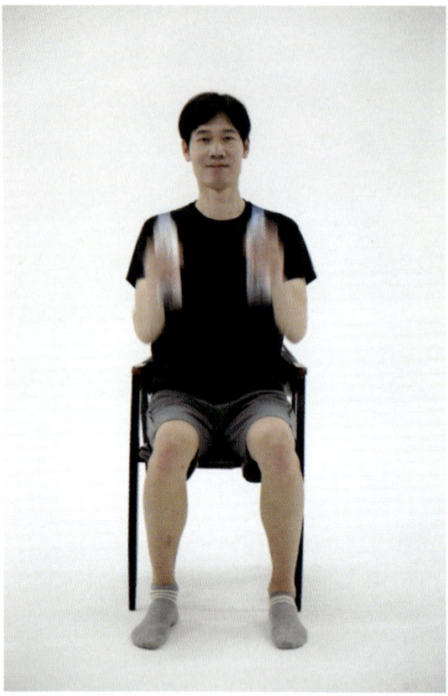

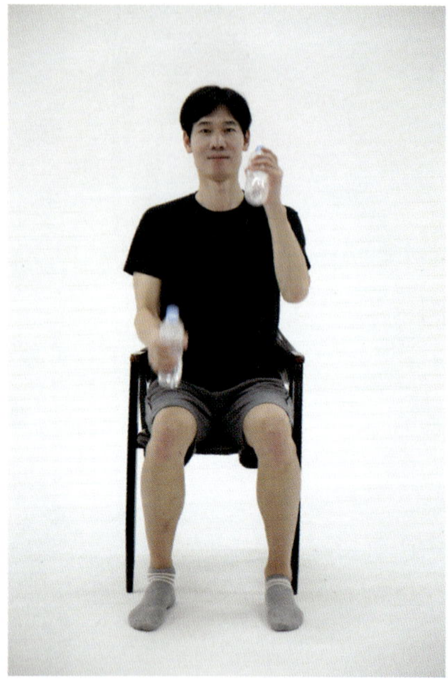

❶ 페트병에 물을 반 정도 담습니다. 물의 양을 조절하여 저항을 조절할 수 있습니다.

❷ 페트병을 흔드는 운동을 합니다.

손의 힘을 기르는 운동 3

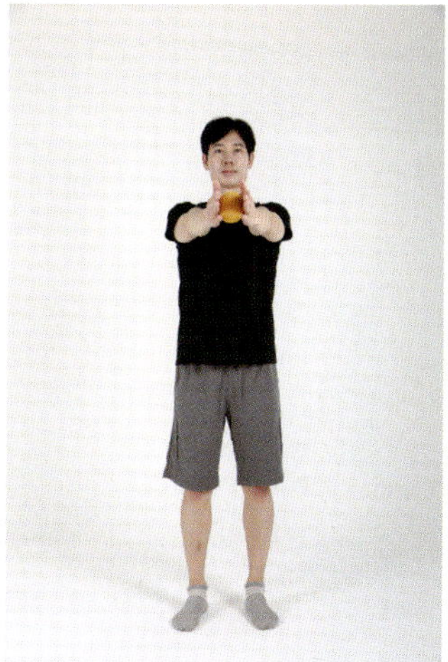

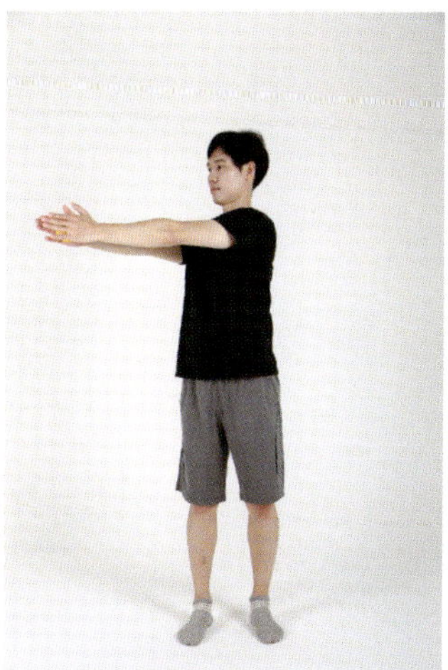

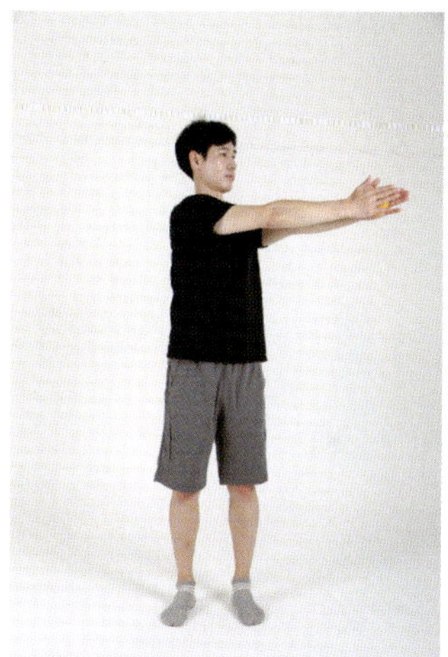

❶ 서거나 앉은 자세에서 공을 손바닥 가운데에 놓고 양손의 손바닥으로 공을 잡습니다.

❷ 손바닥으로 공을 눌렀다가 힘을 빼는 운동을 합니다.

❸ 선 자세에서 팔을 앞으로 뻗고 몸을 좌우로 회전하여 5초간 유지한 후 제자리로 돌아옵니다.

손의 힘을 기르는 운동 4

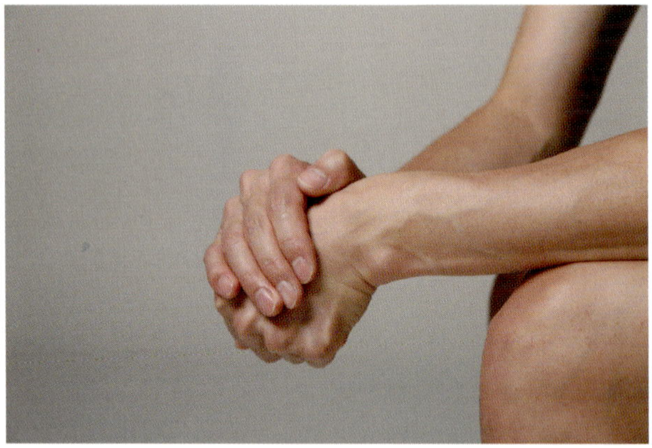

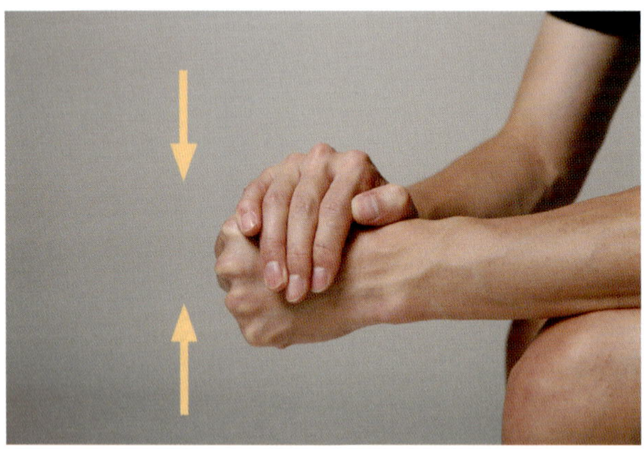

❶ 왼손은 주먹을 쥐고 오른손으로 왼쪽 주먹을 감쌉니다.

❷ 오른손은 아래 방향으로 저항을 주면서 왼손은 위로 올리는 힘을 주며 5초간 유지합니다.

❸ 손을 바꾸어 오른손도 위와 같은 방법으로 운동합니다.

⊙ **목적** : 손으로 저항을 주면서 손목 근육의 근력을 강화하기 위한 운동입니다.

손의 힘을 기르는 운동 5

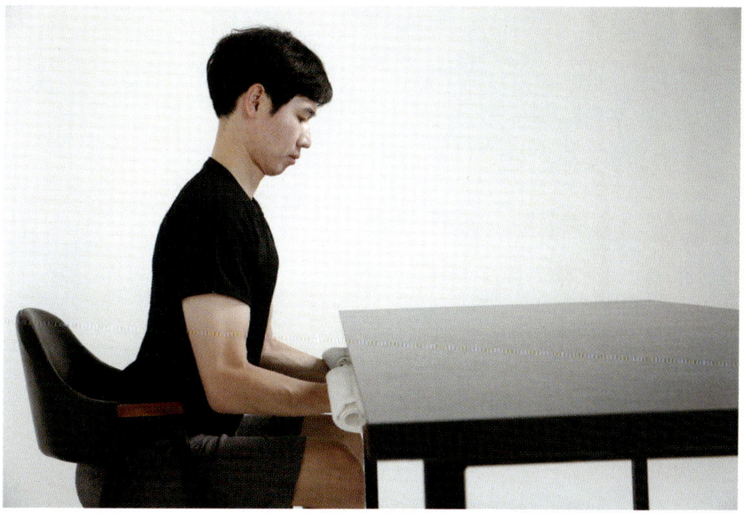

❶ 테이블 앞에 앉습니다.

❷ 겨드랑이를 몸통에 붙이고 테이블 아래에 손바닥을 대고 팔꿈치를 구부립니다.

❸ 팔꿈치를 구부리는 힘을 주면서 5초간 유지한 후 제자리로 돌아옵니다. 이 운동을 할 때에는 테이블이 넘어가지 않도록 주의합니다.
힘을 줄 때에는 호흡을 내쉽니다.

손의 힘을 기르는 운동 6

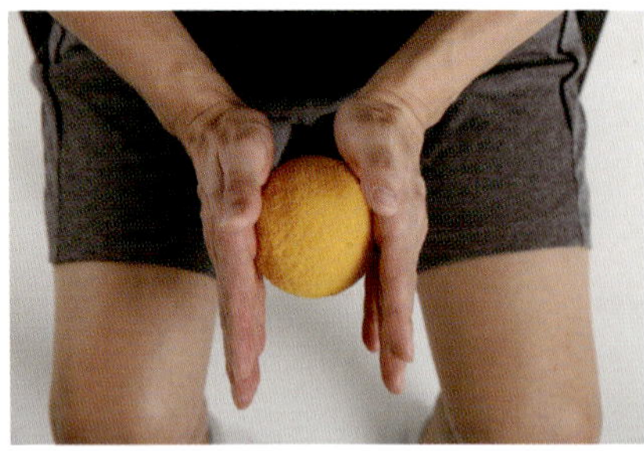

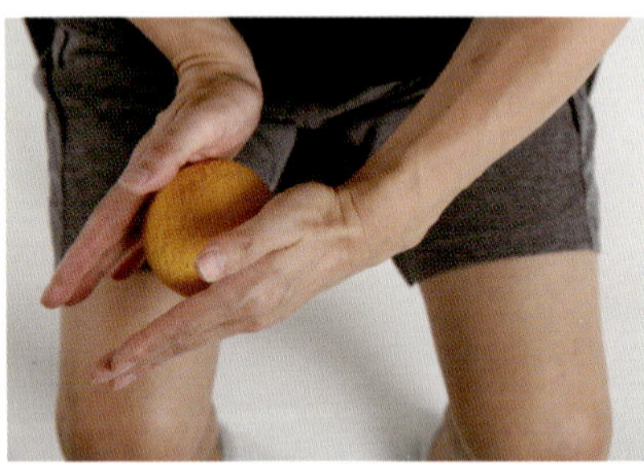

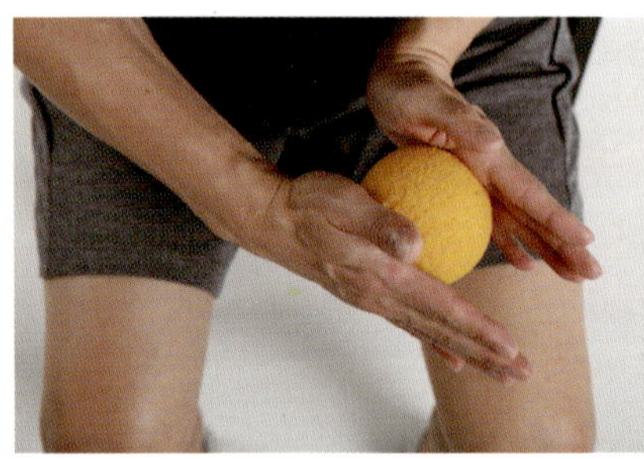

❶ 바르게 앉은 자세에서 공을 양 손바닥 사이에 놓고 좌우로 움직입니다.

5 손가락의 힘을 기르는 운동

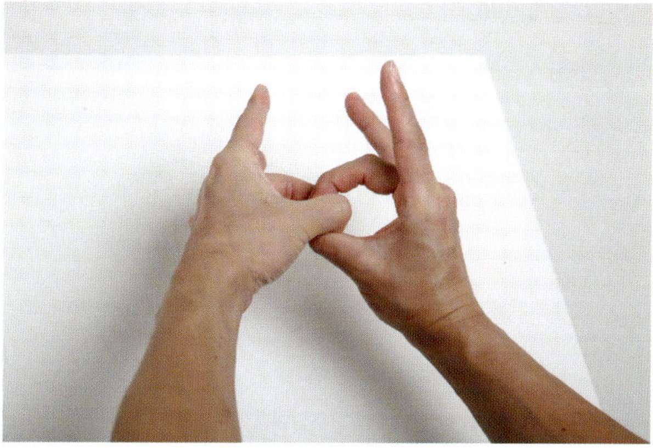

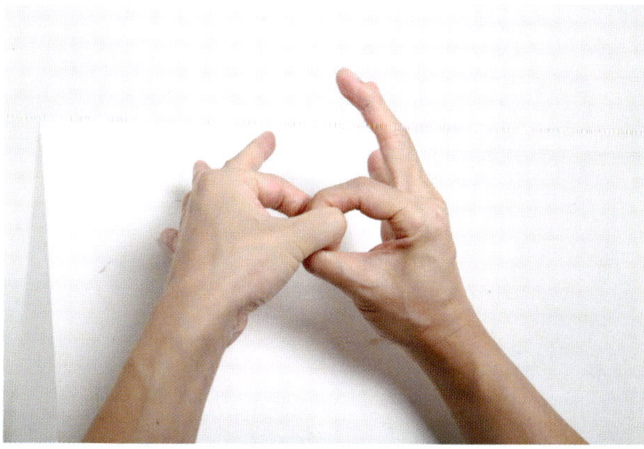

❶ 엄지손가락과 검지손가락 끝을 맞닿게 하여 동그라미를 만듭니다.
❷ 다른 손도 위와 같이 동그라미를 만들어 반대쪽 손가락에 겁니다.
❸ 양손을 각각 반대 방향으로 잡아당기며 8초간 유지합니다.
❹ 나머지 손가락도 엄지손가락과 함께 동그라미를 만들어 위와 같이 운동합니다.

6 삼키는 것을 도와주기 위한 운동

65세를 전후로 삼킬 때 사레가 걸리는 경우가 많습니다. 물이나 음식물이 기도에 들어가지 않게 하려는 정상적인 반응이지만, 사레가 한번 걸리면 얼굴이 빨개질 때까지 기침을 심하게 하기도 하고, 하고 나면 식욕까지 떨어지는 것을 자주 경험하실 겁니다. 삼킴 기능의 부족함도 몇 가지 집에서 할 수 있는 운동으로 나아질 수 있습니다.

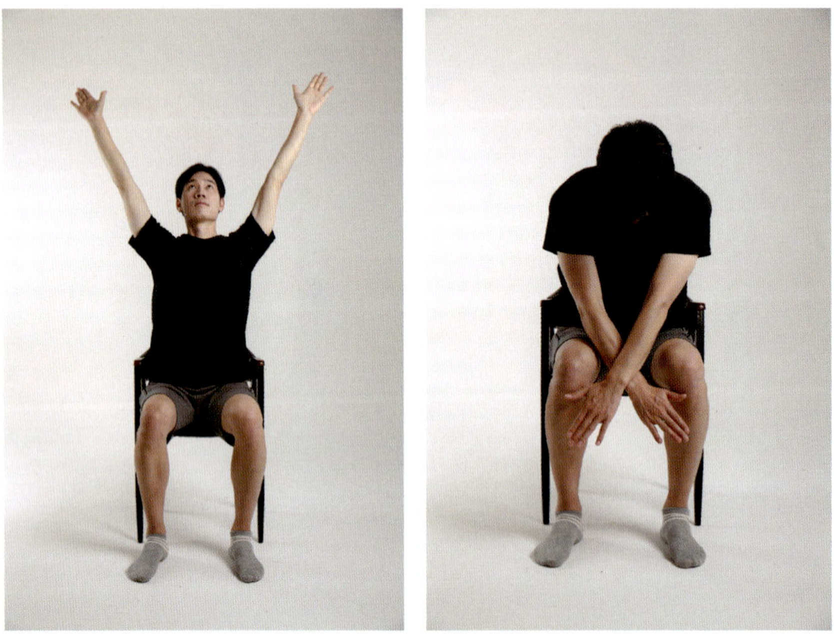

1 크게 양팔을 들면서 코로 3초간 숨을 들이마시고, 양팔을 모으면서 입으로 5초간 숨을 내쉽니다.

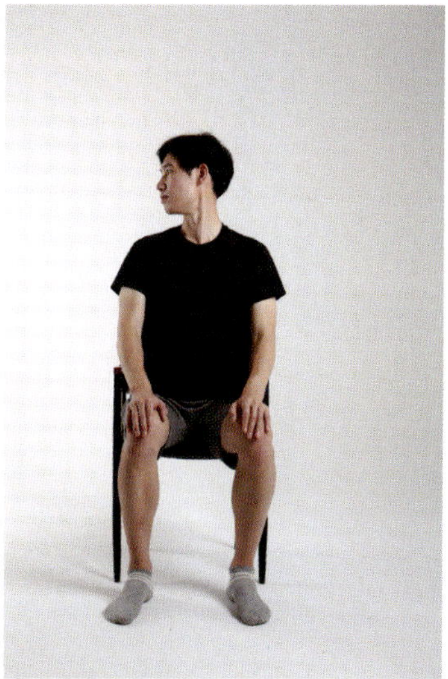
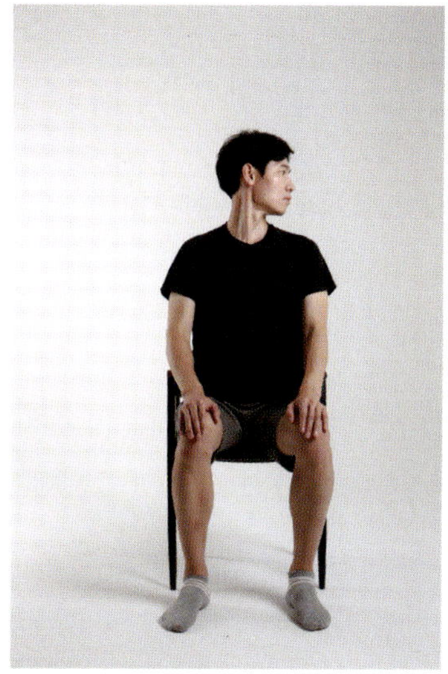

❷ 바른 자세로 앉아 머리를 오른쪽으로 돌리고 10초간 유지합니다.

❸ 바른 자세로 앉아 머리를 왼쪽으로 돌리고 10초간 유지합니다.

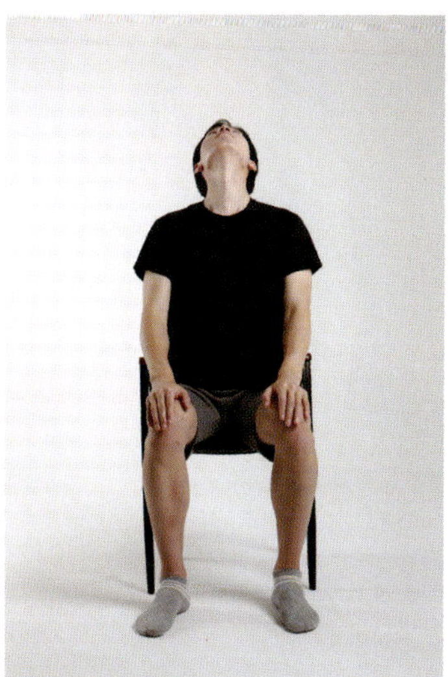
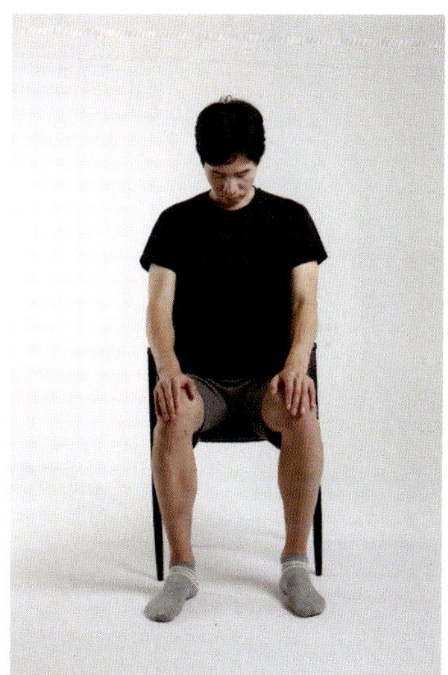

❹ 머리를 들어 위를 보고 10초간 유지합니다.

❺ 머리를 숙여 아래를 보고 10초간 유지합니다.

Tip • 얼굴 앞에 촛불이 있다고 생각하고 입으로 후 불어줍니다.

이 동작을 식사 전 운동 프로그램에 포함시킨 이유는 입안으로 들어가는 음식물이 혀에서 식도가 아닌 기도로 들어가면 폐에 물이 차는 흡인성 폐렴이 발생하기 때문입니다.

그래서 저는 혀의 움직임과 스트레칭을 통해 식사 전 얼굴, 턱의 근육을 충분히 이완시켜 식사를 잘할 수 있게 해줍니다. 저는 이것을 '설하 신경 긴장이완'이라고 합니다. 뇌신경 12쌍 중 식사에 직접적인 영향을 주는 제12번째 뇌신경근을 이완시켜 줌으로써 편안한 식사를 돕습니다.

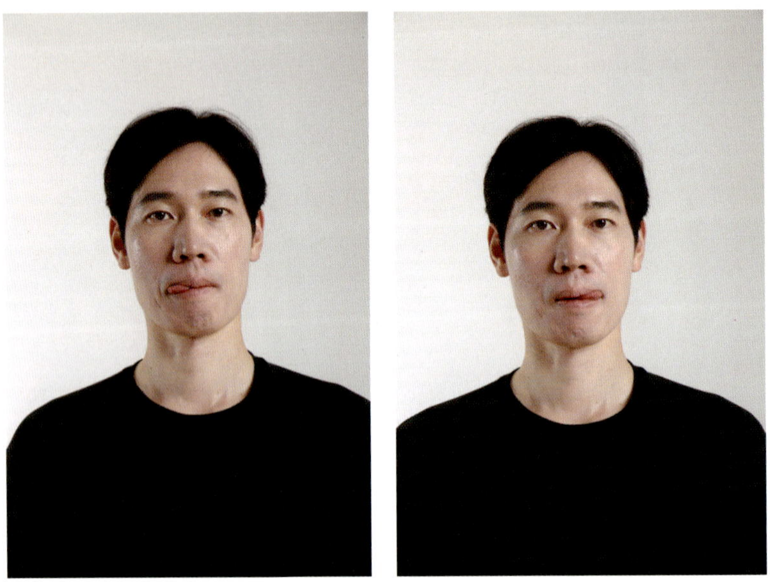

혀를 윗입술부터 아랫입술까지 시계 방향으로 핥아주고,
반대 방향으로도 혀를 움직여 줍니다.

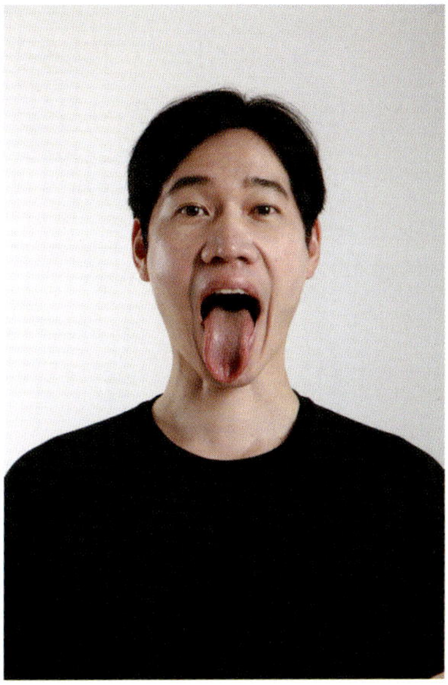

허를 길게 밖으로 내밀어 줍니다.

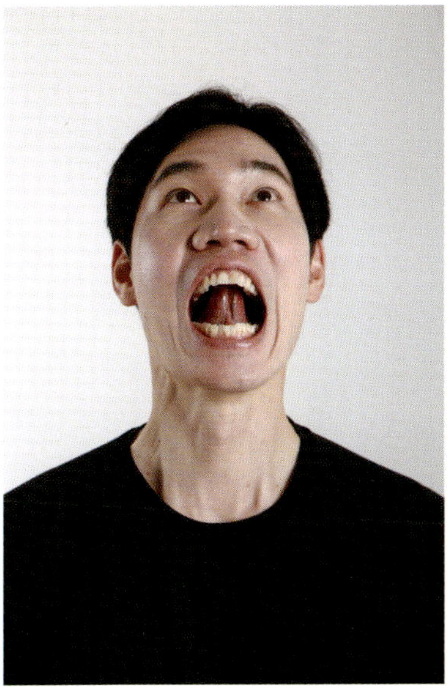

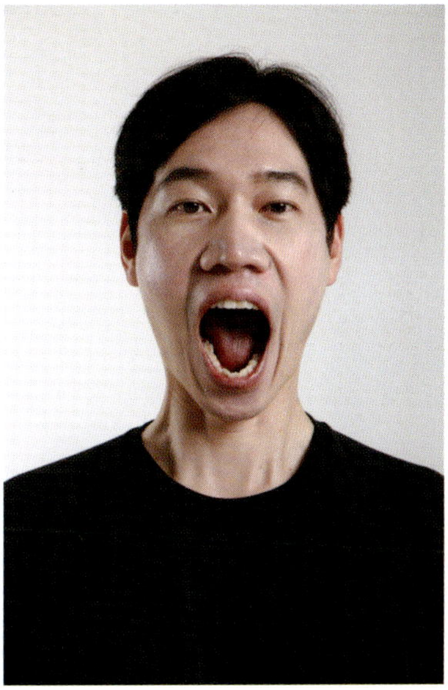

허를 입천장과 바닥에 닿게 합니다.

안면신경은 뇌에서 시작되어 안면의 다수의 표정근에 분포하여 우리 얼굴에 기쁨, 슬픔, 두려움, 놀람 등 표정을 만드는 7번째 뇌신경입니다.

보통 이 신경에 문제가 발생하면 마비가 되어 눈을 감고 싶어도 눈을 감기 어렵고, 음식을 먹을 때 마비가 된 뺨 안에 음식물이 쌓이거나 입 밖으로 음식물이 새는 등 불편한 증상들이 나타납니다. 이럴 때 집에서도 거울을 보면서 '아~ 에~ 이~ 오~ 우~'를 할 수 있게 교육을 합니다. 이런 안면신경 운동은 저작을 하는 삼차신경과 함께 입속 음식물을 잘 씹을 수 있도록 도와줍니다.

‘아에이오우’ 운동

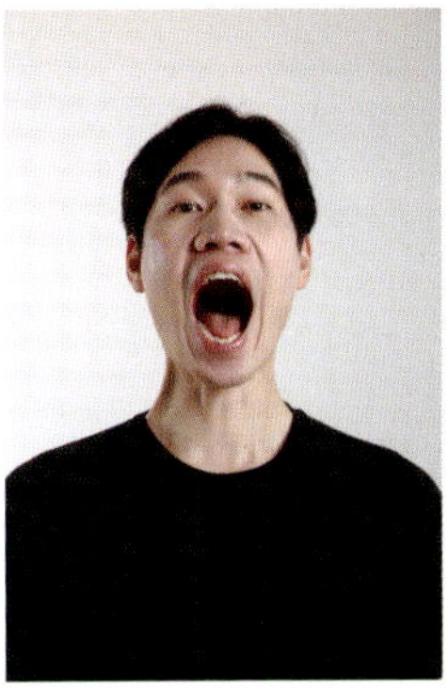

아

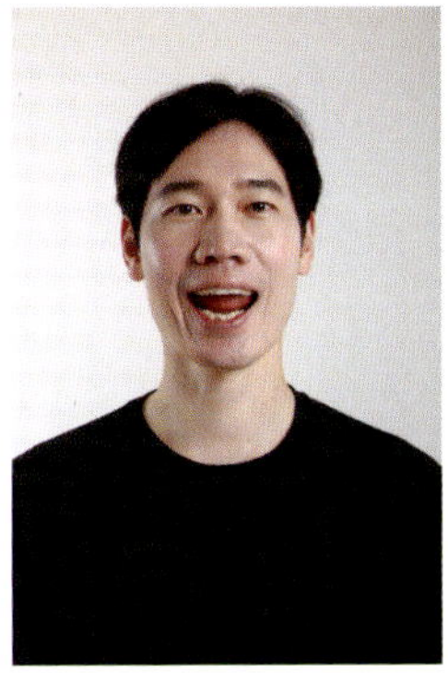

에

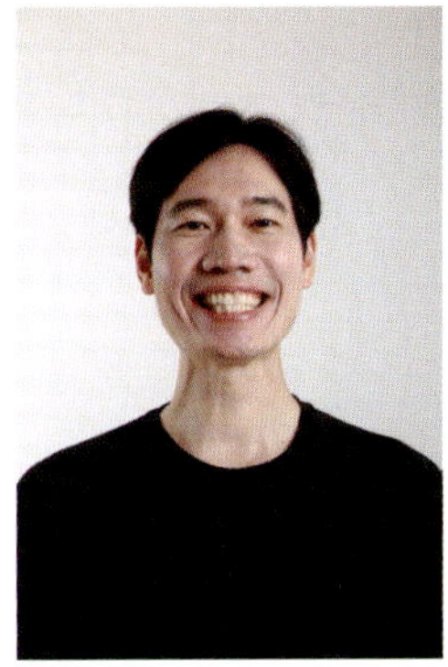

이

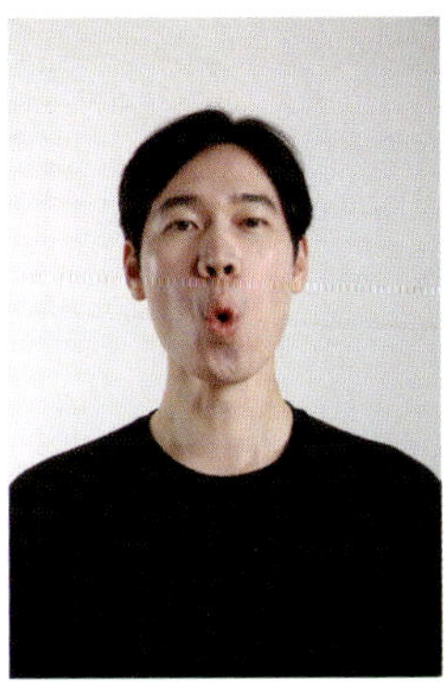

오

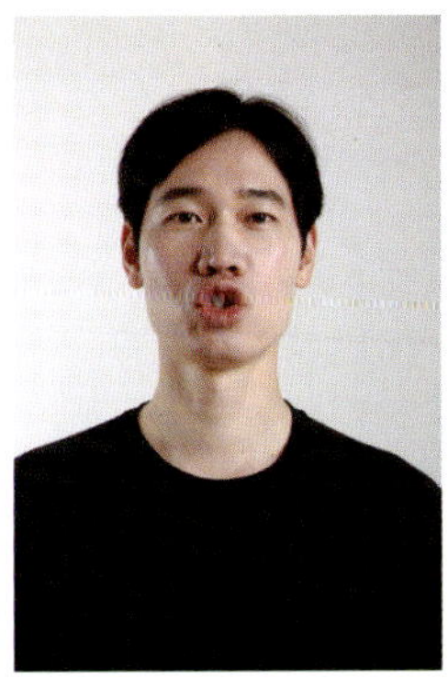

우

1. 숨을 들이마시고 입을 크게 벌려 최대한 길게 ‘아~’ 소리를 냅니다.
2. ‘아~. 아~. 아~. 아~. 아~.’ 5번 끊어서 소리를 냅니다.
3. 숨을 들이마시고 ‘에~’ 소리를 위와 같이 최대한 길게 냅니다. 입을 양옆으로 벌려 소리를 냅니다.
4. ‘에~. 에~. 에~. 에~. 에~.’ 5번 끊어서 소리를 냅니다.
5. ‘이~’, ‘오~’, ‘우~’ 소리도 위와 같은 방법으로 최대한 길게 소리를 낸 후, 다섯 번을 끊어서 소리를 냅니다.
6. ‘아에이오우’ 소리를 최대 10번 할 수 있는 만큼 소리를 냅니다.

Tip 입 모양을 바르게 하는 것이 중요합니다.

'파타카' 운동

입의 구륜근은 식사 중에 음식물이나 물이 입 밖으로 새지 않게 해주는 중요한 역할을 합니다.

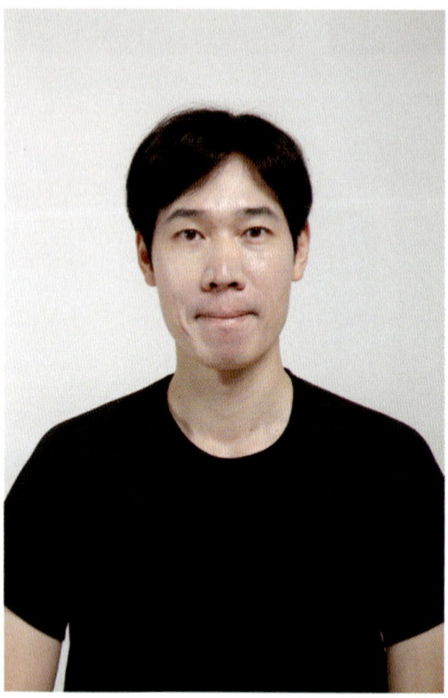

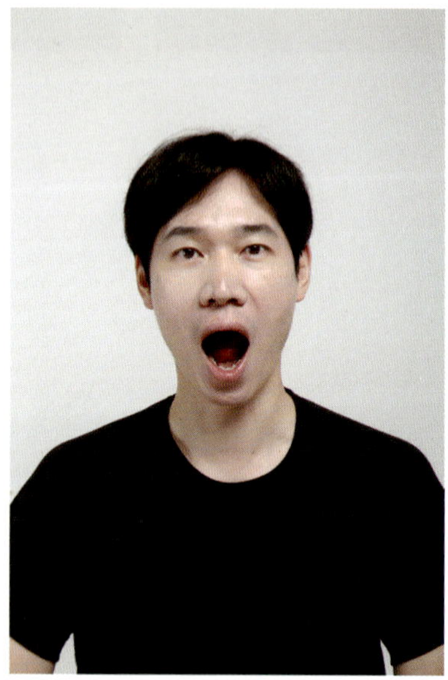

❶ 입안에 음식이나 물이 있다고 생각하면서 입을 꽉 다문 다음 '파' 소리를 내면서 입을 벌립니다.

❷ 이 동작을 빠르게 5번 '파, 파, 파, 파, 파' 소리를 냅니다.

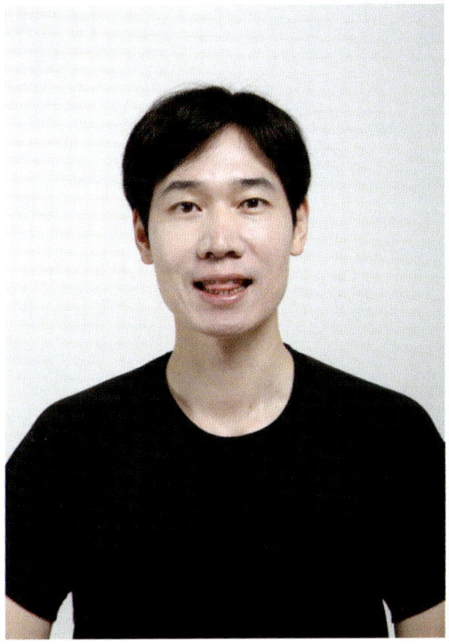

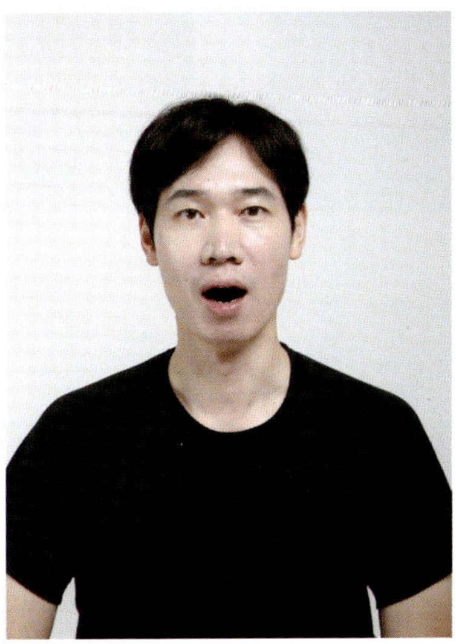

❸ 혀로 음식물을 안으로 보내기 시작한다고 생각하면서 '타' 소리를 5번 빠르게 냅니다.

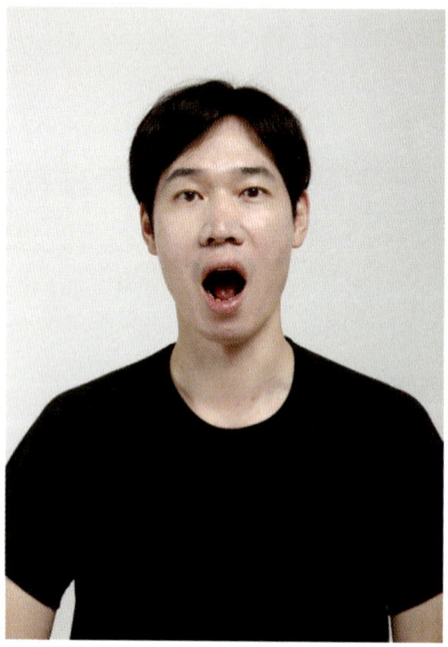

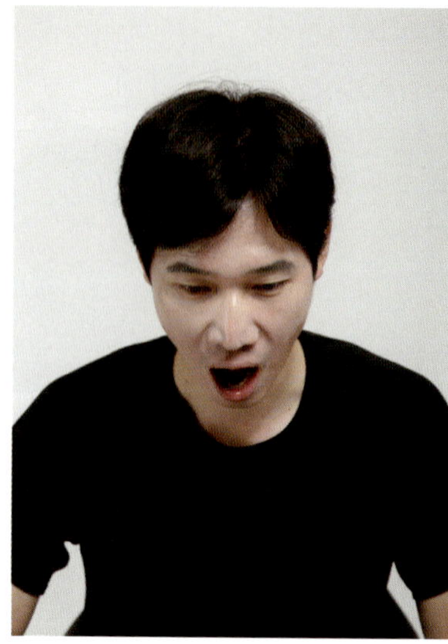

❹ 사레가 발생했을 때 기침을 통해 이물질을 내뱉는다고 생각하면서 '카' 소리를 빠르게 5회 냅니다.

❺ '파타카' 소리를 최대 10번 빠르게 냅니다.

※ 운동을 하면서 클래식 등 음악을 틀어놓으면 긴장을 푸는 데에 도움이 됩니다.

03
대소변을 처리하는 데 필요한 동작과 운동방법

비데나 휴지 등을 이용하여 대소변을 처리하기 위해서는 변기와 엉덩이 사이에 손이 들어갈 정도의 골반 움직임이 필요합니다. 손이 충분히 닿기 위해서는 어깨의 내, 외회전의 움직임이 요구됩니다. 다음에 소개되는 운동은 대변을 볼 때 안정성을 주며, 대소변 처리를 위한 골반과 팔의 움직임을 원활하게 하는 데 도움이 되는 운동입니다.

운동은 한 동작을 5~10회 운동합니다. 자신의 몸 상태에 맞추어 강도와 횟수를 조절합니다.

1 어깨의 움직임을 향상시키기 위한 운동 1

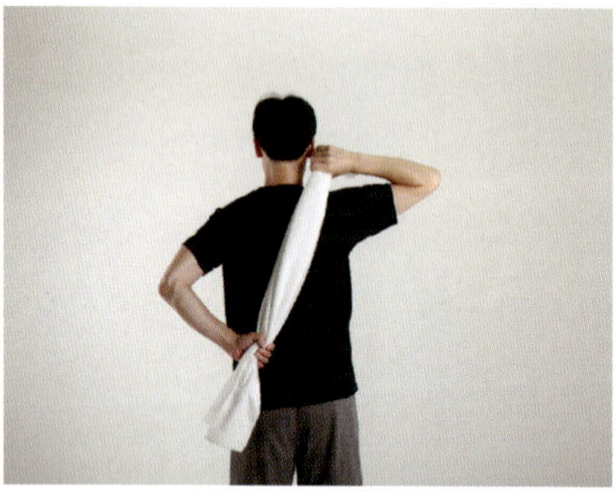

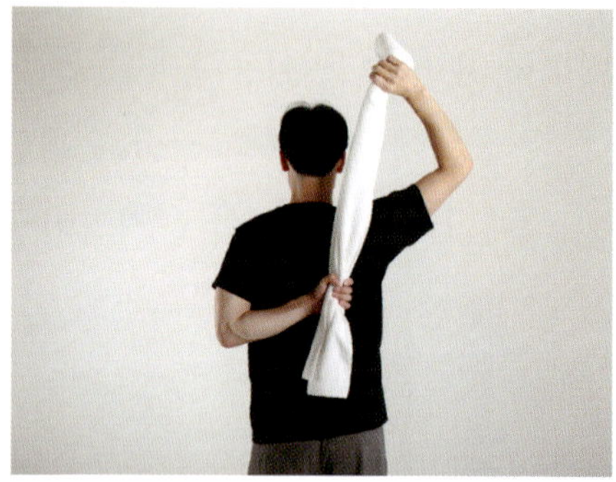

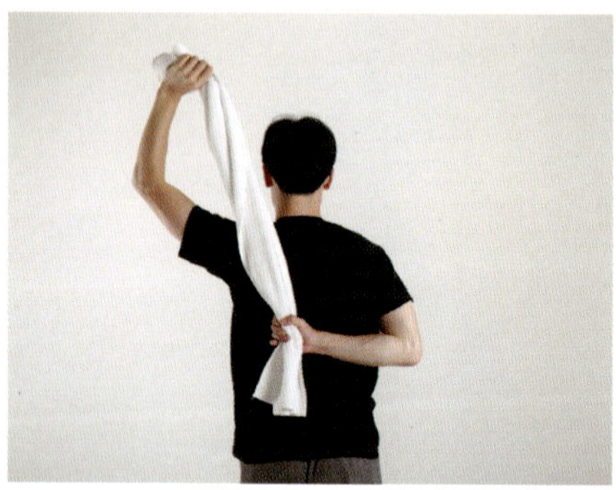

❶ 수건을 준비하고 바른 자세로 섭니다.

❷ 한 손은 아래쪽에서 수건을 잡고 다른 손은 머리 위쪽으로 올려서 수건을 잡습니다.

❸ 위쪽에 있는 손을 머리 위로 잡아당기면서 아래쪽에 있는 손이 위로 올라오도록 합니다.

⊙ 목적 : 대소변 처리 시 팔을 등 뒤로 움직일 때 도움이 되는 운동입니다.

어깨의 움직임을 향상시키기 위한 운동 2

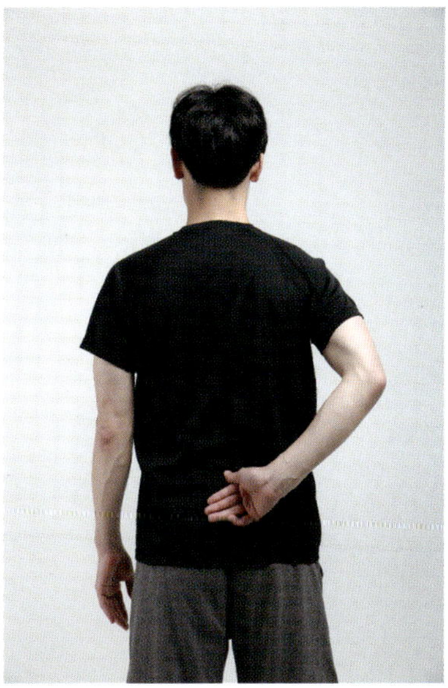

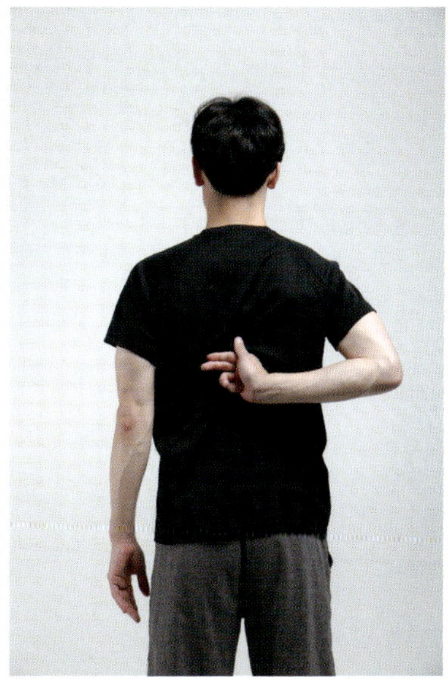

엄지와 검지로 척추뼈를 천천히 따라 올라가며 팔이 허리쪽에서 등 위쪽으로 올라가도록 합니다.

어깨의 움직임을 향상시키기 위한 운동 3

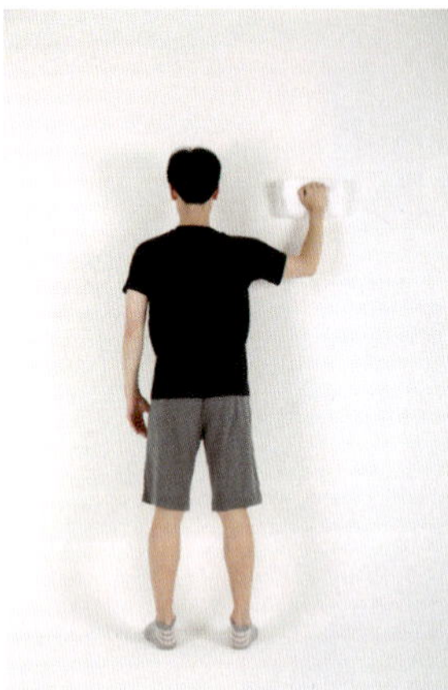

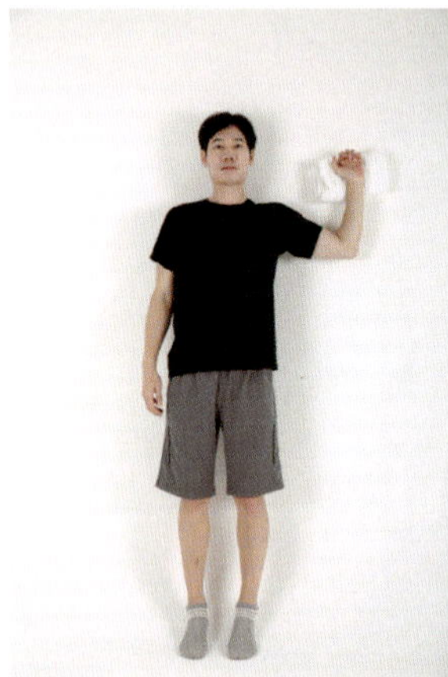

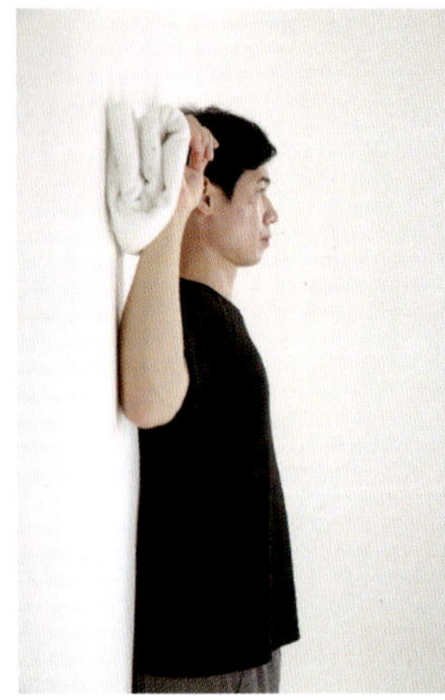

❶ 벽을 마주 보고 바른 자세로 섭니다.

❷ 머리 정도의 높이에서 수건을 잡고 팔을 어깨높이까지 올린 다음 팔꿈치를 직각으로 구부립니다.

❸ 손으로 수건을 밀면서 5~10초간 힘을 줍니다.

❹ 손을 내리지 않고 그대로 힘을 뺍니다. 위와 같은 동작을 반복합니다.

❺ 벽을 등지고 벽에 기대어 섭니다.

❻ 머리 정도의 높이에 수건을 놓고 팔을 어깨높이까지 올린 다음 팔꿈치를 직각으로 구부리고 손등에 수건이 위치하도록 합니다.

❼ 손등으로 수건을 밀면서 5~10초간 힘을 줍니다.

❽ 손을 내리지 않고 그대로 힘을 뺍니다. 위와 같은 동작을 반복합니다.

어깨의 움직임을 향상시키기 위한 운동 4

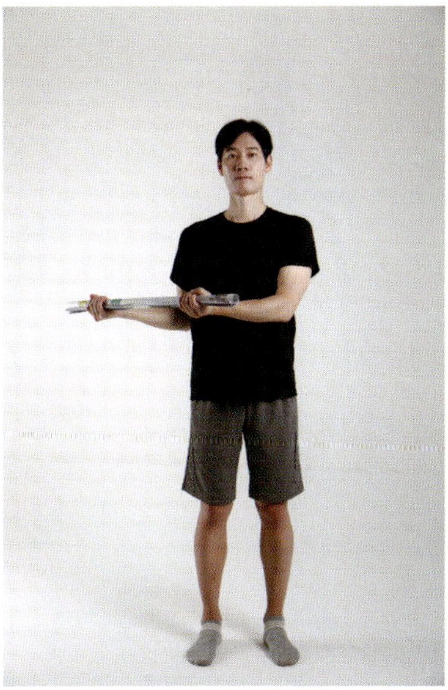

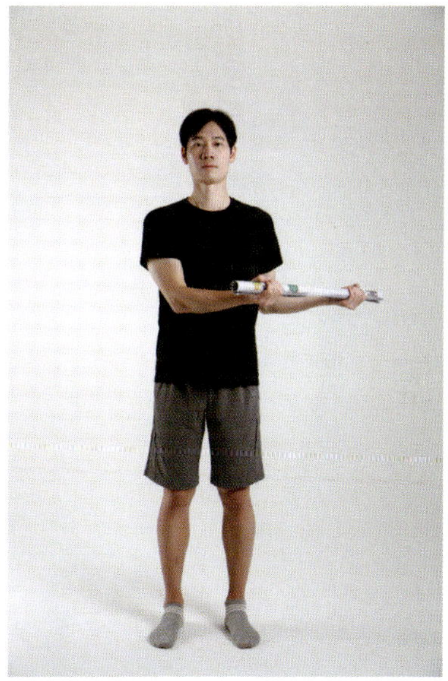

❶ 신문지를 말아서 봉처럼 만들거나 구둣주걱을 준비합니다.

❷ 양손으로 봉을 어깨 너비만큼 벌려 잡습니다.

❸ 팔꿈치를 직각으로 구부리고 팔을 좌우로 움직이는 동작을 시행합니다.

2 골반경사 운동

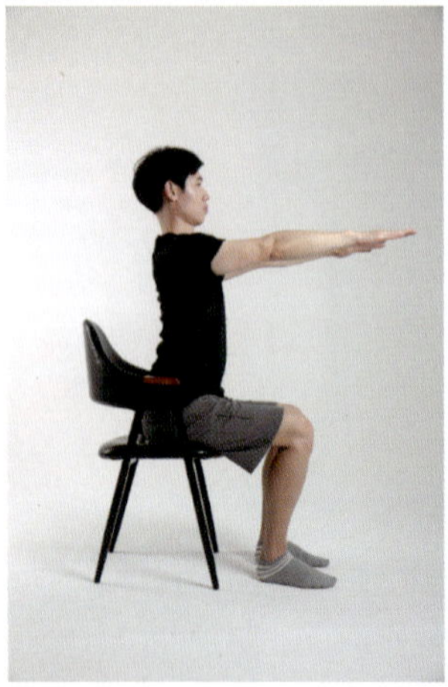

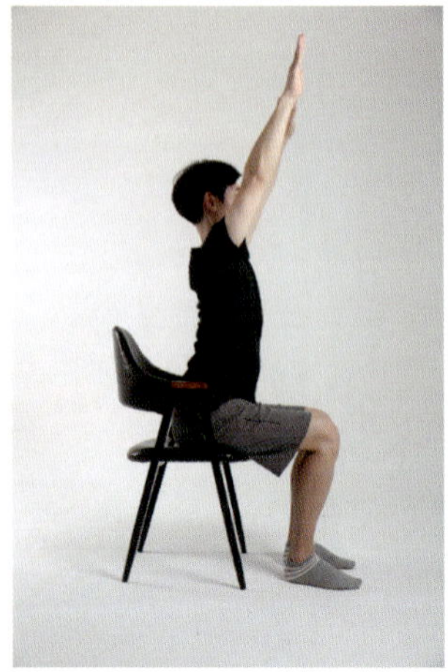

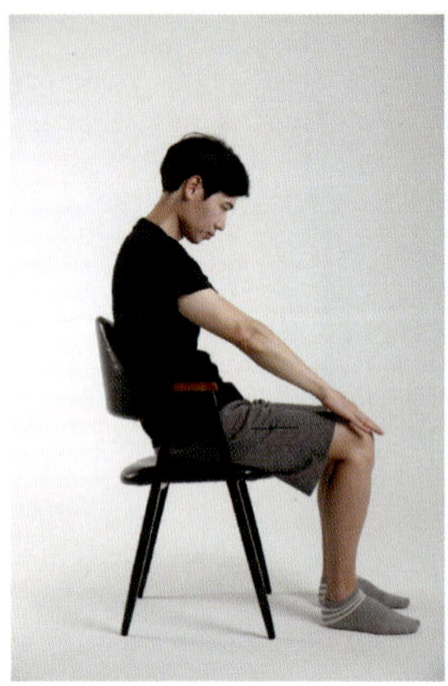

1. 의자에 바른 자세로 등을 기대지 않고 앉습니다. 양팔을 나란히 합니다.
2. 팔을 위로 올리면서 골반을 앞으로 내밉니다.
3. 양팔을 무릎 위로 내리면서 골반을 뒤로 기울입니다.

③ 엉덩이 들기 운동

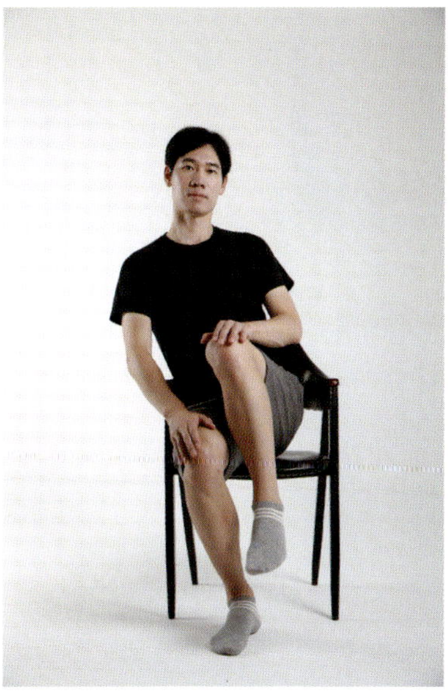

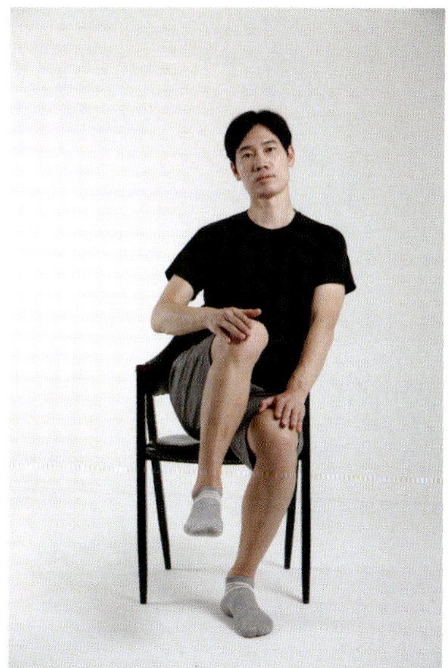

❶ 바르게 앉은 자세에서 등을 기대지 않고 양손을 무릎 위에 올려놓습니다.
❷ 한쪽 엉덩이와 다리를 들어 한쪽 골반을 의자에서 떼고 5초간 유지합니다.
❸ 제자리로 돌아온 후 반대쪽 엉덩이와 다리를 들어 운동합니다.
이때 중요한 것은 어깨와 머리의 정렬을 바르게 유지하는 것입니다.

04

바른 자세의 유지와 걷고 이동하는 데 필요한 동작과 운동방법

온몸이 쑤신다는 말을 많이 사용합니다. 통증이 있을 때 자주 하게 되는 말입니다. 통증을 일으키는 원인 중 한 가지는 잘못된 자세입니다. 올바르지 않은 자세는 척추에 무리를 주게 되어 요통 등을 일으킬 수 있고 팔과 다리에도 영향을 끼치게 됩니다.

잘 걷고 아프지 않게 생활하기 위해서는 올바른 자세로 생활하는 것과 다리의 힘을 유지하는 것이 반드시 필요합니다.

운동은 한 동작을 5~10회 운동합니다. 자신의 몸 상태에 맞추어 강도와 횟수를 조절합니다.

1 무릎 펴기 운동

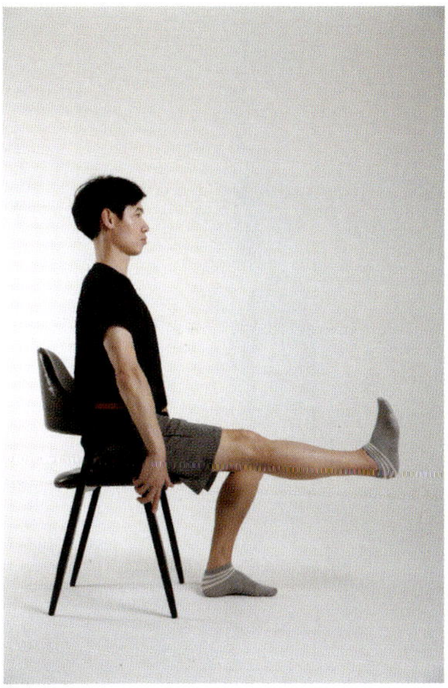

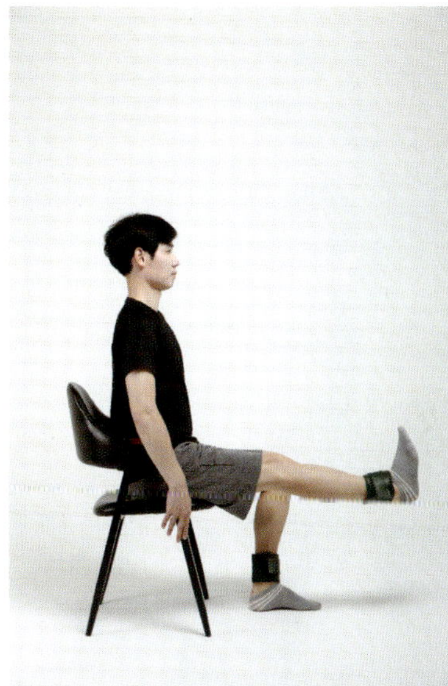

❶ 바른 자세로 의자에 앉습니다.

❷ 한쪽 무릎을 펴고 5초간 유지한 후 내립니다.

❸ 반대쪽 무릎을 펴고 5초간 유지한 후 내립니다.
발목에 모래주머니를 차고 운동할 수 있습니다.

⊙ **목적** : 이동 시 발이 장애물(돌부리)에 걸리지 않고, 발이 땅에 닿을 때 뒤꿈치가 먼저 닿게 하는 데 도움이 되는 운동입니다.

❷ 발목 올리기 운동

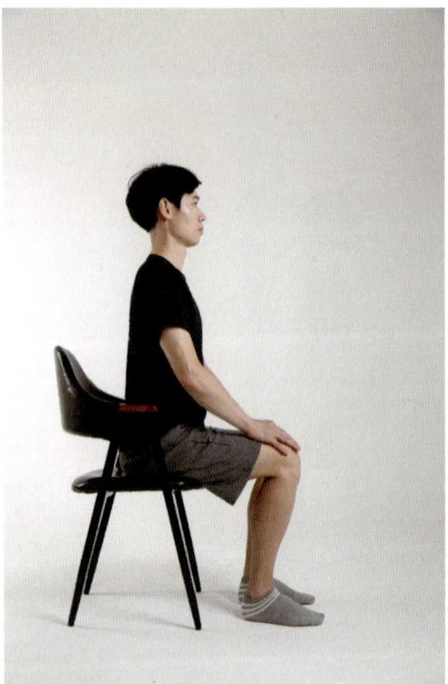

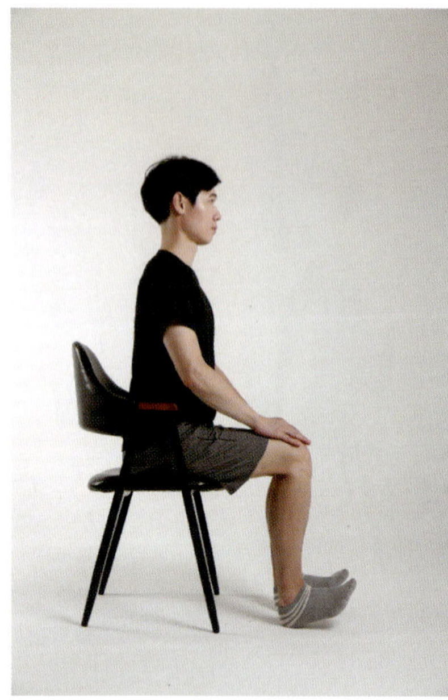

❶ 의자에 바른 자세로 앉습니다.

❷ 발목을 위로 올리고 5초간 유지합니다.

❸ 제자리로 돌아갑니다. 발등에 모래주머니를 차고 운동할 수 있습니다.

③ 발목 내리기 운동

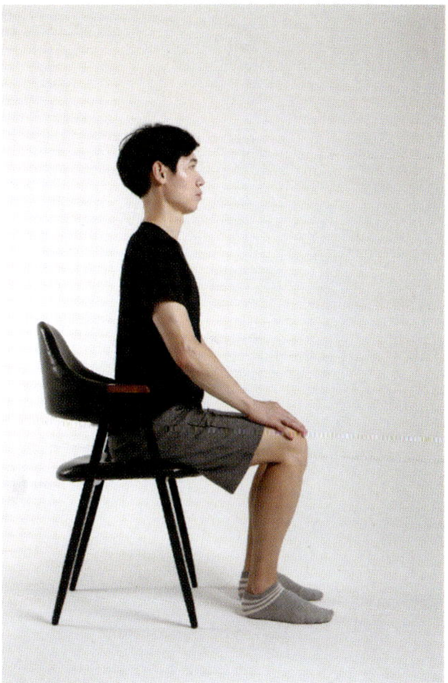

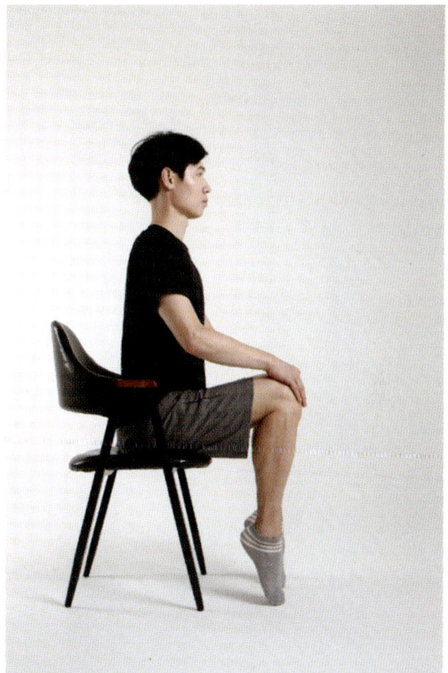

① 바른 자세로 앉습니다.
② 발가락은 바닥에 닿게 하고 발뒤꿈치를 들어 올려 까치발 자세를 만들고 5초간 유지합니다.
③ 제자리로 돌아갑니다.

④ 올바른 자세 만들기 운동

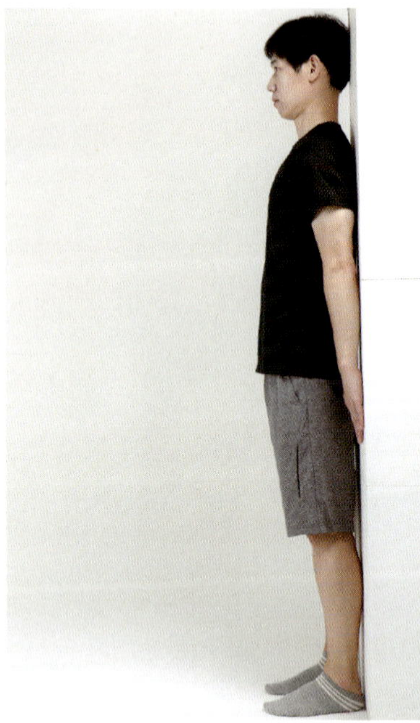

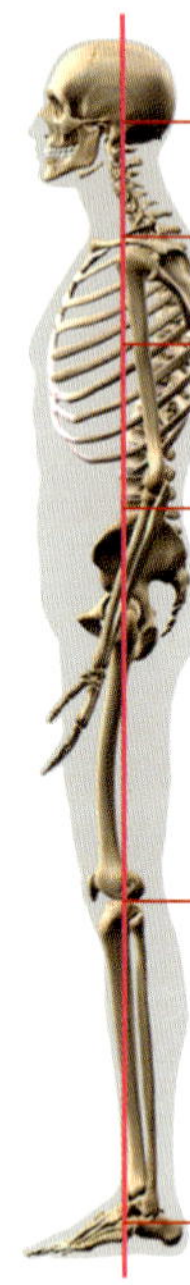

❶ 벽에 기대어 섭니다.

❷ 벽에 뒷머리-어깨-골반-뒤꿈치를 붙입니다.

❸ 5~7분 정도 유지하며 바른 자세를 유지합니다.

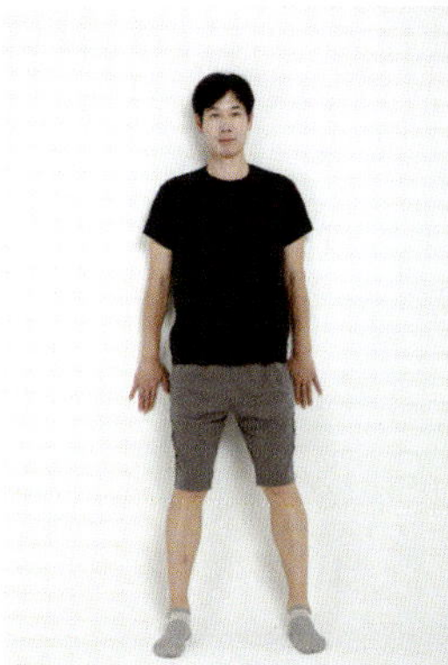
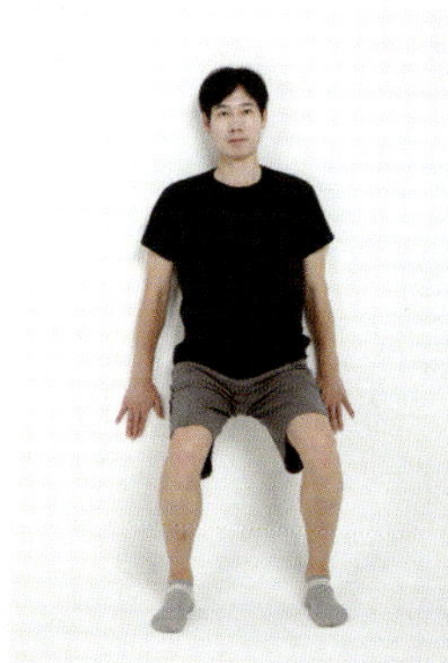
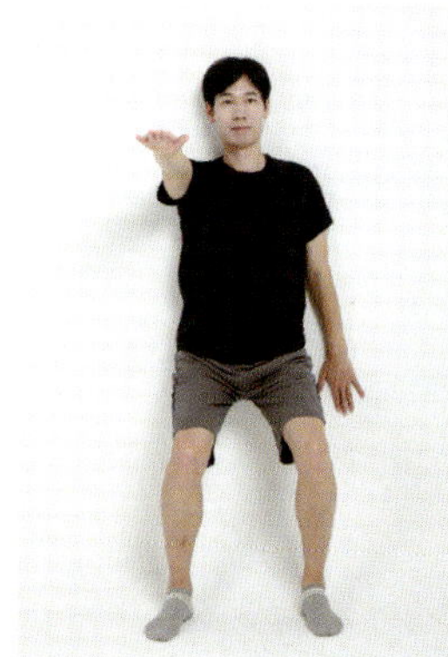
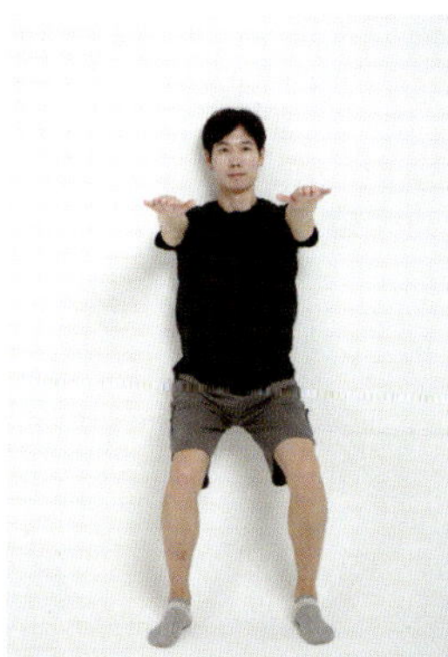
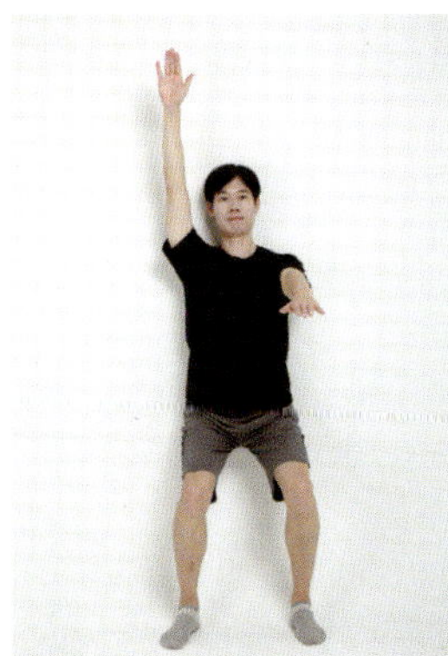

④ 상체를 벽에 기댄 상태에서 두 발을 한 걸음 정도 앞으로 내밀어 섭니다.

⑤ 상체와 팔을 벽에 기대면서 천천히 무릎을 구부리며 앉는 자세를 취합니다. 통증이 없고 가능한 범위까지 내려간 후 제자리로 돌아갑니다.

⑥ 5번 자세를 유지하면서 한 팔을 앞으로 들었다가 내립니다. 반대 팔도 들었다가 내립니다.

⑦ 5번 자세를 유지하면서 두 팔을 앞으로 들었다가 내립니다.

⑧ 5번 자세를 유지하면서 두 팔을 앞으로 든 상태에서 팔을 번갈아 머리 위로 올립니다.

⑨ 발을 다시 벽으로 가져간 후 운동을 종료합니다.

5 벽 짚고 균형 잡기 운동

술에 흠뻑 취해 넘어진 경험이 있거나 혹은 술 취한 친구를 넘어지지 않게 부축해 준 적이 있다면 한 번쯤 이 소뇌의 문제점을 경험했을 겁니다. 이처럼 소뇌는 우리 몸의 움직임을 조화롭게 해주는 중요한 역할을 합니다. 특히 한 발을 들어야 하는 하의 입기에서부터 계단 걷기까지 균형을 맞추는 것을 가능하게 해줍니다. 또한 엉덩이 근육 중 하나인 중둔근은 균형을 책임지고 있는 중요한 근육입니다. 노년기 잦은 낙상 예방을 위해 강화해 주어야 합니다.

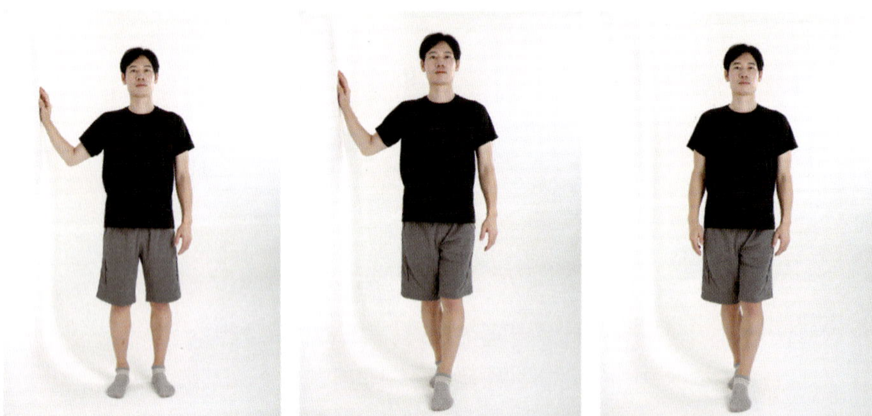

❶ 벽에 손을 짚고 섭니다.

❷ 한 발을 앞으로 내밀어 두 발을 일직선으로 만들고 서있기를 유지합니다.
이 자세가 안정적이라면 벽에 손을 짚지 않고 균형을 유지합니다.

⊙ **목적** : 이동 시 안정적인 균형을 잡는 데 도움이 되는 운동입니다.

⑥ 벽 짚고 한 다리 들기 운동

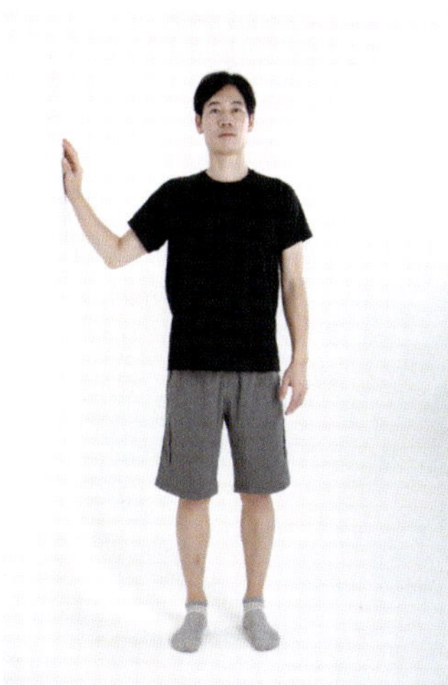

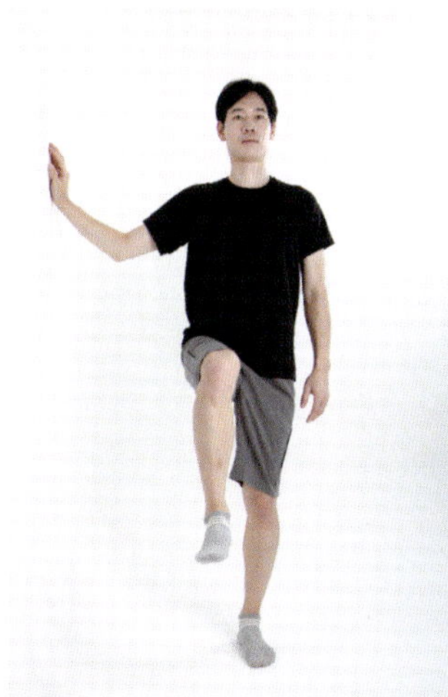

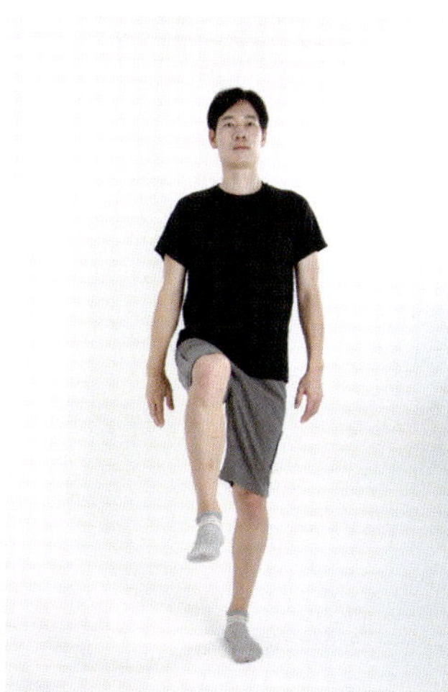

❶ 벽에 손을 짚고 섭니다.

❷ 한 다리 들고 균형을 유지합니다.
이 자세가 안정적이라면 벽에 손을 짚지 않고 균형을 유지합니다.

7 앉은 상태에서 걷기 운동

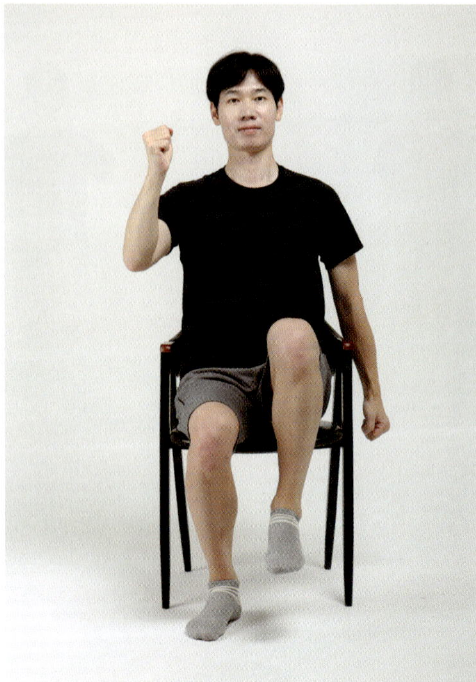

1. 의자에 바른 자세로 앉습니다.
2. 왼쪽 다리와 오른쪽 팔을 들었다가 내리면서 오른쪽 다리와 왼쪽 팔을 듭니다. 번갈아서 다리와 팔을 듭니다.

바른 자세로 앉아서 걷는 연습은 서있는 자세에서 신경 쓰지 않는 허리에 관심을 갖게 합니다. 서서 걸을 때도 올곧은 허리를 유지시켜 줍니다. 또한 퇴원 후 일시적으로 보행이 불안정하고 어렵다면, 등받이에서 허리를 떼고 엉덩이를 1/3 정도 앞으로 이동시켜 하는 걷기연습은 서있는 자세에서의 걷기 운동과 매우 유사한 운동효과가 있습니다.

05
목욕, 개인위생을 하는 데 필요한 동작과 운동방법

아침 세면대에서 세수나 머리를 감을 때 갑자기 목이 결려 담이 오는 경우가 꽤 많습니다.

간단한 아침 개인위생에도 목에 유연한 움직임이 필요합니다. 또한 전신목욕 시 허리에서 등까지 비누칠을 할 때 손이 뒤로 잘 움직일 수 있어야 하며, 다리나 발을 닦을 때도 허리가 충분히 굽혀져야 합니다. 거동이 불편해지게 되면 가장 많은 문제가 되는 부분이 바로 목욕과 화장실 가기입니다. 특히 화장실은 물이 있을 수 있기 때문에 낙상의 위험이 높아 항상 주의를 해야 합니다. 눈을 감고 서있는 것도 따로 연습을 할 필요가 있는 운동입니다.

운동은 한 동작을 5~10회 운동합니다. 자신의 몸 상태에 맞추어 강도와 횟수를 조절합니다.

1 목 운동

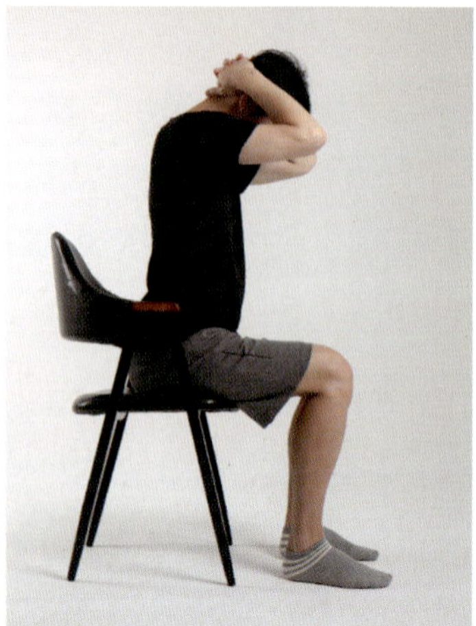

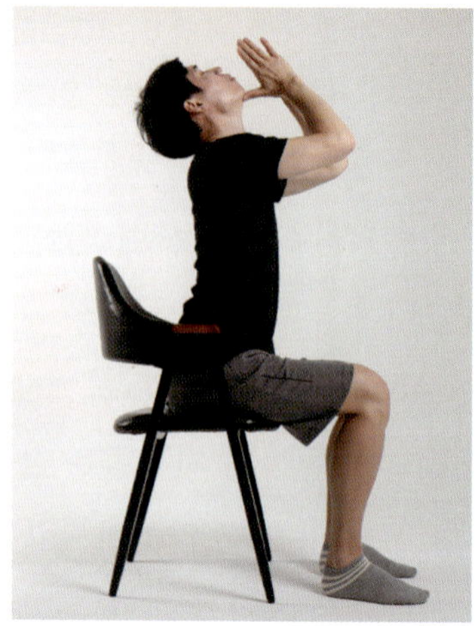

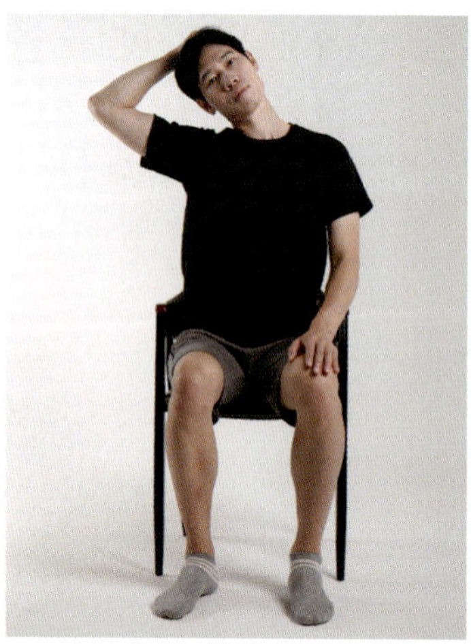

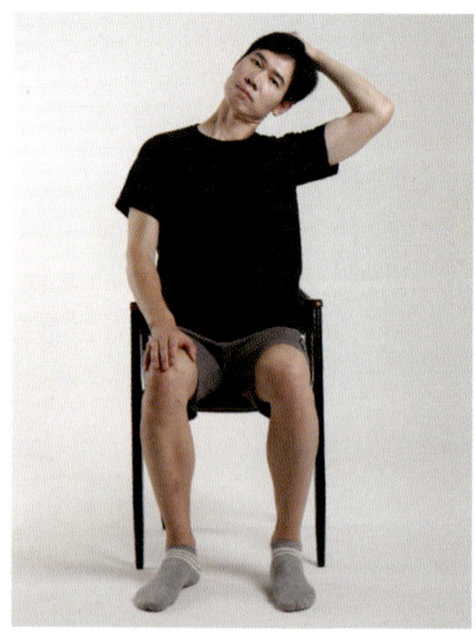

❶ 머리를 아래로 숙이고 5초간 유지합니다.

❷ 머리를 위를 바라보고 5초간 유지합니다.

❸ 머리를 좌, 우로 기울이고 5초간 유지합니다.

⊙ **목적** : 세수, 머리 감기 등에 도움이 되는 운동입니다.

❷ 수건을 이용한 어깨 관절 운동

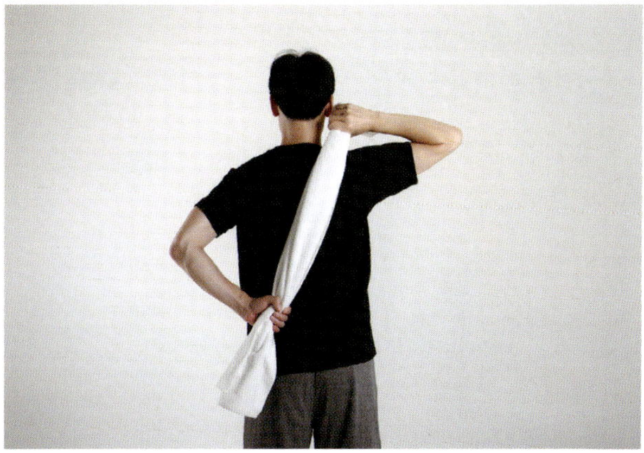

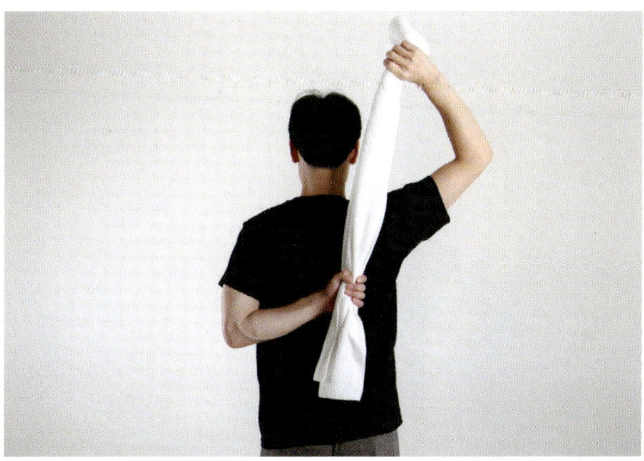

❶ 수건을 준비하고 바른 자세로 섭니다.

❷ 한 손은 아래쪽에서 수건을 잡고 다른 손은 머리 위쪽으로 올려서 수건을 잡습니다.

❸ 위쪽에 있는 손을 머리 위로 잡아당기면서 아래쪽에 있는 손이 위로 올라오도록 합니다.

⊙ **목적** : 목욕 시 몸을 닦을 때 도움이 되는 운동입니다. 특히 등을 닦거나 속옷을 입을 때 도움이 되는 운동입니다.

❸ 수건을 이용한 테이블 운동

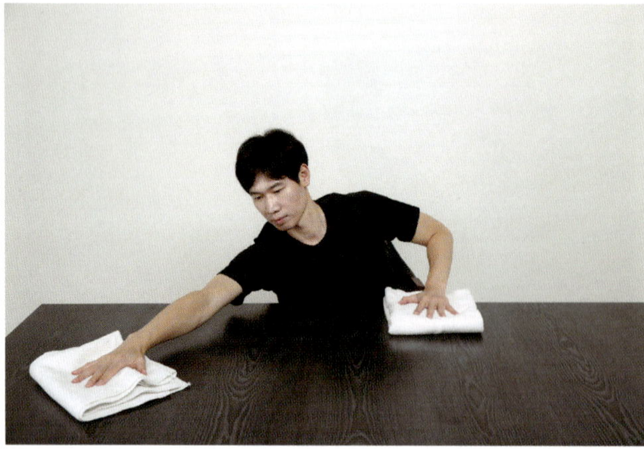

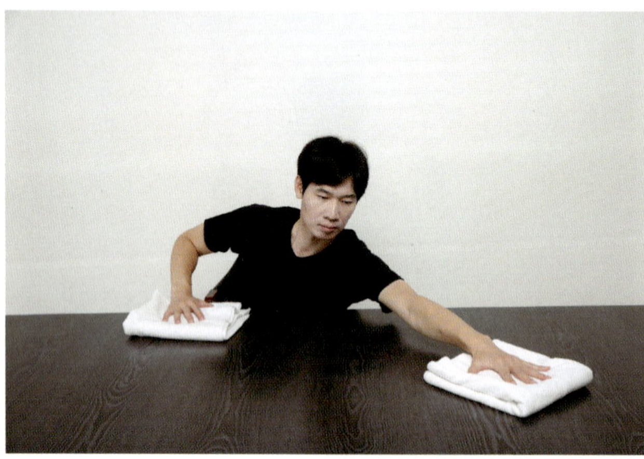

❶ 수건을 준비하고 식탁 앞에 앉습니다.
❷ 수건을 잡고 한쪽 팔을 뻗고 크게 원을 그립니다.
❸ 같은 자세에서 반대쪽 팔을 뻗어 크게 원을 그립니다.
⊙ **목적** : 몸을 닦을 때 도움이 되는 운동입니다.

4 허리 늘리기 운동

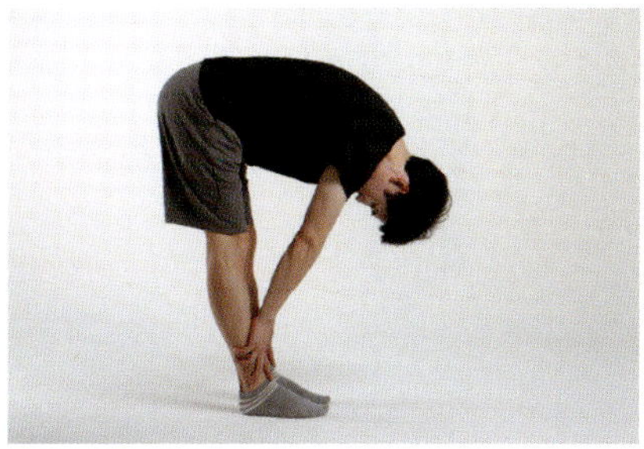

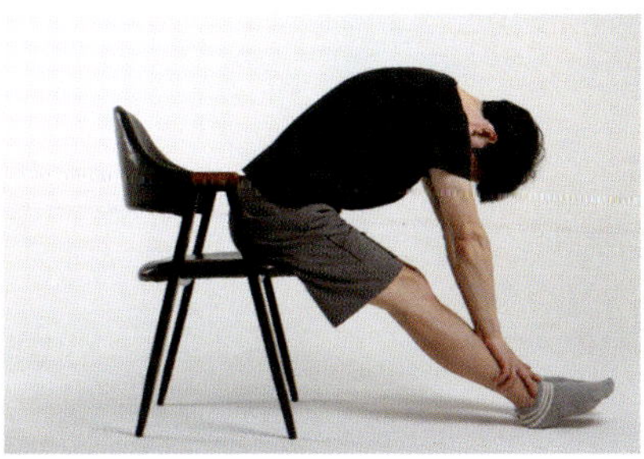

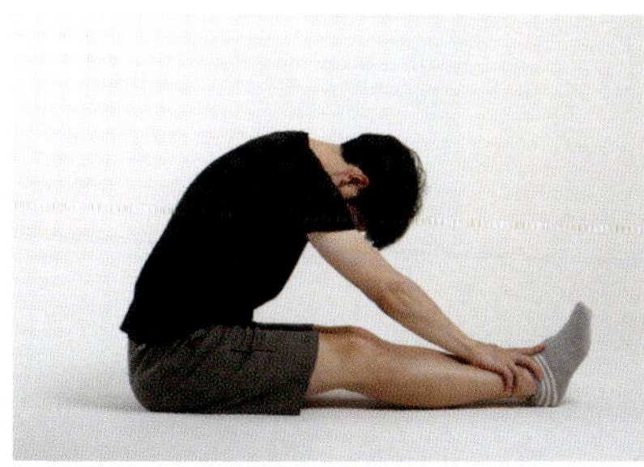

❶ 서있는 자세, 의자에 앉은 자세, 바닥에 앉은 자세를 취합니다. 세 자세 중 편한 자세로 운동합니다.

❷ 발쪽으로 양손을 뻗으며 허리와 고개를 숙입니다.

❸ 15초간 유지한 후 제자리로 돌아갑니다.

Tip 고혈압인 경우 머리가 심장보다 밑으로 내려가는 동작은 좋지 않습니다. 이때는 앉은 자세에서 합니다.

5 눈 감고 서있기

눈 감고 서있기는 세수나 머리를 감을 때에 필요한 동작입니다. 이때 낙상이 발생할 수도 있기에 생활 속에서 눈 감고 서있기 운동이 필요합니다.

운동 중 낙상을 예방하기 위하여 서는 위치는 등과 벽 사이에 약 5cm 간격을 두고 서며, 의자에 손을 얹어 놓고 실시합니다.(보호자의 감독하에 시행합니다)

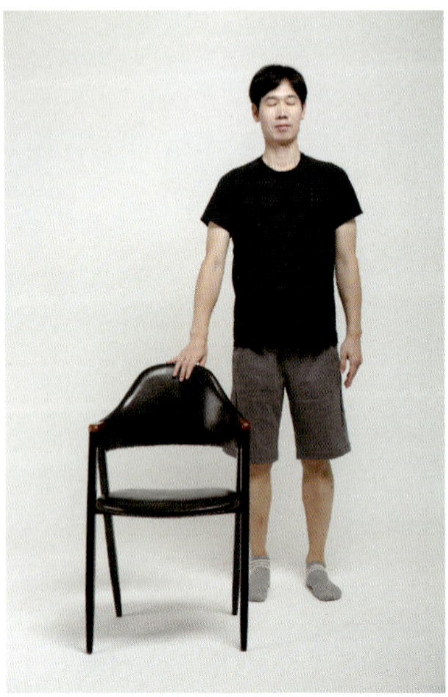

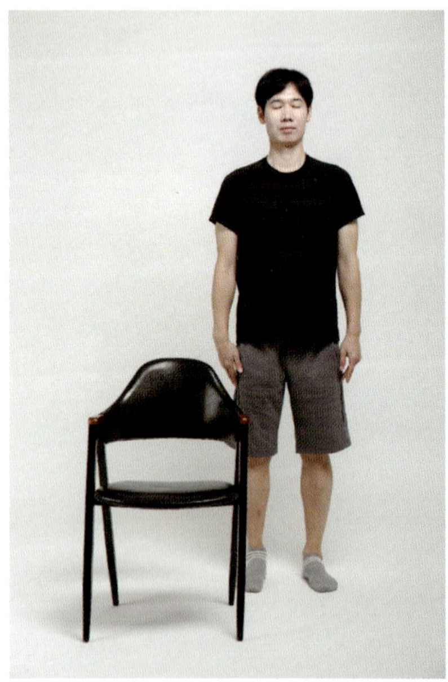

① 안전한 장소에서 바른 자세로 섭니다.

② 눈을 감고 서서 10초간 유지하고 눈을 뜹니다. 넘어질 것 같거나 균형을 잃으면 바로 눈을 뜨고 안전한 자세를 취하도록 합니다.

⑥ 천천히 일어나기(기립성 저혈압)

앉은 자세에서 일어날 때 기립성 저혈압으로 인하여 눈앞이 캄캄해지는 것을 자주 경험하는 분들을 위한 천천히 일어나기입니다. 보통 앉은 자세에서 서있는 자세로의 이동시간은 15~30초입니다.

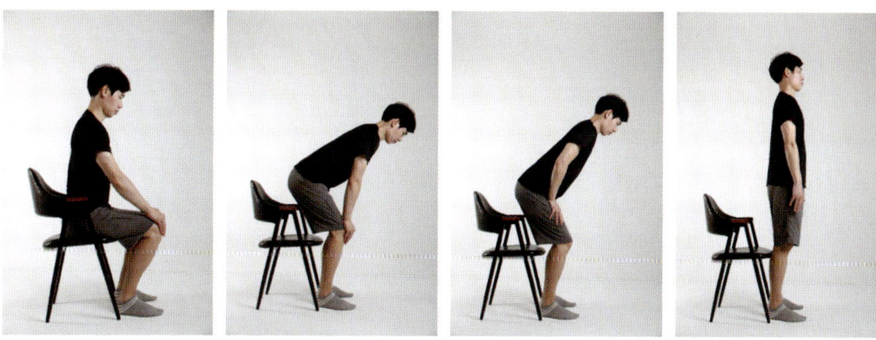

Tip 앉은 자세에서 쉽게 일어나기

앉은 자세에서 일어날 때 발의 위치가 중요합니다. 발이 무릎보다 앞에 위치해 있다면 무게중심이 몸의 뒤로 가게 되어 일어나기 어렵습니다. 이 상태에서는 일어나기 위해 손을 엉덩이 뒤쪽에 놓게 되는데 엉덩이를 들게 되어도 손이 뒤에 있기 때문에 허리를 앞으로 숙이는 것이 힘들어 일어나기가 어렵습니다.

손이 앞에 놓여있다고 해도 허리를 더 많이 구부리고 다리에 힘을 더 많이 써야 일어날 수 있기 때문에 발의 위치는 아주 중요합니다.

일어나기 전, 발이 무릎보다 뒤에 위치하는 것이 좋은 위치이며 엉덩이를 들 때 손을 짚으면서 엉덩이를 들어준다면 좀 더 쉽게 일어날 수 있습니다.

의자의 높이는 무릎보다 약간 높은 것이 더 일어나기 쉽습니다. 무릎보다 의자 높이가 낮다면 다리를 펴고 서기 위해 더 많이 다리의 힘을 써야 하기 때문에 근력이 저하된 노약자에게는 쉽지 않은 일입니다.

앉은 상태에서 무릎의 위치 확인하기

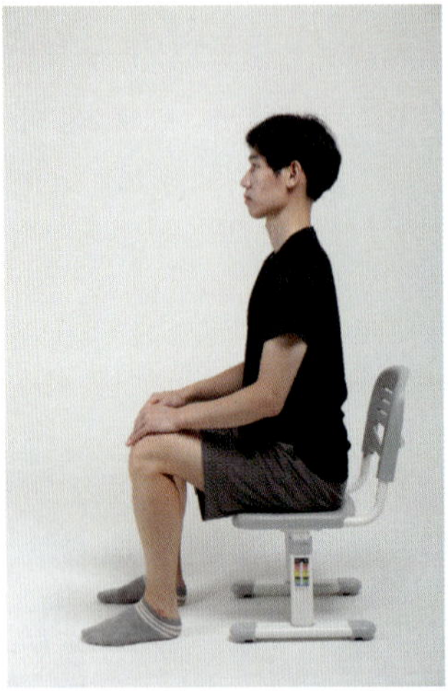

적절하지 않은 의자의 높이
(무릎 높이가 의자 높이보다 높음)

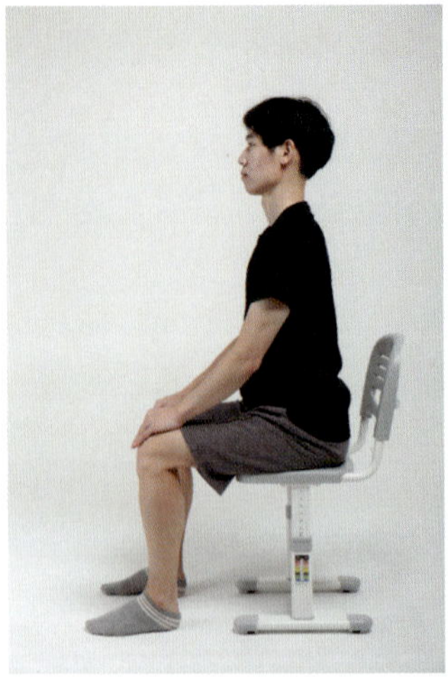

적절한 의자의 높이
(의자 높이가 무릎 높이보다 높음)

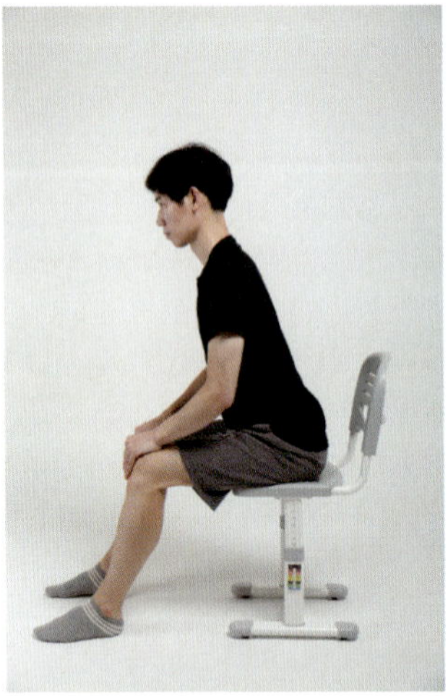

일어나는 데 잘못된 발의 위치
(발이 무릎보다 앞쪽에 있음)

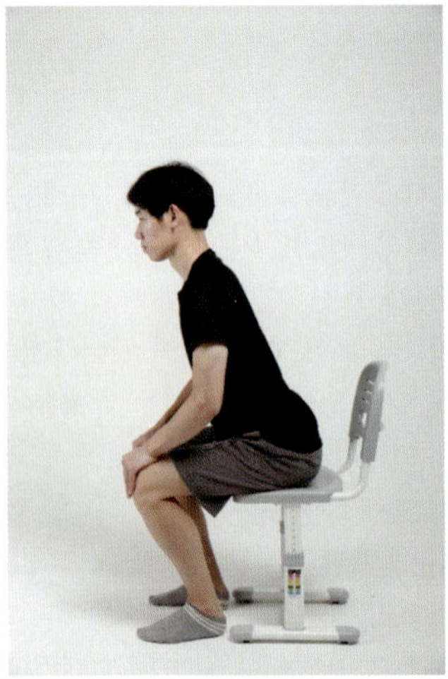

일어나는 데 적절한 발 위치
(발이 무릎보다 뒤쪽에 있음)

Self

도구를 이용한 운동

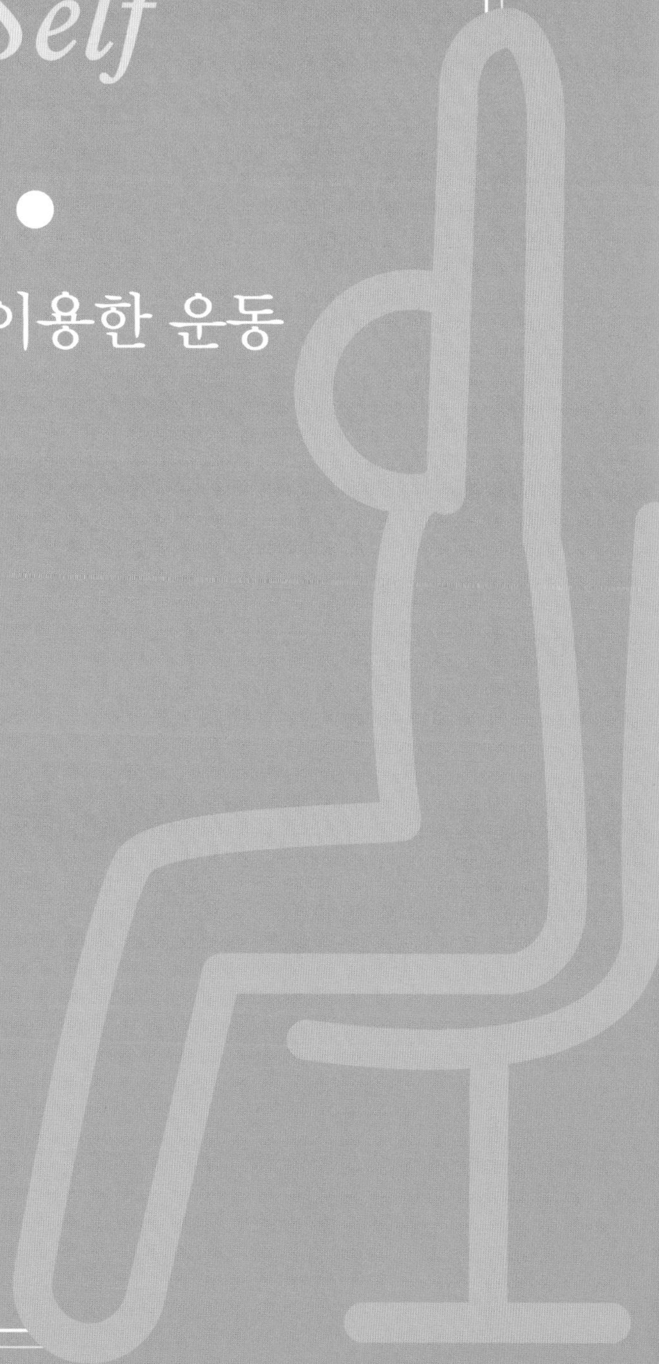

2013년 반복된 어깨 사용과 스포츠 활동으로 오른쪽 어깨 관절을 수술하신 K씨는 병원에서 일정 기간 재활을 하고 퇴원하셨지만, 팔을 들어 올릴 때 머리 높이부터는 몸통을 이용하여야만 팔을 더 들어 올릴 수 있었습니다. 세수하기, 머리 감기, 식사 등의 일상생활이 수술 전과 큰 차이가 없었고, 팔을 올리기 위해 몸을 구부리다 보니 아프지 않던 허리까지 통증이 생겨 힘들다고 하셨습니다.

수술 후 충분한 재활 없이 사회로 복귀한 일반적인 모습으로 실생활에 쓸 수 있는 어깨의 정상 각도가 충분히 확보가 되지 않은 상태였고, 팔 부위의 근력이 약해진 탓에 체간 등 기타 다른 부위를 이용하여 팔을 올리는 보상작용이 나타났습니다.

수술을 한다고 해서 팔이 정상적으로 움직일 수 없습니다. 재활에 많은 시간이 필요하고 대부분 직장생활이나 일상생활을 하시면서 재활을 진행하게 됩니다. K씨도 직장생활을 하셨고 저는 의학적인 판단하에 할 수 있는 동작의 범위 안에서 집에서 할 수 있는 어깨 운동을 교육하였습니다. 먼저 아침에 일어나시면 깍지 운동하기와 하루에 20분 정도는 뜨거운 핫팩이나 샤워 분무기로 수술한 어깨를 충분히 이완시켜 준 상태에서 바로 봉 운동(구둣주걱 운동)을 하시도록 교육해 드렸습니다.

어느 정도 시간이 지난 후부터는 벽 운동을 추가하였고, 그 후 고무줄과 아령을 이용한 운동을 계획해 드렸습니다. 정말 단 하루도 빠지지 않고 열심히 해주셨고 전화를 주시어 달라진 어깨 건강에 대해 즐겁게 얘기해 주셨습니다. 또 K씨는 스스로 운동을 하면서 자신 몸에 맞게 운동을 스스로 변형하시는 등 어깨 전문가가 되어갔습니다.

마지막으로는 가장 중요한 일상생활에서 어깨를 잘 사용하기 위한 기능 운동을 충분한 설명과 함께 계획하였고, 마침내 K씨는 다시 안정적으로 회사일과 가정에서 일상생활을 하실 수 있게 되었으며 얼마 전 골프장에서 좋은 점수를 내셨다는 말씀을 하셨습니다.

어깨 정상 각도

어깨의 정상 각도의 움직임을 보여주는 사진입니다.

시작 자세	굴곡 - 180도	신전 - 60도
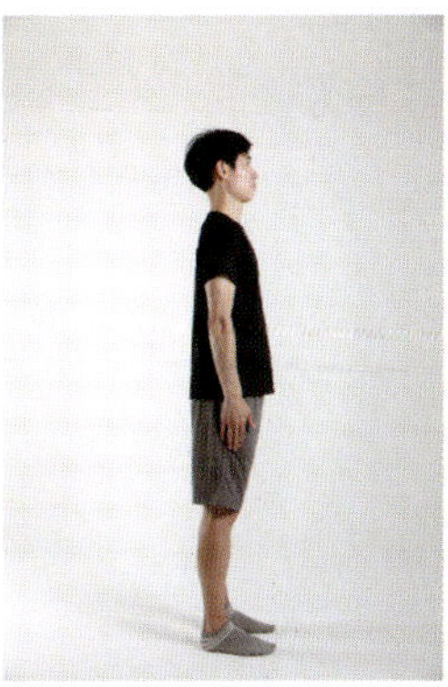	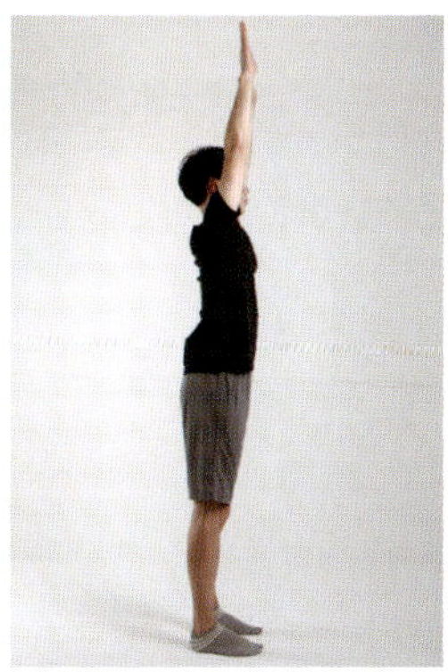	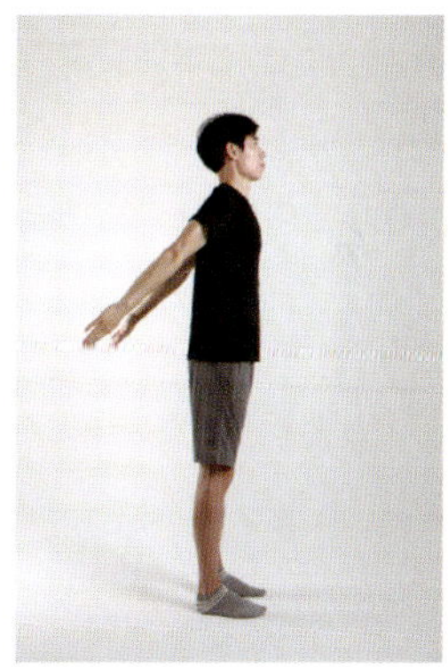

시작 자세	외전 - 180도	내전 - 75도
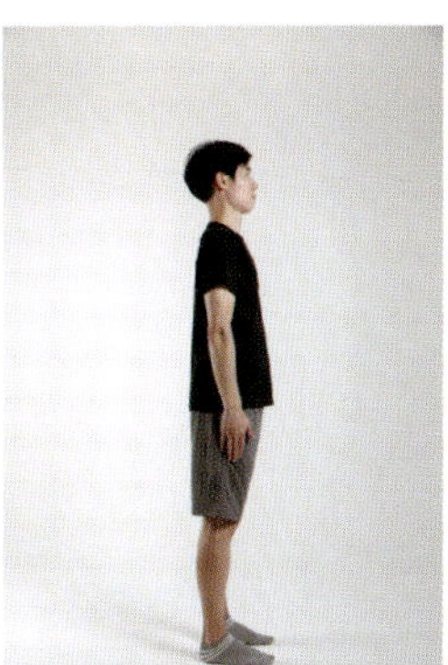	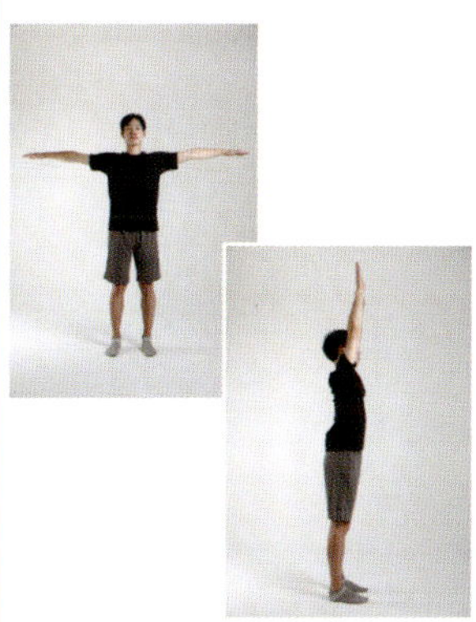	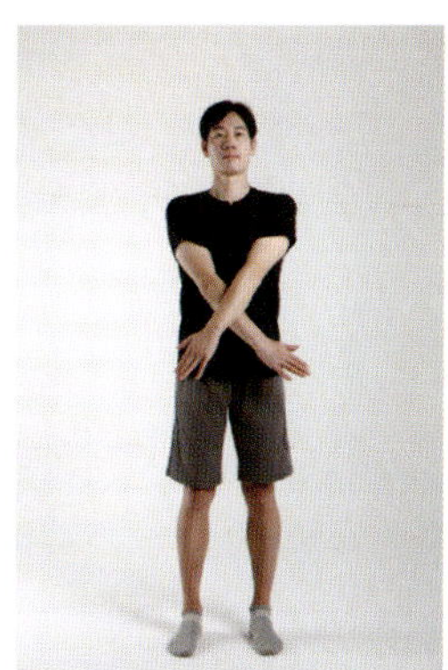

시작 자세	외회전 - 90도	내회전 - 80도
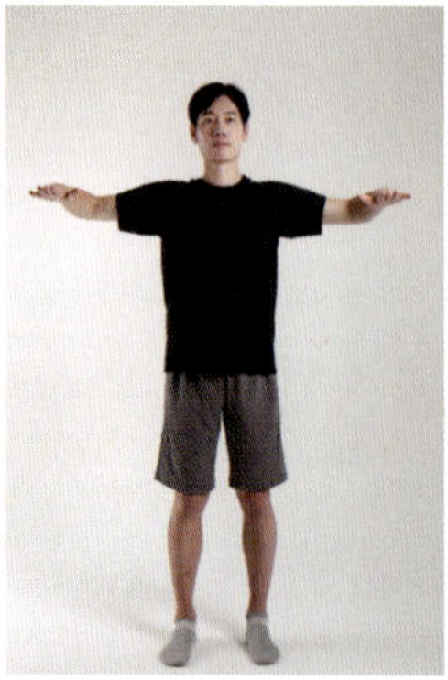	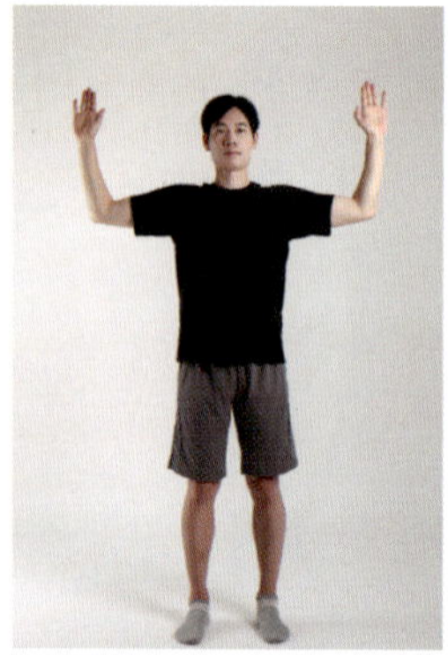	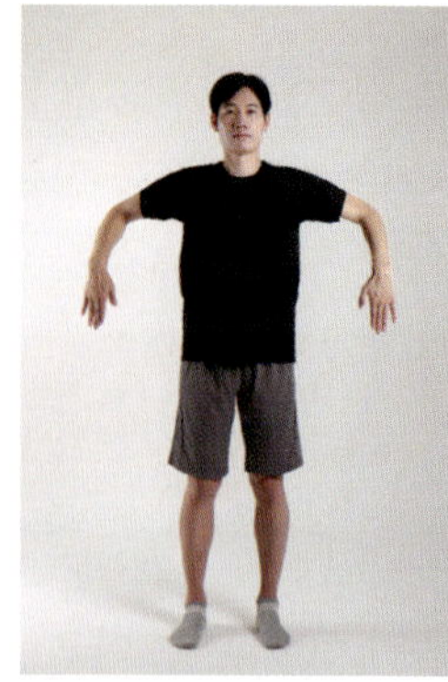

시작 자세	수평외전 - 90도	수평내전 - 30도
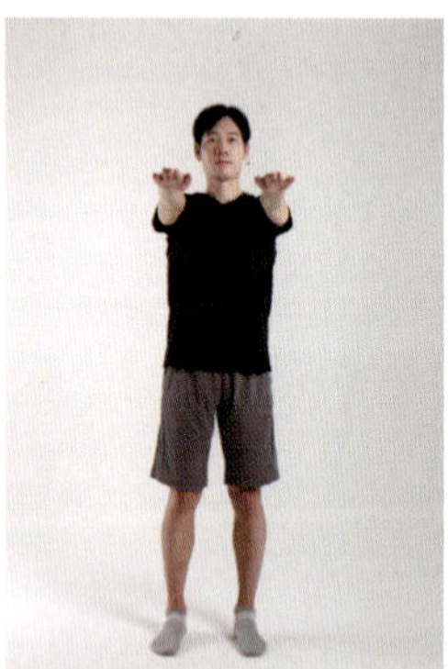	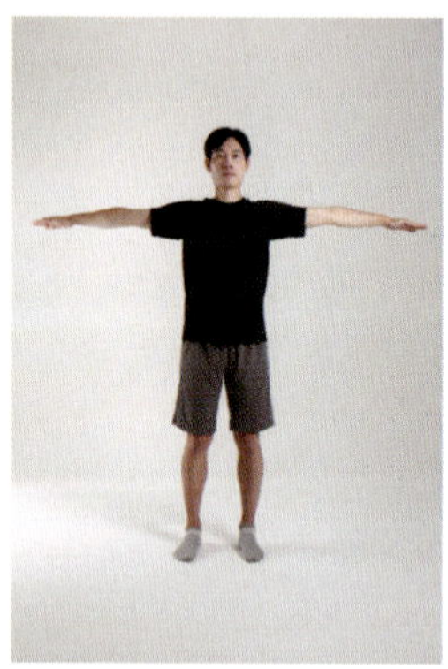	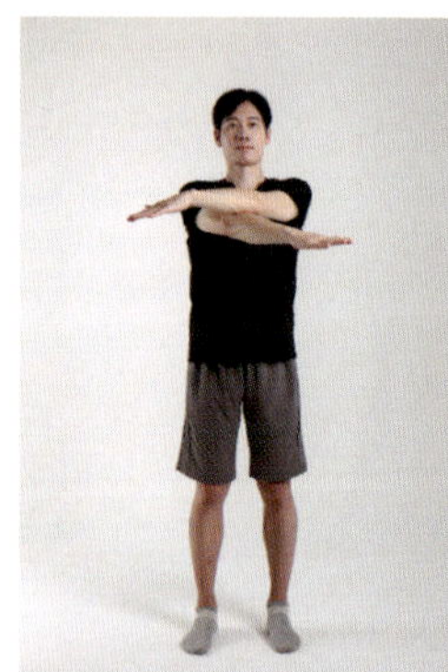

01
페트병 운동

운동은 한 동작을 5~10회 운동합니다. 자신의 몸 상태에 맞추어 강도와 횟수를 조절합니다.

아령 대신 페트병에 물을 채워 운동할 수 있습니다. 물의 양을 조절하여 자신에 맞게 무게를 조절할 수 있습니다(500ml=0.5kg).

1 페트병을 이용한 어깨 운동

시작 자세	어깨 굴곡 (10회)
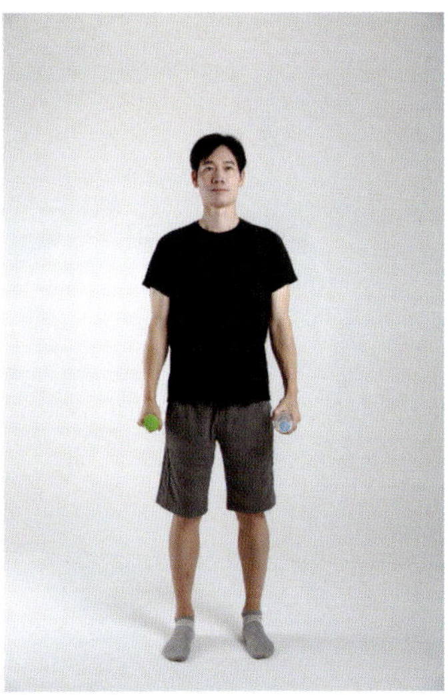	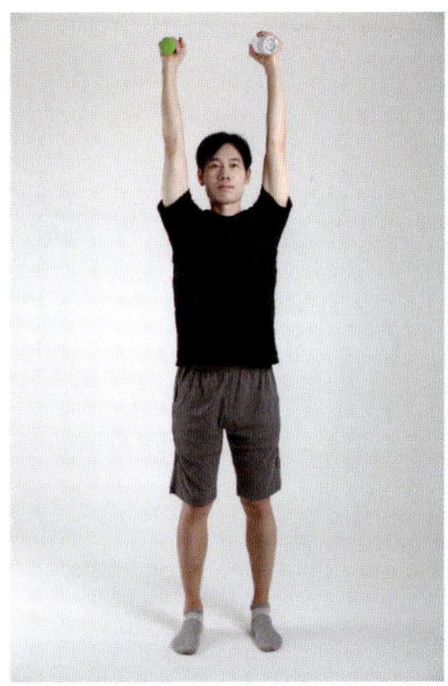

★ 팔을 내릴 때 다섯을 세면서 시작 자세로 돌아갑니다.

1. 바른 자세로 서서 양손에 페트병을 듭니다.
2. 팔을 최대한 앞으로 올릴 수 있는 높이까지 든 후 5초간 유지하고 내립니다.

시작 자세	어깨 신전 (10회)
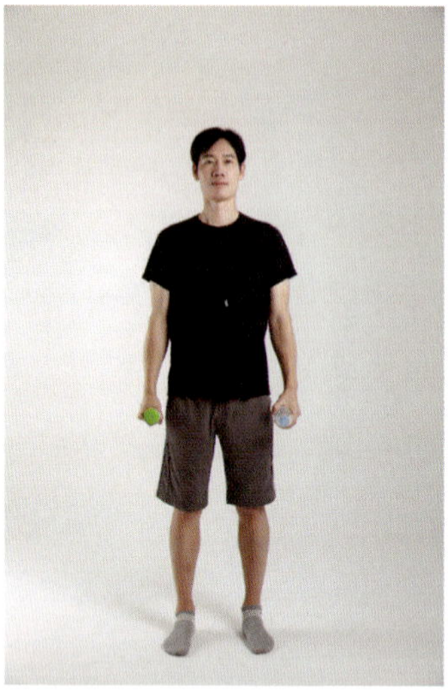	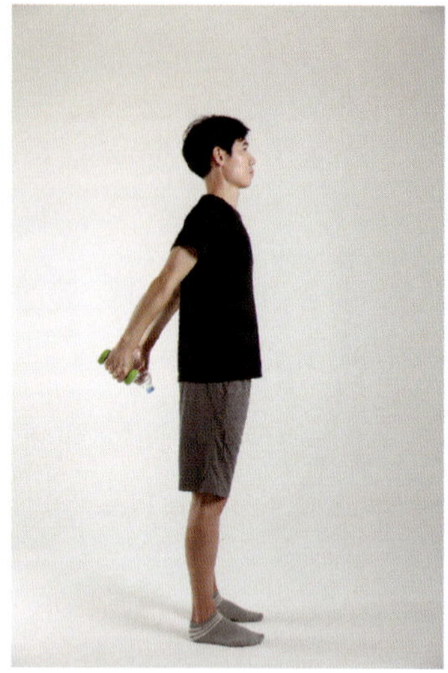
시작 자세	**어깨 외전 (10회)**
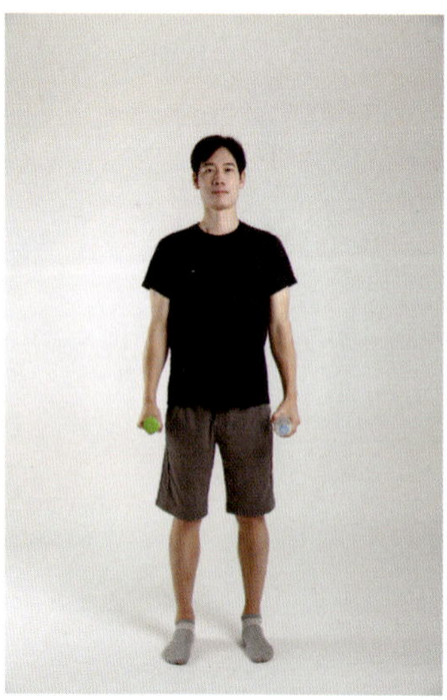	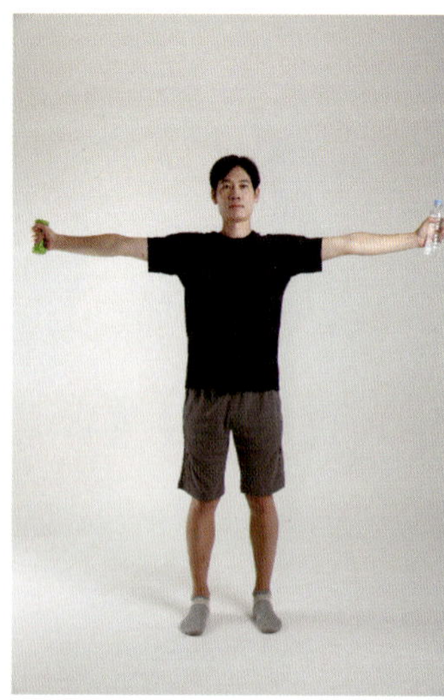

★ 팔을 내릴 때 다섯을 세면서 시작 자세로 돌아갑니다.

③ 팔을 뒤로 올리면서 5초간 유지하고 내립니다.

④ 팔을 옆으로 들고 5초간 유지한 후 내립니다.

어깨 회전 (10회)

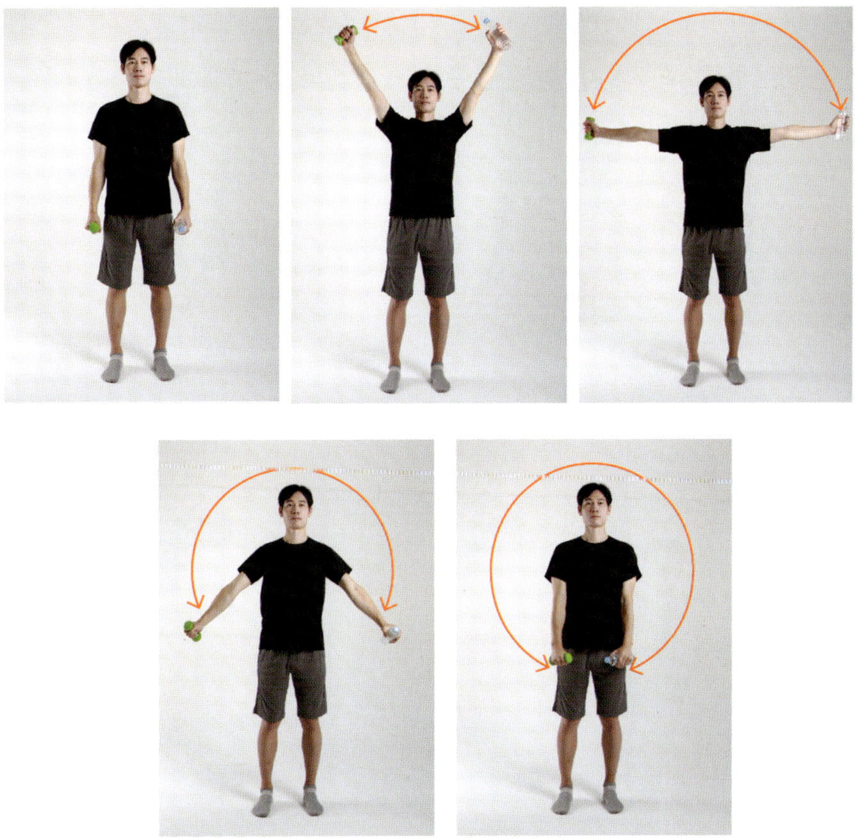

❺ 양손이 몸에서 멀리 떨어질 수 있게 원을 크게 그리면서 어깨를 회전합니다.

Tip 좋아하는 노래를 틀어놓고 운동을 하는 것도 좋은 방법입니다.

02
신문지(구둣주걱) 운동

운동은 한 동작을 5~10회 운동합니다. 자신의 몸 상태에 맞추어 강도와 횟수를 조절합니다.

1 신문지(구둣주걱)를 이용한 어깨 운동

어깨 굴곡 (10회)	어깨 신전 (10회)
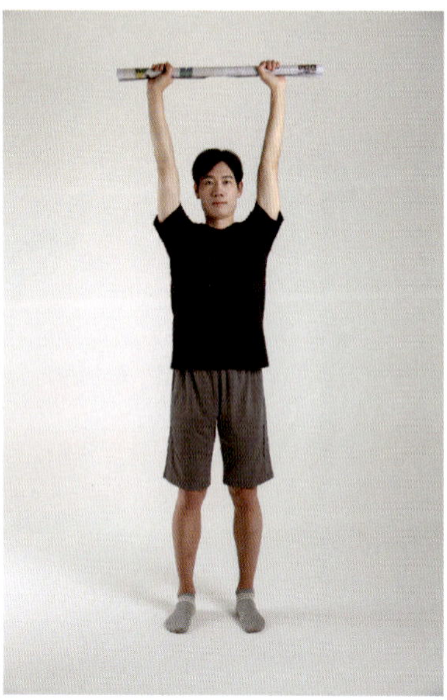	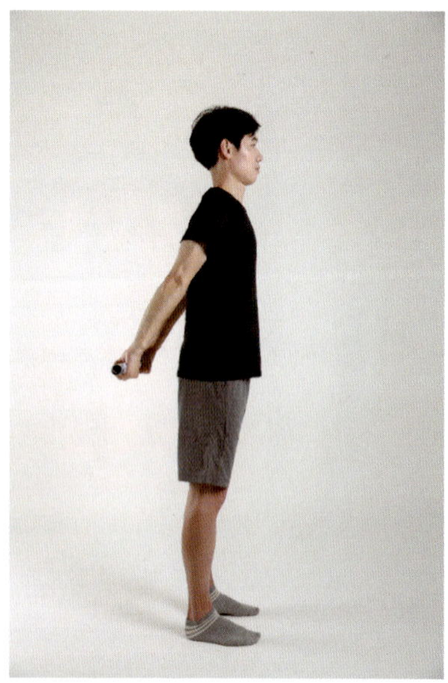

❶ 바른 자세로 서서 양손에 신문지로 만든 봉이나 구둣주걱을 듭니다.
❷ 팔을 최대한 앞으로 올릴 수 있는 높이까지 든 후 5초간 유지하고 내립니다.
❸ 팔을 뒤로 올리면서 5초간 유지하고 내립니다.

어깨 외회전 (10회)	어깨 내회전 (10회)

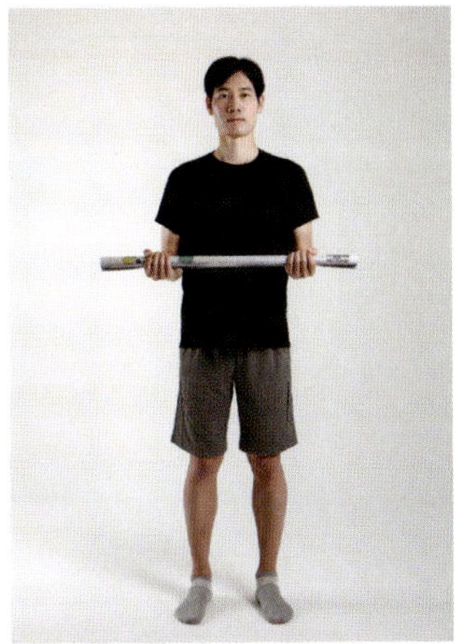

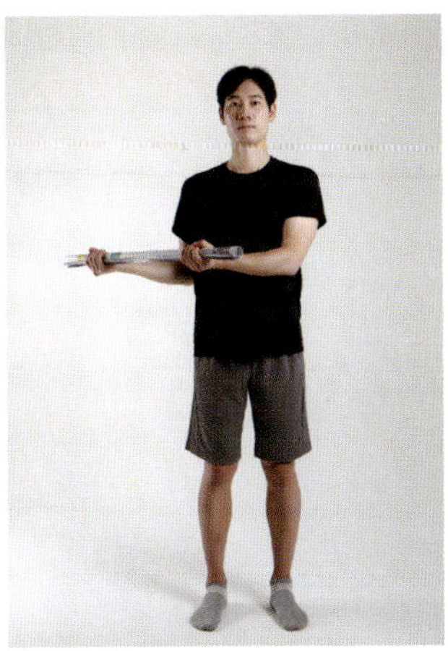

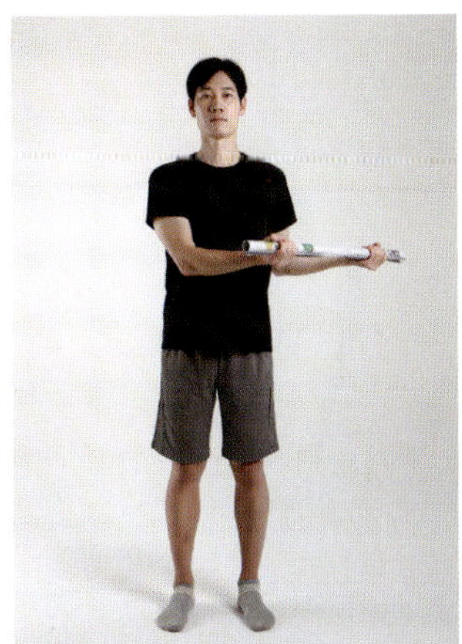

★ 양쪽 겨드랑이는 붙인 상태에서 좌우로 움직여 줍니다.

④ 팔을 몸에 붙이고 팔꿈치를 직각으로 구부립니다. 팔을 좌우로 움직이고 5초간 유지 후 제자리로 돌아가며 어깨의 내회전과 외회전 운동을 합니다.

Tip 좋아하는 노래를 틀어놓고 운동을 하는 것도 좋은 방법입니다.

03
고무줄 운동

고무줄이 늘어날 때(고무줄을 당길 때) 호흡은 숨을 내쉬면서 운동합니다(날숨). 운동은 한 동작을 5~10회 운동합니다. 자신의 몸 상태에 맞추어 강도와 횟수를 조절합니다.

1 고무줄을 이용한 어깨 운동

시작 자세	어깨 굴곡 (10회)
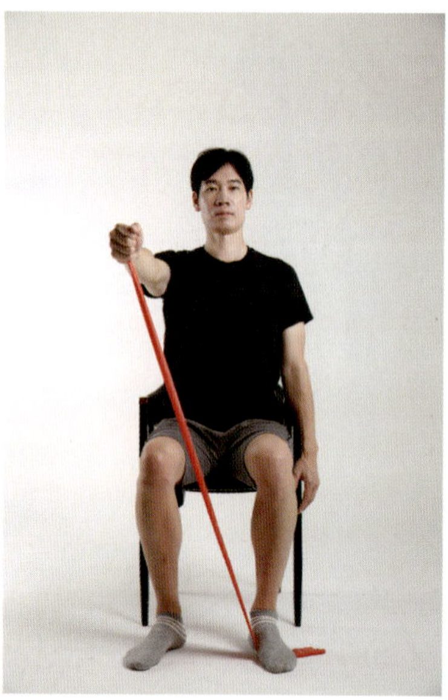	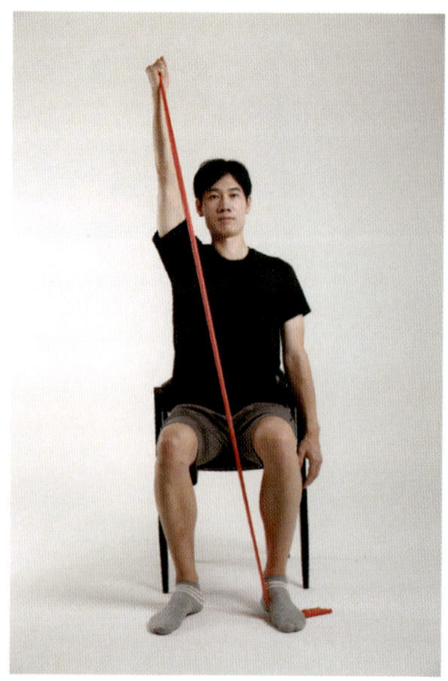

❶ 의자에 앉은 자세에서 한쪽 발로 고무줄을 밟아 고정하고 반대쪽 손으로 고무줄을 잡습니다.

❷ 팔꿈치를 편 상태에서 팔을 위로 올립니다.

시작 자세	어깨 외전 (10회)
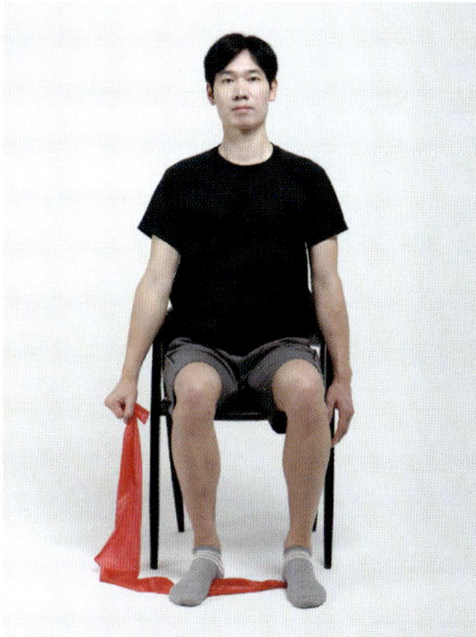	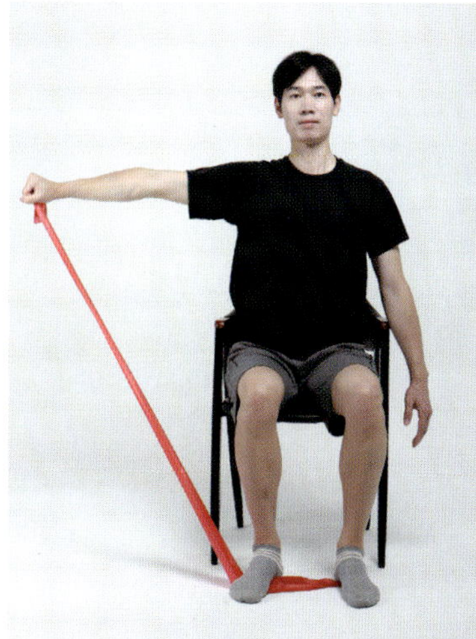

❸ 팔을 몸통 옆에 위치시키고 고무줄을 발로 밟아 고정한 뒤 팔을 옆으로 듭니다.

시작 자세	어깨 외회전 (10회)
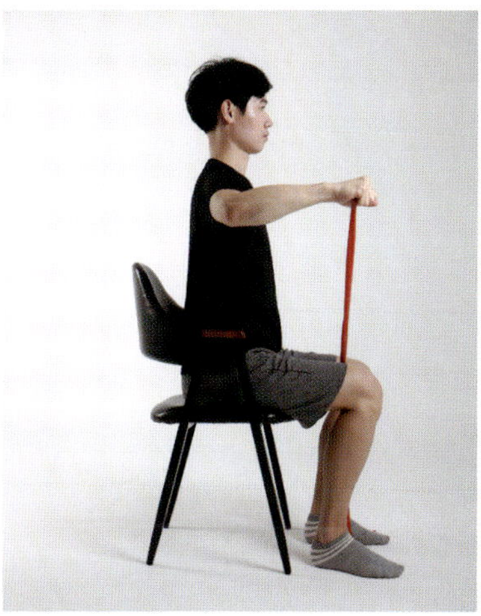	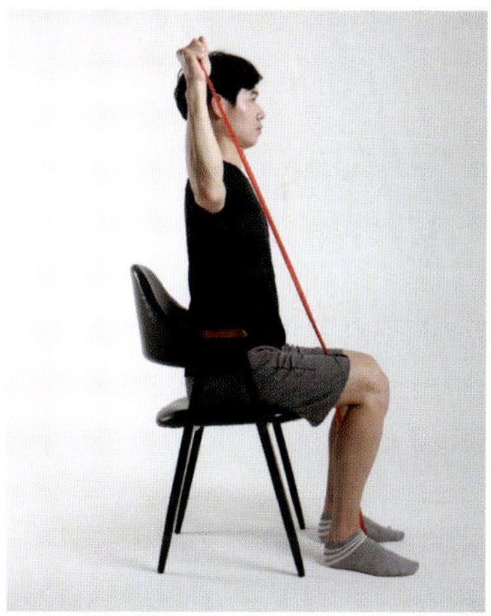

❹ 팔을 90도까지 옆으로 들고 팔꿈치를 직각으로 구부린 다음 몸통의 앞쪽에서 등쪽으로 팔을 돌립니다.
이 자세가 어렵다면 팔을 몸통에 붙이고 팔꿈치를 직각으로 구부린 다음 손을 몸통 바깥쪽으로 돌립니다.

시작 자세	어깨 내회전 (10회)
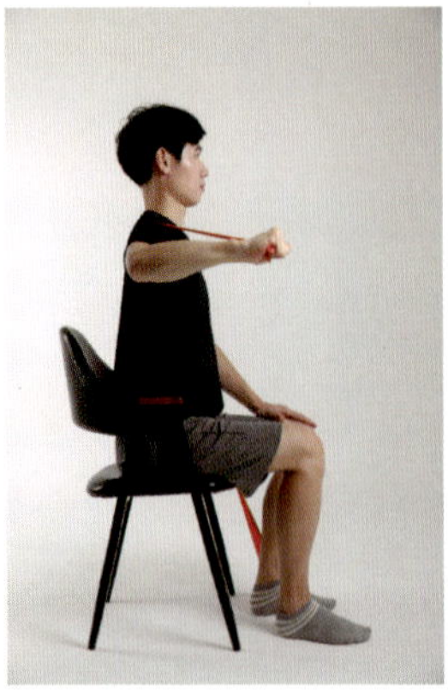 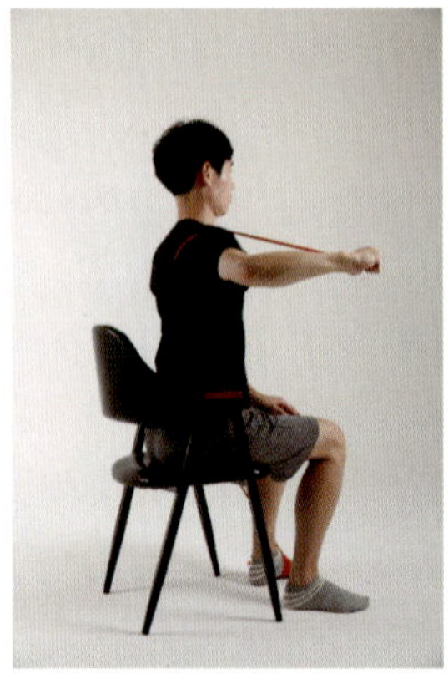	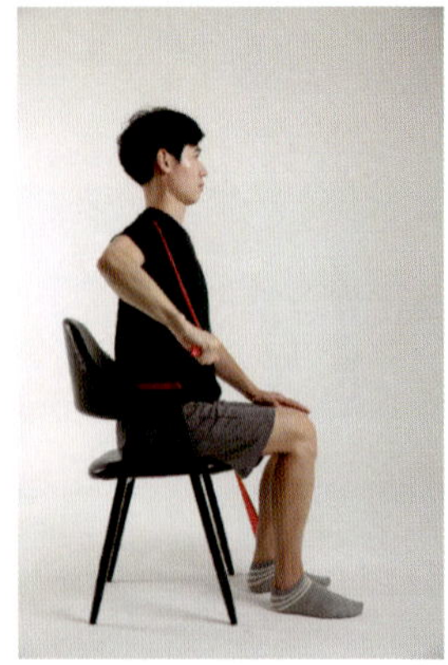

⑤ 고무줄을 발로 밟아 고정하고 고무줄을 등 뒤로 넘겨 반대쪽 손으로 고무줄을 잡습니다. 팔을 90도까지 들고 팔꿈치를 직각으로 구부린 다음 몸통의 등쪽에서 앞쪽으로 팔을 돌립니다.
이 자세가 어렵다면 팔을 몸통에 붙이고 팔꿈치를 직각으로 구부린 다음 손을 몸통 안쪽으로 돌립니다.

② 고무줄을 이용한 무릎 펴기 운동

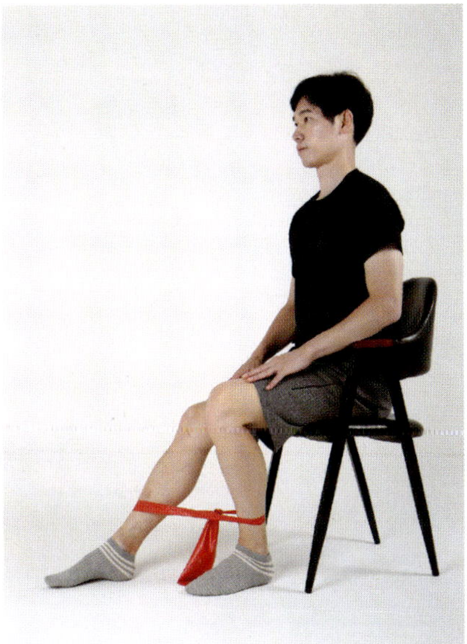

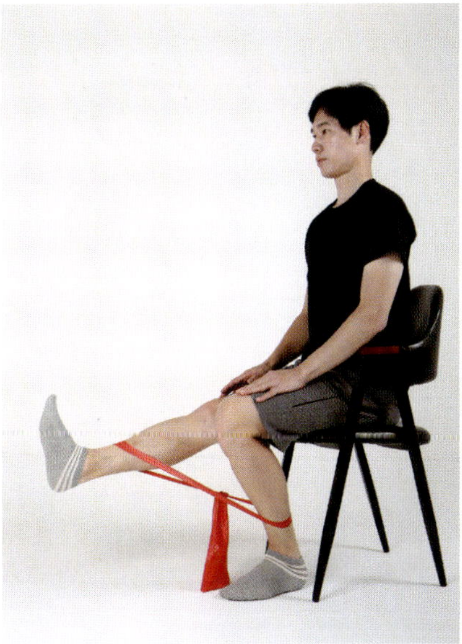

❶ 고무줄을 묶어 준비합니다.

❷ 의자에 앉은 자세에서 고무줄을 발목에 두릅니다.

❸ 한쪽 발은 그대로 있는 상태로 고정하고 반대쪽 무릎을 펴서 5초간 유지한 후 제자리로 돌아옵니다.

❹ 반대쪽 다리도 같은 방법으로 시행합니다.

❸ 고무줄을 이용한 무릎 굽히기 운동

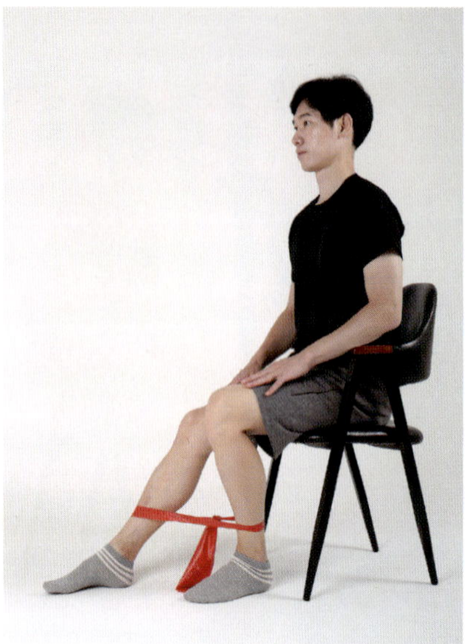

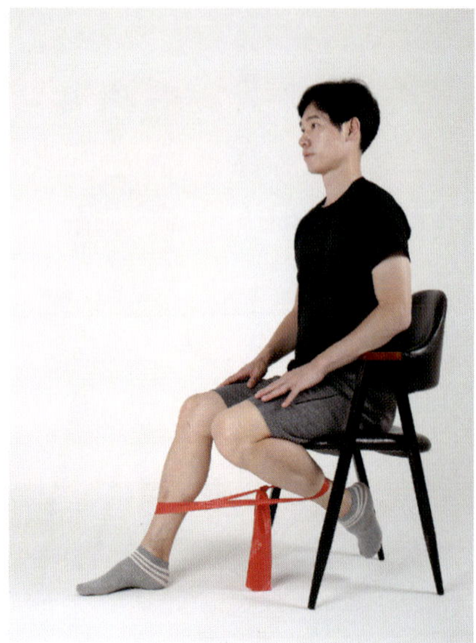

❶ 고무줄을 묶어 준비합니다.

❷ 의자에 앉은 자세에서 고무줄을 발목에 두릅니다.

❸ 한쪽 발은 그대로 있는 상태로 고정하고 반대쪽 무릎을 구부려 5초간 유지한 후 제자리로 돌아옵니다.

❹ 반대쪽 다리도 같은 방법으로 시행합니다.

4 고무줄을 이용한 무릎 들기 운동

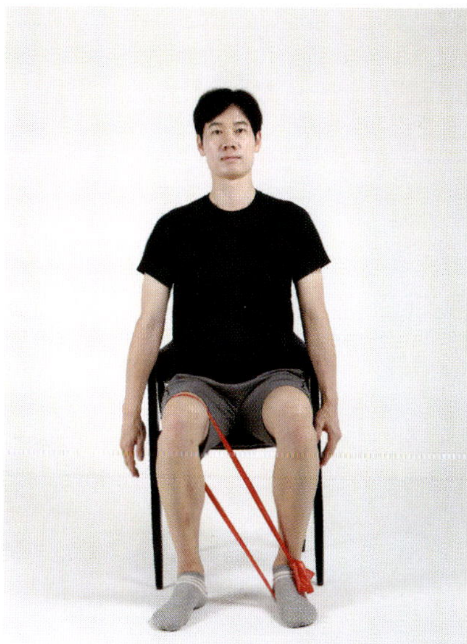

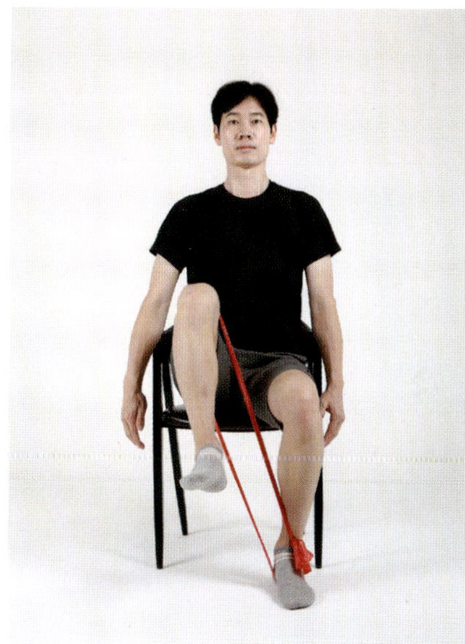

❶ 고무줄을 묶어 준비합니다.

❷ 의자에 앉은 자세에서 고무줄을 한쪽 허벅지에 끼고 반대쪽 발은 고무줄을 밟습니다.

❸ 고무줄을 밟은 발은 그대로 있는 상태로 고무줄을 고정하고 반대쪽 무릎을 들고 5초간 유지한 후 제자리로 돌아옵니다.

❹ 반대쪽 다리도 같은 방법으로 시행합니다.

5 고무줄을 이용한 엉덩이 고정 운동

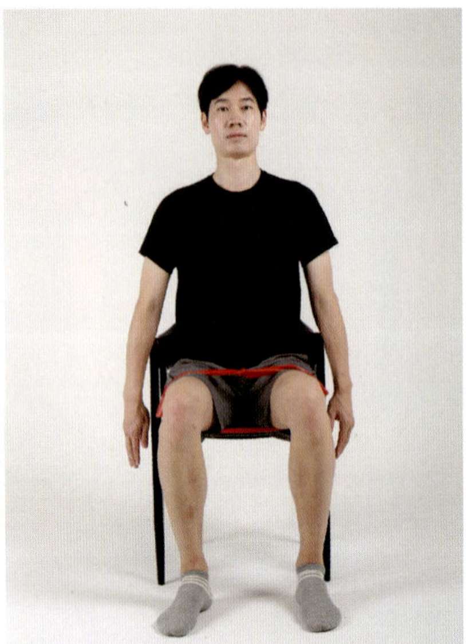

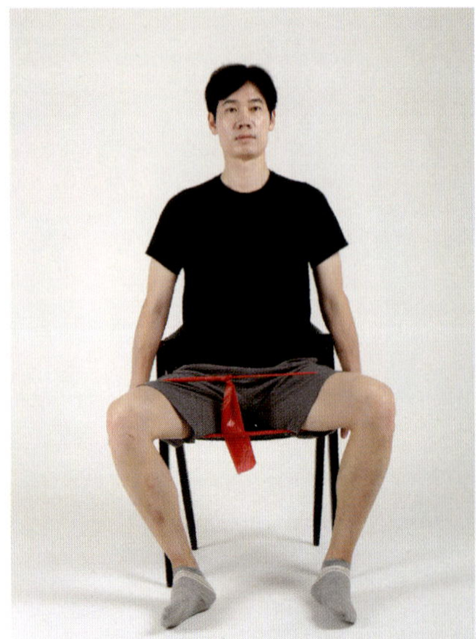

1. 고무줄을 묶어 준비합니다.
2. 의자에 앉은 자세에서 고무줄을 양쪽 허벅지에 두릅니다.
3. 양쪽 다리를 벌려 5~10초간 유지한 후 제자리로 돌아옵니다.

04
공 운동

공을 이용한 운동은 물건을 옮길 때 많이 하는 동작을 위한 운동입니다. 집에 있는 공을 준비합니다.

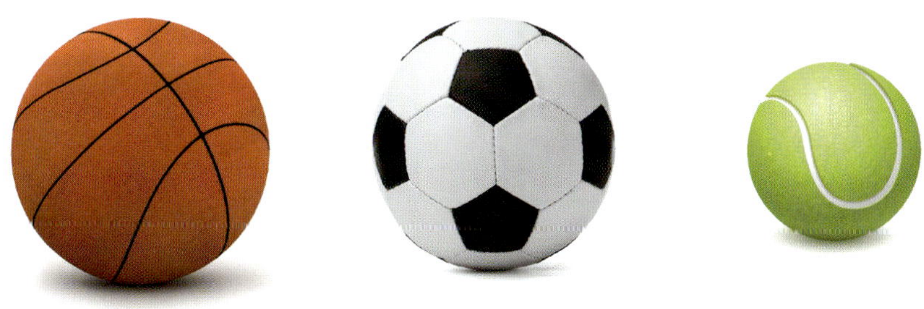

운동은 한 동작을 5~10회 운동합니다. 자신의 몸 상태에 맞추어 강도와 횟수를 조절합니다.

1 공을 이용한 상지의 힘 기르기 운동

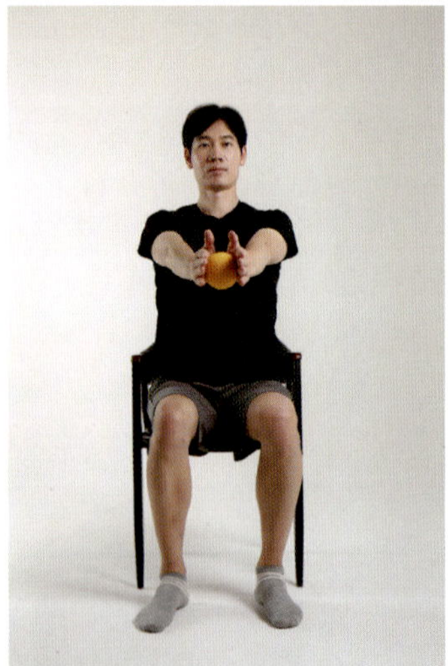

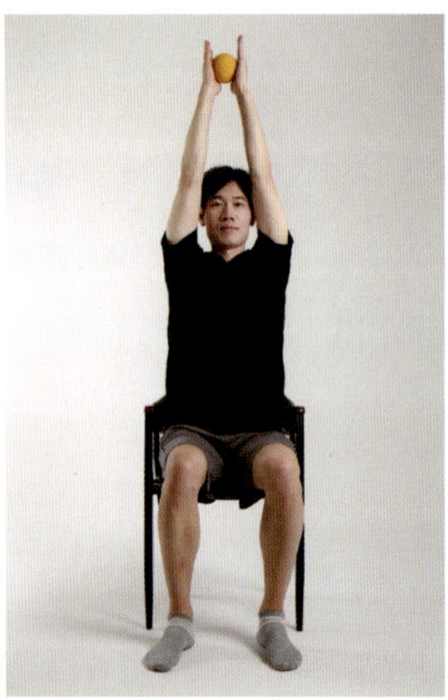

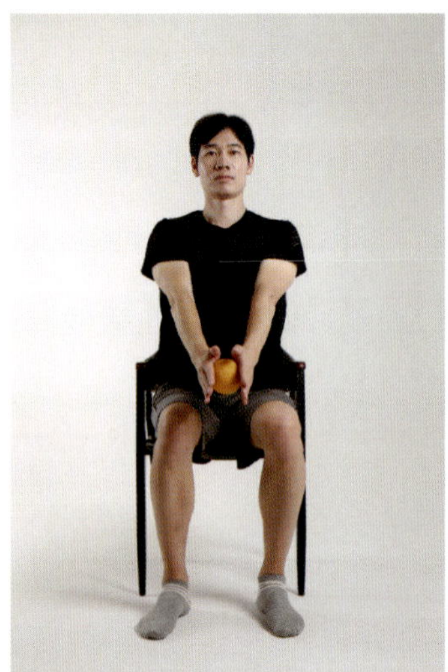

❶ 바른 자세로 앉습니다. 의자에 등을 기대지 않고 바른 자세를 유지합니다.

❷ 양손 사이에 공을 두고 힘을 주고 누릅니다. 팔을 앞으로 폅니다.

❸ 정면을 바라보고 양손으로 공을 누르면서 팔을 머리 위로 올렸다가 내립니다.

2 공을 이용한 몸통 돌리기 운동

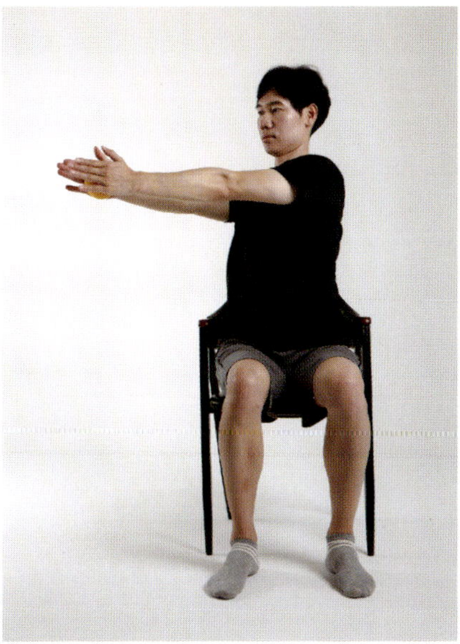

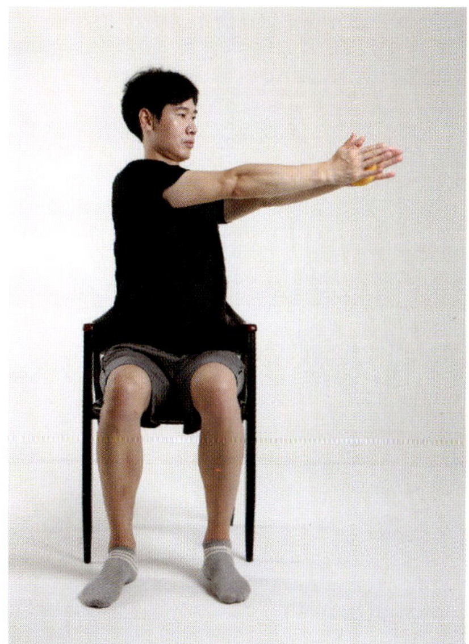

1. 바른 자세로 앉습니다. 의자에 등을 기대지 않고 바른 자세를 유지합니다.
2. 양손 사이에 공을 두고 힘을 주고 누릅니다. 팔을 앞으로 폅니다.
3. 양손으로 공을 누르면서 오른쪽으로 몸통을 천천히 돌렸다가 제자리로 돌아옵니다. 머리도 같이 오른쪽으로 회전하면서 같은 방향을 바라봅니다.
4. 다시 왼쪽으로 몸을 천천히 돌렸다가 바른 자세로 돌아옵니다. 머리도 같이 왼쪽으로 회전하면서 같은 방향을 바라봅니다.

③ 공을 이용한 다리근육 힘 기르기 운동

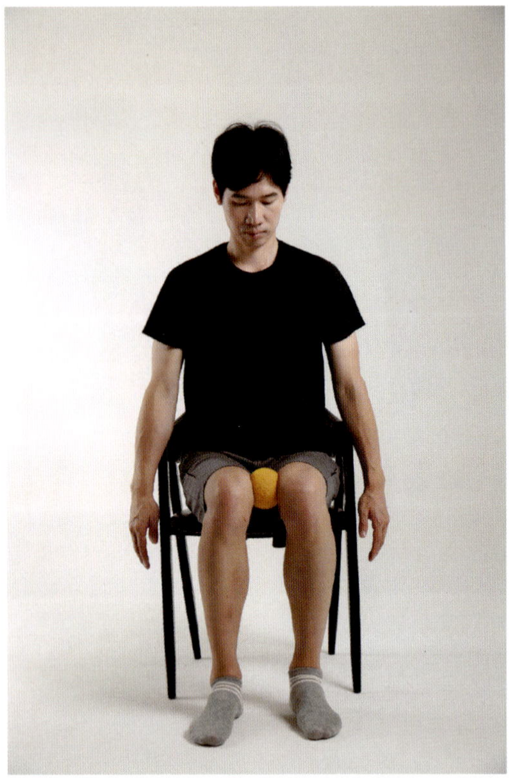

❶ 바른 자세로 앉습니다.

❷ 양 무릎 사이에 공을 끼우고 무릎을 모으는 힘을 주어 5초간 유지하고 원래 자세로 돌아옵니다.

05 신문과 공을 이용한 운동

노화가 진행되면서 근력과 유연성이 감소하고, 활기는 줄어들게 됩니다. 이와 반대로 근육의 긴장도는 증가하게 되어 통증과 낙상 등의 원인이 됩니다. 적절한 리듬이 있는 팔의 움직임은 긴장도를 완화시키는 데 도움을 줄 수 있고 활기를 높이는 데 도움이 될 수 있습니다.

1 볼-드럼치기 운동

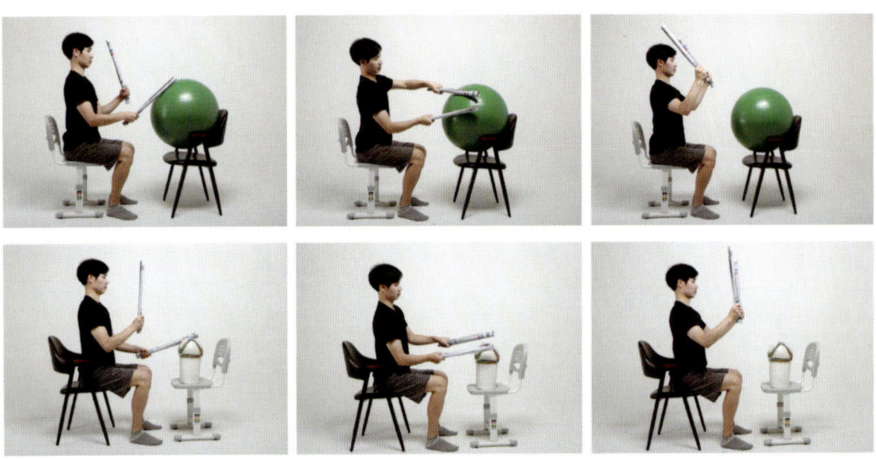

1. 의자의 팔걸이 사이에 공을 놓습니다.
2. 신문지를 말아서 봉처럼 2개를 만듭니다.
3. 봉으로 공을 드럼처럼 두드립니다. 휴지통에 공을 넣어서 하는 것도 가능합니다.

Tip 좋아하는 노래를 틀어놓고 운동한다면 즐겁고 재미있게 운동할 수 있습니다.

06
풍선 운동

힘의 크기와 방향, 속도를 감지하는 고유수용성 감각은 나이가 들어감에 따라 퇴행하게 됩니다. 고유수용성 감각이 퇴행하게 되면 일상생활에서 컵에 물이나 음료를 따를 때나 조미료의 양을 조절하여 요리할 때같이 정교한 움직임에서 어려움을 느낄 수 있습니다.

1 풍선을 이용한 고유수용성 감각 운동

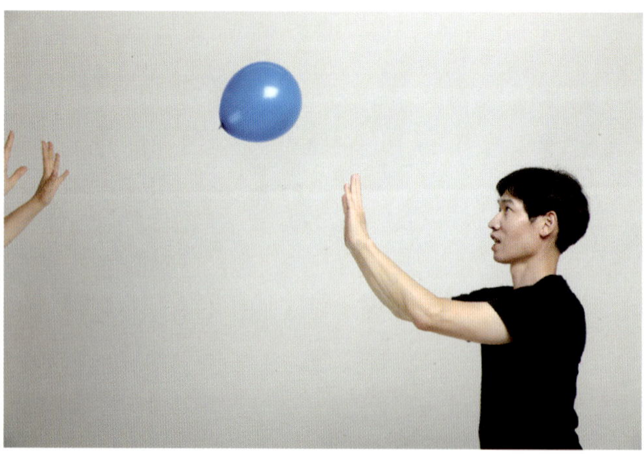

❶ 두 명이 마주 보고 서서 풍선을 바닥에 떨어뜨리지 않고 왕복 10번 주고 받기를 합니다.

❷ 혼자서 바닥에 떨어지지 않게 풍선을 위로 던지는 동작을 10번 합니다.

Tip 상대방이 풍선을 잘 받을 수 있게 힘, 방향, 속도를 조절하는 것이 중요합니다.

With Family

세대별 생활운동

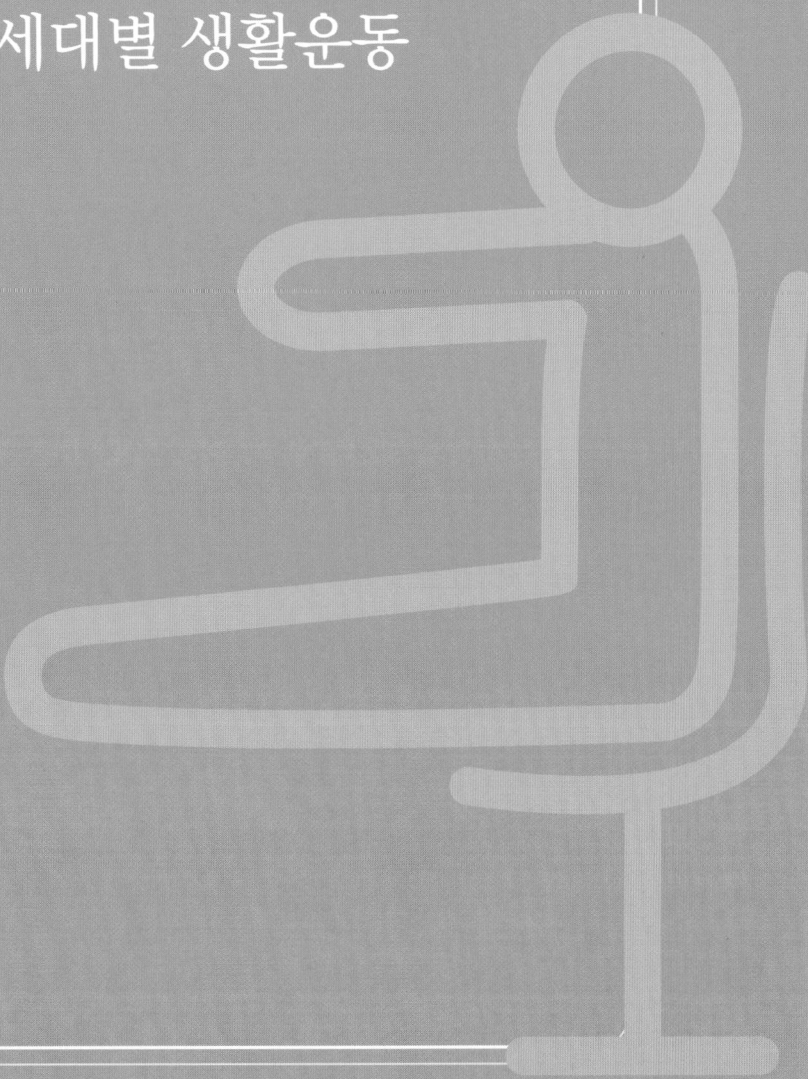

01 세대별 생활운동 프로그램의 핵심 동작의 원리

기초 생활운동 프로그램을 마치신 다음에는 중급단계(5060 : 50~60대)와 상급단계(3040 : 30~40대)로 구성된 다음 프로그램으로 가족 구성원들이 함께 운동할 수 있습니다.

각 단계에서는 기본 단계를 변형시킨 동작이나 새로운 동작들이 추가됩니다. 실내용 자전거나 간단한 고무줄을 이용하면 운동 효과를 높일 수 있습니다.

생활에 필요한 움직임들은 시상면, 관상면, 수평면의 움직임이 동시에 합쳐진 3차원적 기능 움직임입니다. 이 기능 움직임이 원활하게 이루어지기 위해서는 이 기능 움직임을 구성하는 평면 움직임들이 독립적으로도 잘 움직여야 합니다. 다음의 표는 관절의 움직임과 일상생활에서 사용하는 움직임의 연관관계를 설명하고 있습니다.

가족이 함께 운동하며 서로를 북돋아 주고 즐겁게 운동할 수 있다면, 지속적으로 꾸준히 운동할 수 있는 원동력이 될 것입니다.

관절의 움직임과 일상생활 움직임의 연관관계

정상 분절 움직임				기능 움직임	
어깨	굴곡/ 신전	시상면		어깨 굴곡 ↔ 신전	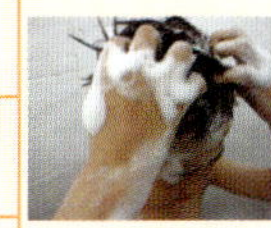
	외전/ 내전	관상면		어깨 외전 ↔ 내전	
	외회전/ 내회전	시상면		어깨 외회전 ↔ 내회전	
	수평외전/ 수평내전	수평면		어깨 수평외전 ↔ 수평내전	
팔꿈치	굴곡/ 신전	시상면		팔꿈치 굴곡 ↔ 신전	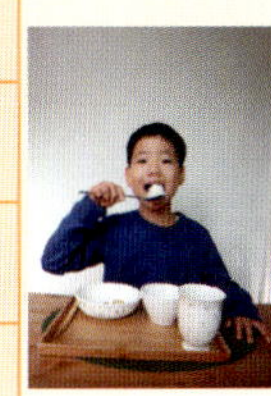
손목	굴곡/ 신전	시상면		손목 굴곡 ↔ 신전	
	요측편위/ 척측편위	수평면		손목 요측편위 ↔ 척측편위	
	회외/ 회내	관상면		손목 회내 ↔ 회외	
엉덩이	굴곡/ 신전	시상면		엉덩이 굴곡 ↔ 신전	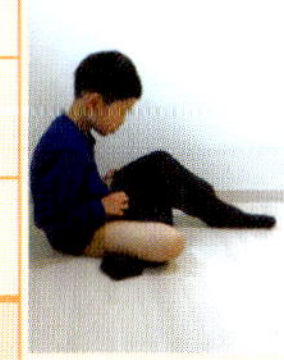
	외전/ 내전	관상면	VS	엉덩이 외전 ↔ 내전	
	외회전/ 내회전	관상면		엉덩이 외회전 ↔ 내회전	
무릎	굴곡/ 신전	시상면		무릎 굴곡 ↔ 신전	
발목	배측굴곡/ 저측굴곡	시상면		발 배측굴곡 ↔ 저측굴곡	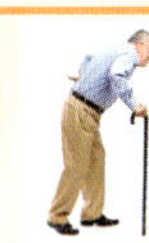
	내반/ 외반	수평면		발 내반 ↔ 외반	
목	굴곡/ 신전	시상면		목 굴곡 ↔ 신전	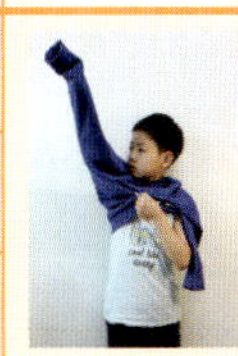
	외측굴곡	관상면		목 외측굴곡	
	회전	수평면		목 회전	
허리	굴곡/ 신전	시상면		허리 굴곡 ↔ 신전	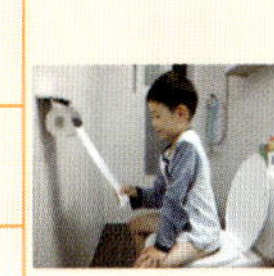
	외측굴곡	관상면		허리 외측굴곡	
	회전	수평면		허리 회전	

평면 움직임	공간적 기능 움직임

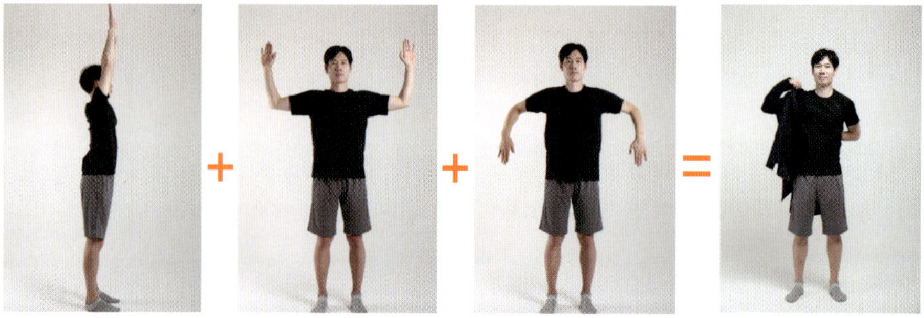

일상생활의 움직임은 평면의 움직임들이 합쳐져 일어납니다.

등 푸른 생선, 야채, 육류 등 음식과 비타민, 영양제 섭취, 휴식, 단순 웨이트 근력운동을 하는 것만으로 생활에 필요한 기능적 움직임을 잘할 수 있다는 생각은 잘못된 생각입니다. 물론 영양가 있는 식단과 휴식은 건강을 지키는 데 필요하지만, 생활에 필요한 기능 움직임에 직접적인 영향을 줄 수는 없습니다.

생활운동 프로그램은 생활에 필요한 기능 움직임을 잘하게 하는 데 그 목적이 있습니다. 또한 7080-5060-3040 세대별 생활운동 프로그램은 단순 근력, 지구력 향상을 집중적으로 다루는 것이 아닌 안정된 체형을 위한 대칭, 목적 있는 움직임을 위한 유연성과 균형, 마음의 안정을 줄 수 있는 적정 근긴장도를 유지 시키는 데 초점을 두고 있습니다.

1) 대칭

7080 매트 프로그램 중 교각운동(bridging Ex.)은 엉덩이를 들어 올리는 동작이라고 단순하게 생각할 수 있지만, 이 동작을 잘못된 방법으로 수행한다면 효과가 떨어지게 됩니다.

잘못된 자세

왼발이 오른발보다 앞에 있는 자세	오른발이 왼발보다 앞에 있는 자세
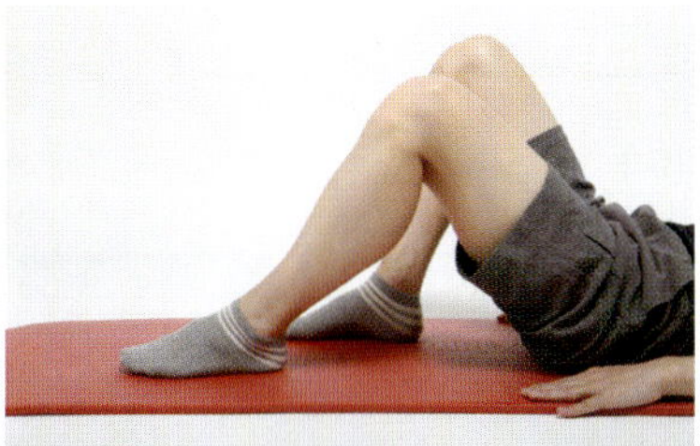 X	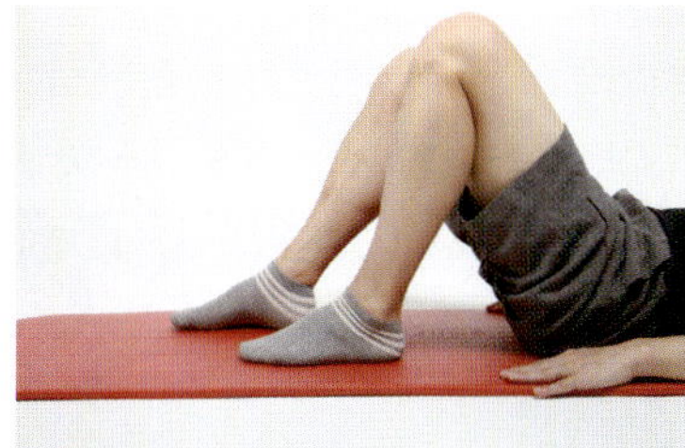 X
한쪽으로 골반이 회전된 자세	양쪽 골반의 높이가 다른 자세
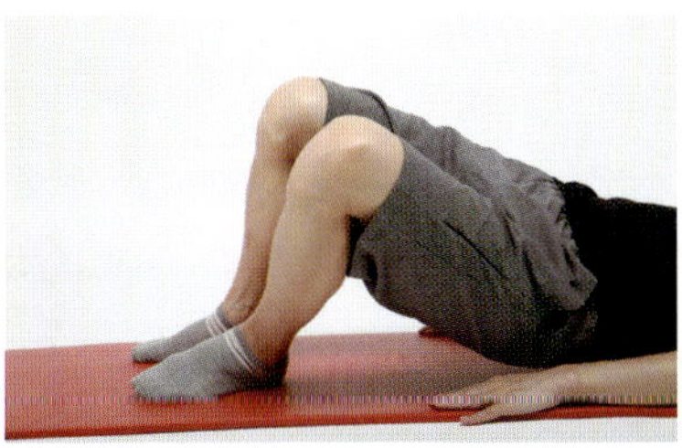 X	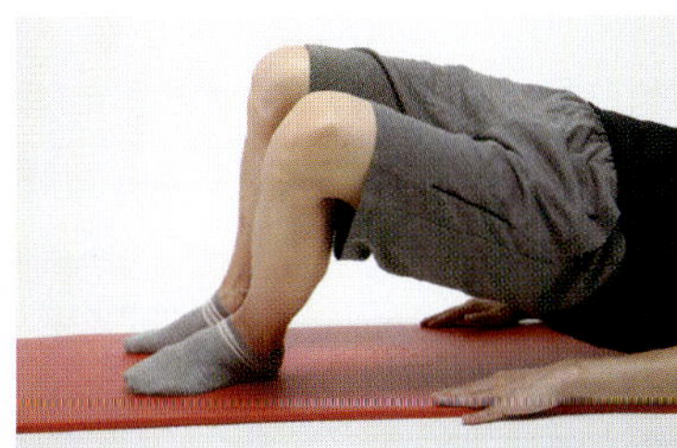 X

• 바람직한 대칭 방법

① 매트에 눕기 전에 양발의 위치는 어깨 안쪽에 위치하도록 하고 양발 사이에 발 하나가 들어갈 정도의 간격을 둡니다.

② 수건을 일직선으로 놓고 양발의 위치를 평행하게 둡니다.

③ 엉덩이를 들었을 때 골반의 경사는 눈으로 확인하여 높이가 같도록 합니다.

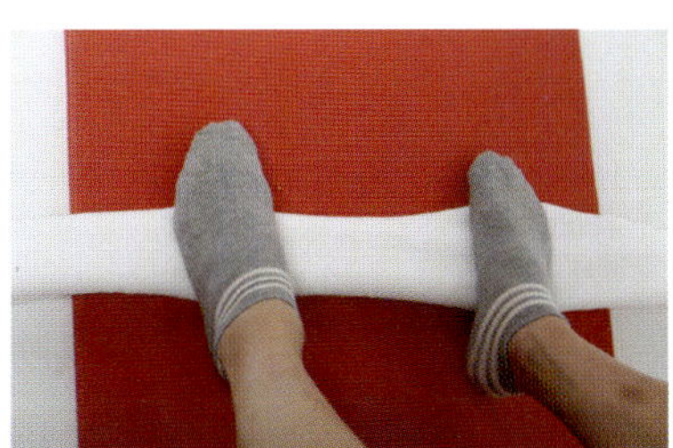

악력계, 양발 체중계, 전신 거울은 몸의 대칭을 확인하는 데에 집에서 쉽게 이용할 수 있는 운동기구입니다.

과학화-1 양손 악력 평가	과학화-2 양발 체중계 평가	과학화-3 전신 거울 평가
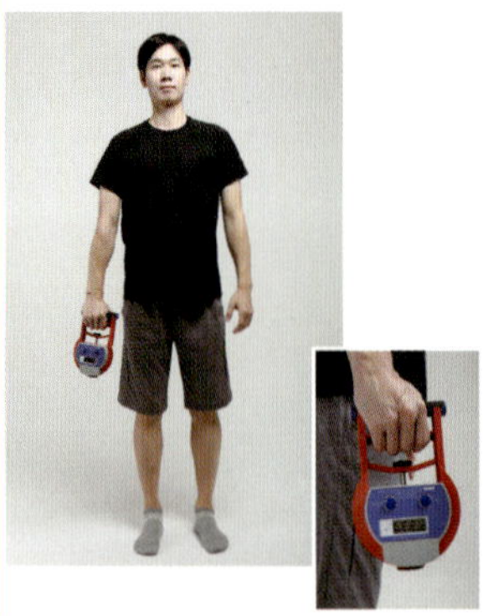	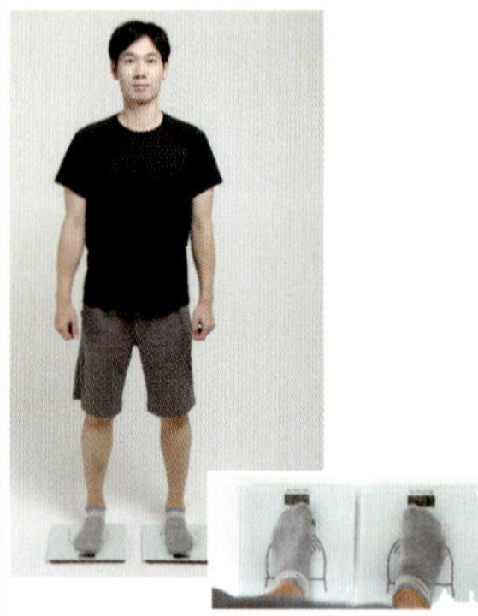	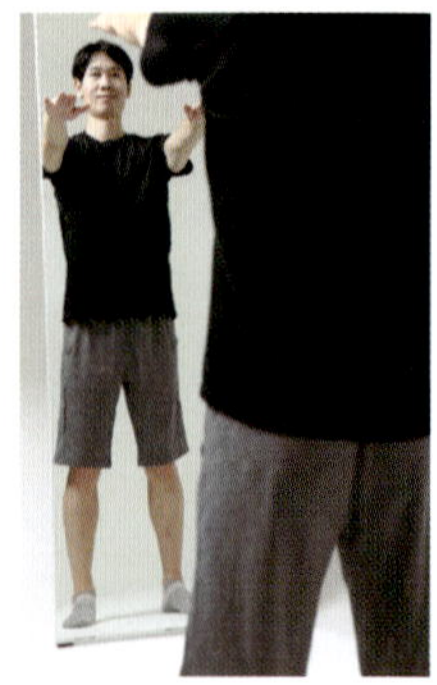
악력을 재보고 양손의 악력에 차이가 있는지 확인합니다.	체중계를 두 개 준비합니다. 체중계에 발을 하나씩 올려놓고 두 체중계의 무게가 최대한 반으로 나누어지도록 조절합니다.	거울을 바라보며 몸의 균형을 평가해 봅니다. 가족이 서로의 모습을 보면서 자세를 관찰하는 것도 좋은 방법입니다.

2) 균형

균형과 기저면은 밀접하게 관련이 있습니다. 운동을 통하여 균형능력을 향상시키는 것도 중요하지만 기저면을 활용하여 일상생활에서 낙상이 일어날 수 있는 위험요소를 줄여 낙상에 대비하는 것 또한 중요합니다. 서있거나 앉아서 일어날 때 발을 붙여서 모으고 있는 것보다는 발과 발 사이의 간격을 적당히 두는 것이 좋습니다. 워커나 지팡이를 이용한 보행에서도 매우 중요하게 생각해야 하는 부분입니다.

누워있는 자세	앉아있는 자세	서있는 자세	한 발 들고 있는 자세
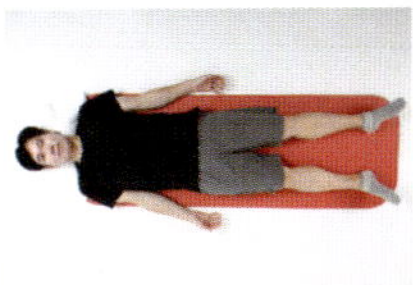	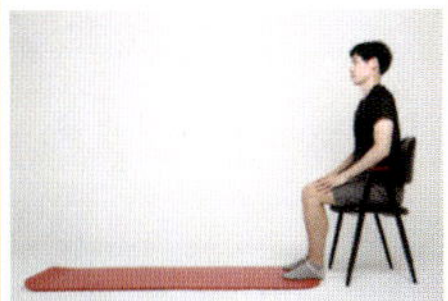	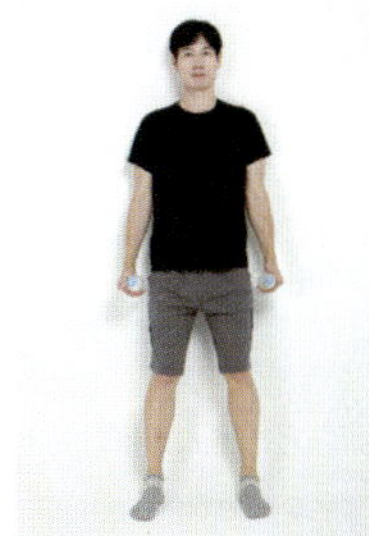	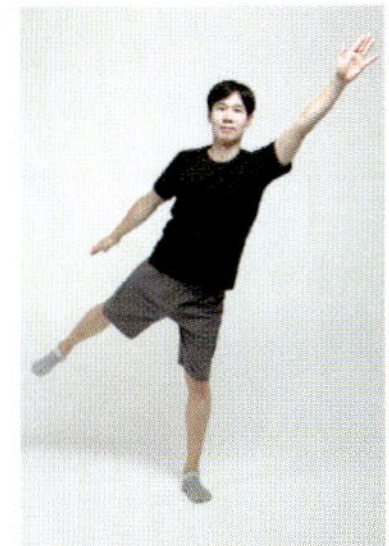
기저면이 가장 넓다	기저면이 누워있을 때보다 좁다	기저면이 앉아있을 때보다 좁아진다	기저면이 가장 좁다
안정성이 가장 크다	안정성이 누워있을 때보다 감소한다	안정성이 앉아있을 때보다 감소한다	안정성이 가장 감소한다
균형이 가장 안정적이다	균형이 누워있을 때보다 감소한다	균형이 앉아있을 때 보다 감소한다	균형이 서있을 때보다 감소하며 많은 균형능력을 요구한다

위의 표는 자신에게 안전한 자세를 찾는 데에 도움을 줄 수 있습니다.

3) 유연성

모든 관절 움직임이 정상을 유지하기는 쉽지 않습니다. 하지만 이 중 하나의 관절에 문제가 생기게 되면 다른 관절들이 그 일을 도와주는 보상작용이 나타납니다.

올바른 팔 들어 올림	체간을 이용하여 잘못된 팔 들어 올림
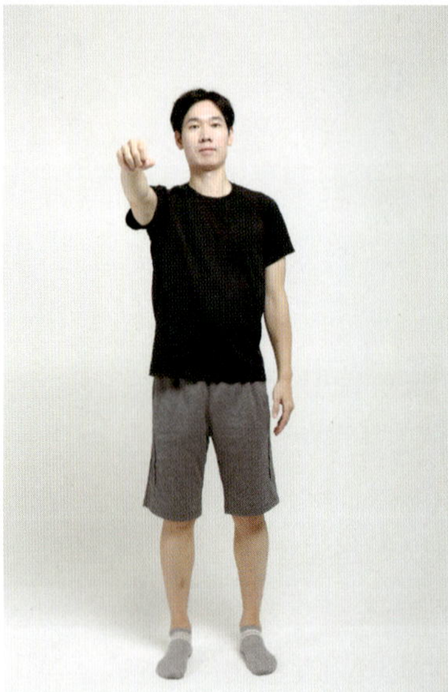	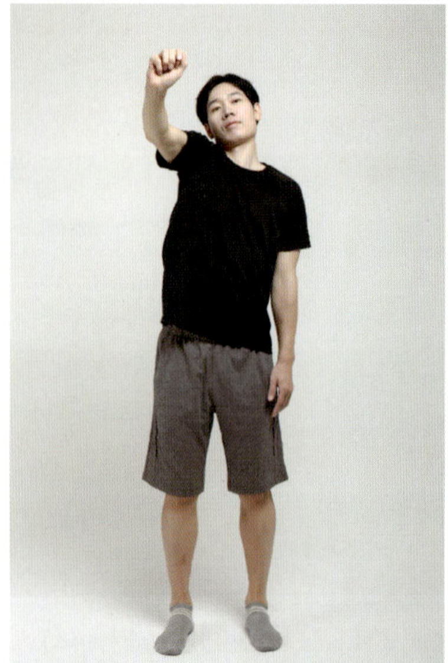

이처럼 각 관절은 서로 부족한 부분을 도와주는 '사슬(chain)' 같은 관계를 갖고 있습니다. 하지만, 이런 문제점이 오랫동안 지속되면 도와주는 관절은 지치게 되어 몸에서 '통증'으로 나타날 수 있습니다.

4) 긴장

대칭이 깨져, 균형과 유연성에 문제가 발생하면 근긴장감을 유발합니다. 근긴장감의 증가는 움직임에 불편함을 주고 움직임을 줄여, 활동 범위가 집에서만으로 좁아지게 되며, 이에 맞춰 '간신히 하루를 보낸다'라는 말을 할 만큼 삶의 질도 떨어집니다. 이는 심리적으로도 악영향을 줄 수 있습니다.

세대별 생활운동 프로그램에서는 대칭-균형-유연성-긴장의 연결고리를 튼튼하게 잡아줄 수 있습니다. 또한 생활운동 프로그램은 퇴원 전후 생활 움직임에 문제를 호소하며 저를 만난 수천 명의 환자분들을 치료 및 퇴원시킨 운동교육의 경험으로 만든 운동이라고 할 수 있습니다. 이런 증상을 관찰하면서 내린 결론은 그들이 호소하는 불편함과 고립의 원인은 '병원에서 집으로의 필요한 기능운동이 제대로 연결되지 못한 것'이었습니다. 그래서 저는 퇴원을 하게 된 환자들에게 생활운동 프로그램을 교육했습니다. 생활에 필요한 기능이 스스로 가능해지면 생활의 불편함은 줄어들고, 자존감은 높아질 수 있습니다.

※ 하체근육

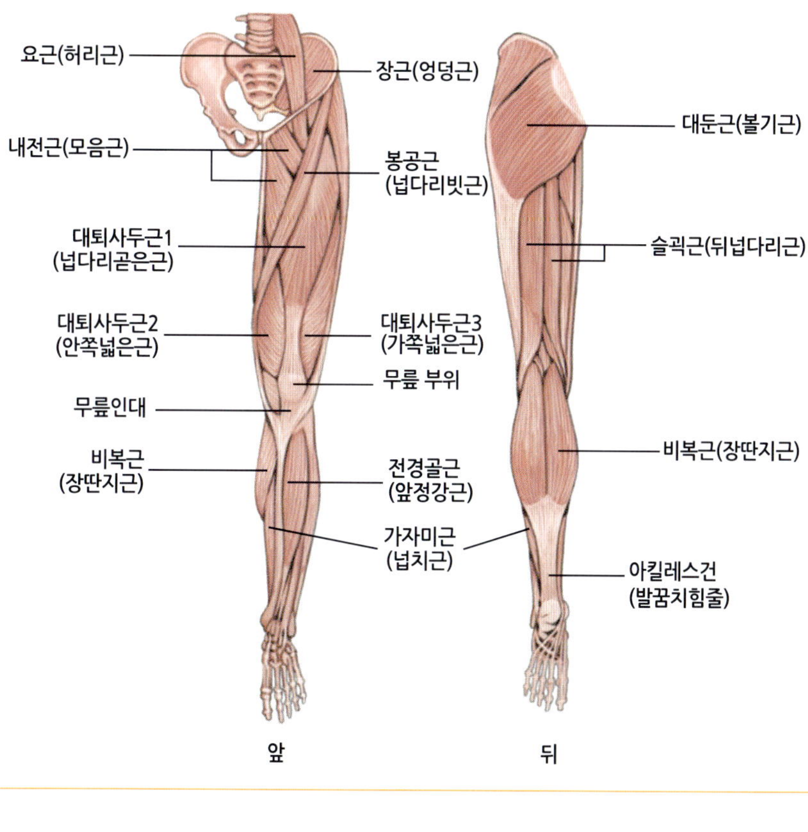

• **대둔근**(볼기근)

세 개의 근육으로 이루어진 둔근(볼기근) 중 가장 큰 대둔근은 안으로는 장골후면, 천골과 미골에서 밖으로는 대퇴골까지 사선으로 표층부에 크게 위치하며, 고관절을 신전시키는 동작을 합니다. 길항(반대 작용)근으로는 고관절을 구부리는 데 관여하는 장요근(허리근)입니다. 하행신경로 중 전정신경로(vestibulospinal tract : 안뜰척수로)는 자세유지근들 중 대둔근을 활성화시켜 인간이 서서 할 수 있는 생활에 아주 중요한 지지대 역할을 합니다. 잘못된 자세나 노화 등으로 구부정한 허리를 펴기 위해서는 복부근과 함께 강화해야 합니다.

• **대퇴사두근**(앞넙다리근)

네 개의 근육으로 이루어진 대퇴사두근(앞넙다리근)은 위로는 장골에서 아래로는 경골까지 길게 앞쪽 대퇴부에 위치하며, 무릎을 펴는 동작을 합니다. 반대 작용하는 근육은 무릎을 구부리는 데 관여하는 슬괵근(뒤넙다리근)입니다. 이들 근육은 앉은 자세에서 서있기 또 서있는 자세에서 걸음까지 인간의 생활기능인 이동에 아주 중요한 역할을 합니다. 우리 몸에 가장 큰 무릎 관절의 건강과 관절연골의 퇴행성 관절염을 예방하기 위해선 이들 근육을 강화하는 것이 필요합니다.

• **슬괵근**(뒤넙다리근)

뒤넙다리 근육이라고 불리는 두 개의 근육으로 이루어진 슬괵근은 위로는 좌골에서 아래로는 비골까지 길게 뒤쪽 대퇴부에 위치하며, 무릎을 굽히는 동작을 합니다. 길항(반대 작용)근은 무릎을 펴는 데 관여하는 대퇴사두근(앞넙다리근)입니다. 무릎 건강은 이 두 근육과 관절이 조화를 이루어야 합니다. 인간이 동물과 다르게 중력에 대항하여 두 발로 서는 자세를 유지할 수 있게 하는 척추기립근과 함께 중요한 역할을 합니다. 좀 더 오래 서있고, 더 멀리 오랫동안 걷기 위해서는 이 근육을 강화하면 됩니다. 하지만, 장기간 침상이나 앉은 자세를 유지하는 노년기부터는 이 근육이 짧아지게 됩니다. 반대로 짝꿍인 대퇴사두근은 길어지면서 근육에 약화가 올 수 있습니다. 근력강화만큼 이 근육을 스트레칭하는 것 또한 중요합니다.(7080 의자 운동법을 참고합니다)

• **전경골근**(앞정강근)

경골의 외측면에서 아래로는 제1중족골저까지 무릎 밑 하퇴의 앞 외측부에 위치하며, 발을 배꼽 방향으로 들어 올리는 동작을 합니다. 길항(반대 작용)근은 비복근(장딴지근)입니다. 우리는 보행할 때 내가 가고 싶은 곳을 발에 특별한 의식을 하지 않고 갈 수 있습니다. 그래서 이 전경골근에 대한 역할을 잘 모르고 지냅니다. 하지만, 이곳에 마비나 약화가 발생한다면, 걸을 때 발을 들어 올리지 못하고 바닥에 발이 끌려 돌부리나 턱에 걸려 넘어질 수 있습니다.

보행 중 발이 공중에서 바닥에 닿는 유각기 끝에 비행기가 땅으로 착륙하기 직전처럼 발은 공중에선 배꼽 방향으로 배측굴곡되어 뒤꿈치가 바닥에 닿아야 안정적인 보행이 이루어집니다. 낙상을 예방하기 위해선 이 근육을 강화해 줘야 합니다.

• **비복근**(장딴지근)

장딴지 근육이라고 불리는 비복근은 대퇴골 내, 외측 상과에서 아래로 아킬레스건까지 하퇴 아래쪽에 위치합니다. 발을 바닥 방향으로 미는 동작을 합니다. 길항(반대 작용)근은 전경골근(앞정강근)입니다. 보행 중 발이 바닥에서 공중으로 뜨는 입각기 끝에 지면을 밀어 작용-반작용 법칙의 힘으로 좀 더 효율적인 보행을 이루어지게 합니다.

노년기부터는 장시간 바닥에 누워있으면서 발이 중력방향으로 저측굴곡되어 짧아지게 됩니다. 그럼 서있을 때도 무릎을 굽히게 되거나 허리 또한 구부정하게 되므로 스트레칭을 해주어야 합니다.

생활운동 프로그램에서는 집에 있는 가구와 기구를 이용하여 일상생활에 도움이 되는 운동을 소개합니다.

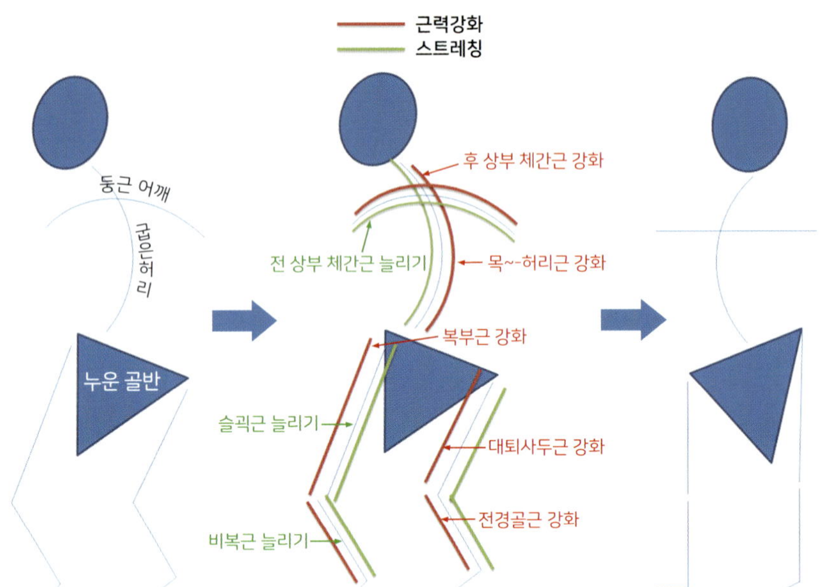

일상생활에 필요한 움직임 = 바른 자세 + 올바른 움직임

⇨ 통증을 경감시켜 주어, 일상생활 움직임을 더 잘할 수 있습니다.

1) 목-허리-복부 강화
2) 전 상부 체간 늘리기
3) 후 상부 체간 강화
4) 올바른 골반 경사 운동
5) 대둔근 강화
6) 복부근 강화
7) 대퇴사두근 강화
8) 슬괵근 늘리기
9) 전경골근 강화
10) 비복근 늘리기

매트	테이블	의자	벽
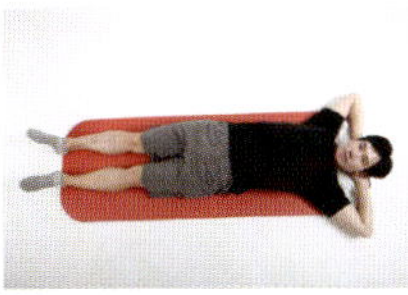 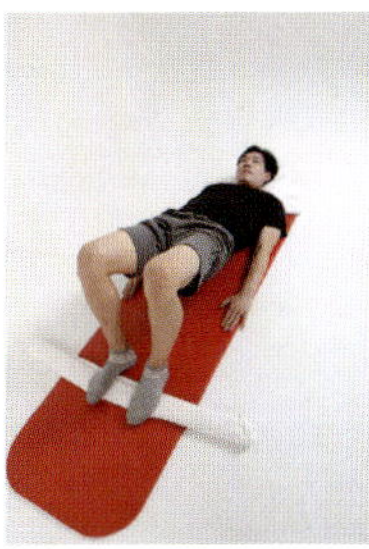	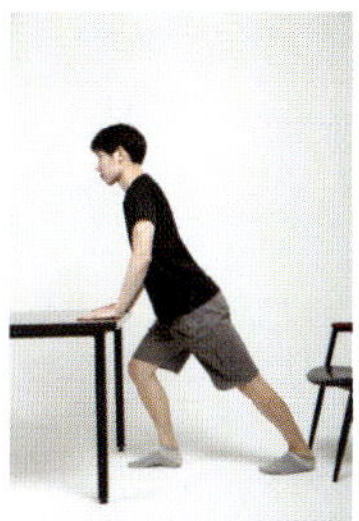	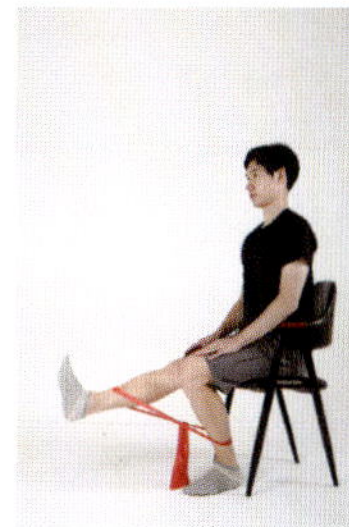 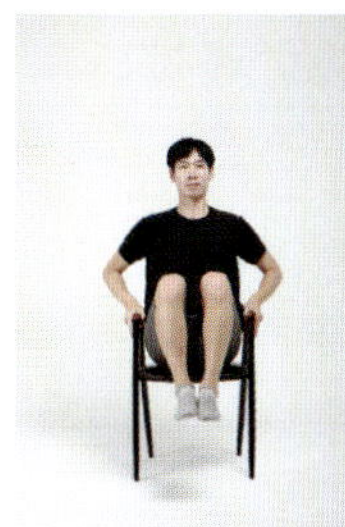	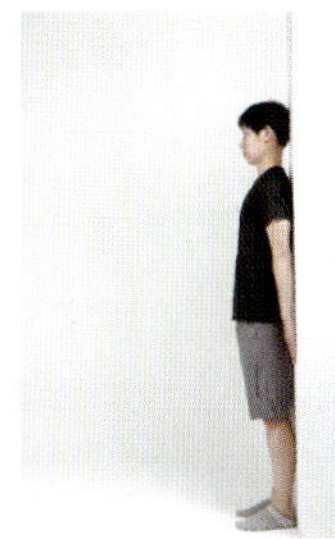

1 생활운동 프로그램 7080 매트

①

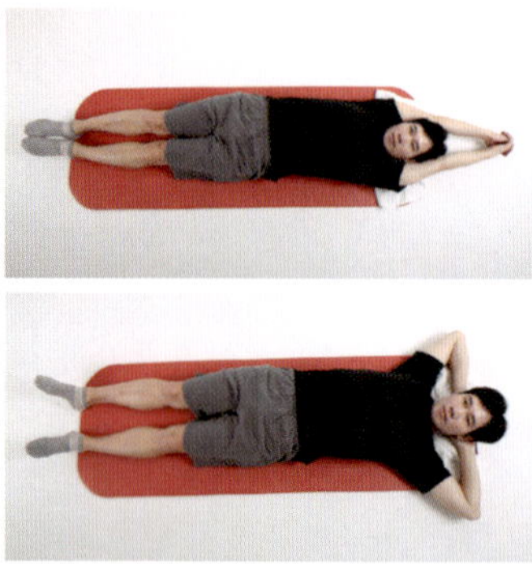

②

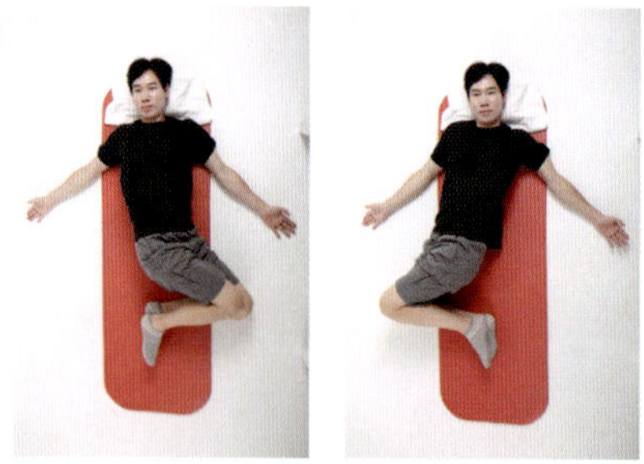

⑨

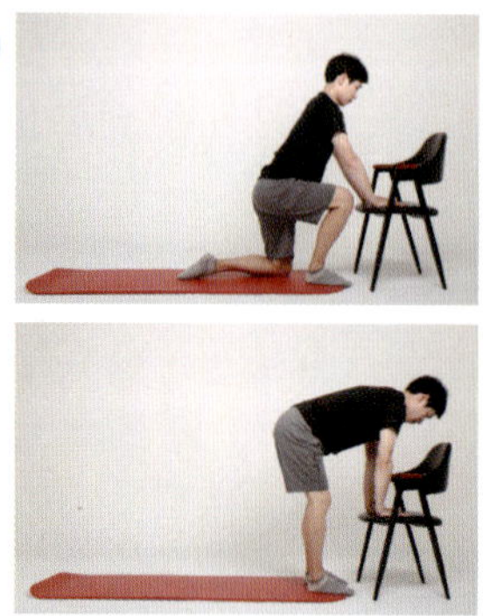

⑩

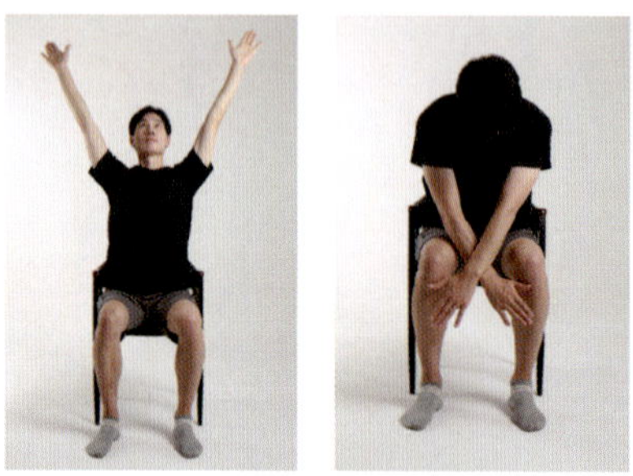

머리 위쪽에 의자를 놓고 매트에 누운 자세에서 운동을 시작합니다. 운동은 한 동작을 5~10회 운동합니다. 자신의 몸 상태에 맞추어 강도와 횟수를 조절합니다.

① 누운 자세에서 양손에 깍지를 끼고 최대한 머리 위로 올립니다. 동시에 발목은 아래로 내리고 몸통을 최대한 늘리며 스트레칭합니다.
양손을 머리 뒤로 가져간 후 양 팔꿈치로 베개를 누릅니다.

② 양 무릎을 구부리고 무릎을 좌우로 회전하여 5초간 유지합니다.

③ 양 무릎 아래에 손을 넣어 다리를 가슴쪽으로 당기고 5초간 유지합니다.

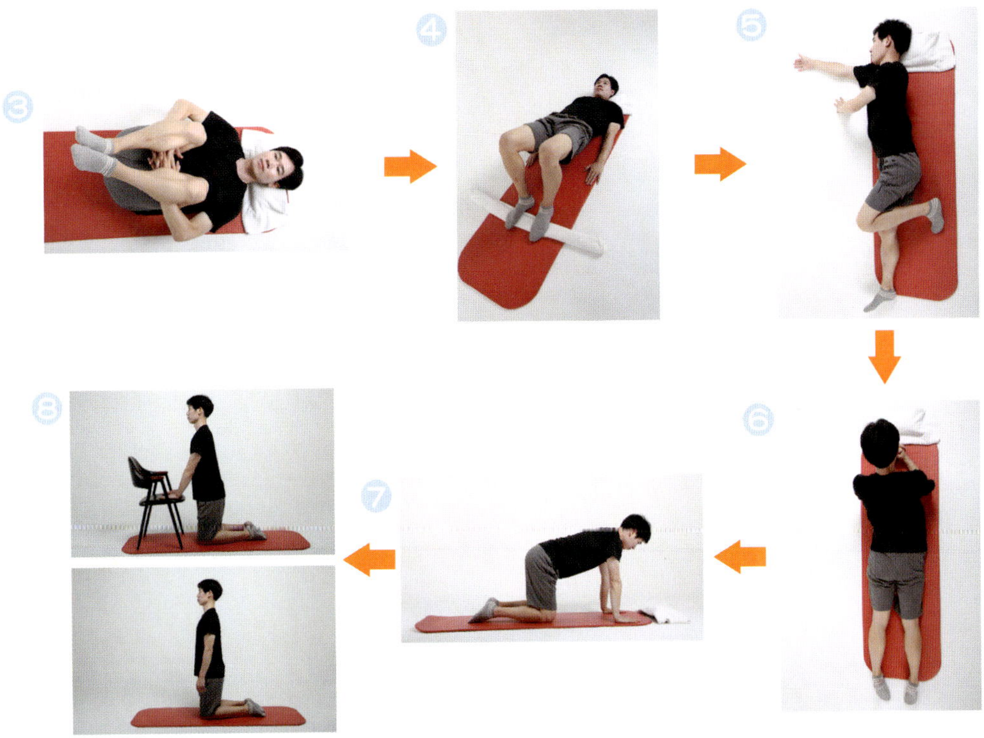

④ 양 무릎을 구부리고 골반을 들고 5초간 유지한 후 내립니다.
⑤ 눕는 쪽의 반대 무릎을 구부리고 몸통을 돌려 돌아눕기를 합니다.
⑥ ⑤의 마지막 돌아눕기에서 엎드린 자세로 연결합니다.
⑦ 양쪽 무릎을 세워 네발기기 자세를 합니다.
⑧ 앞에 의자를 이용하여 무릎 서기를 하고 5초간 유지합니다. 안정이 되면 손을 떼고 무릎으로 선 자세를 5초간 유지합니다.
⑨ 한 다리를 무릎 서기하여 일어나 앉습니다.
⑩ 코로 숨을 들이마시고 입으로 내뱉는 복식 호흡을 5~10회 하며 운동을 종료합니다.

2 생활운동 프로그램 7080 테이블

①

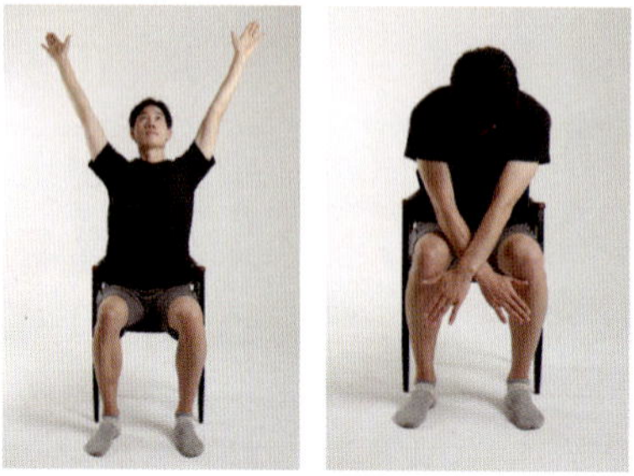

②

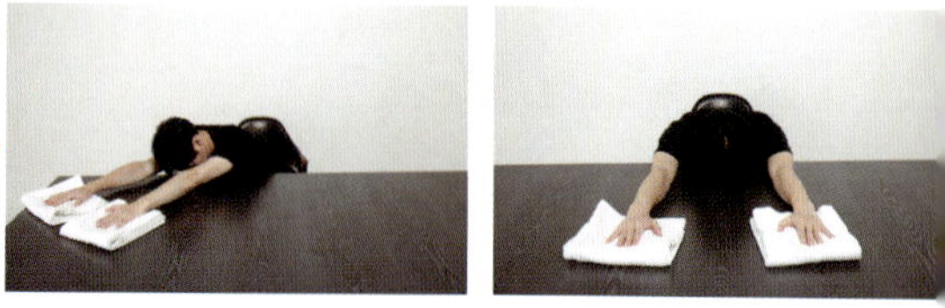

⑦

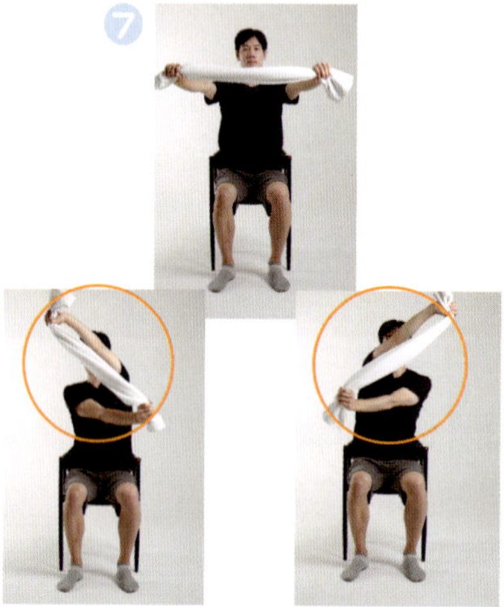

⑥

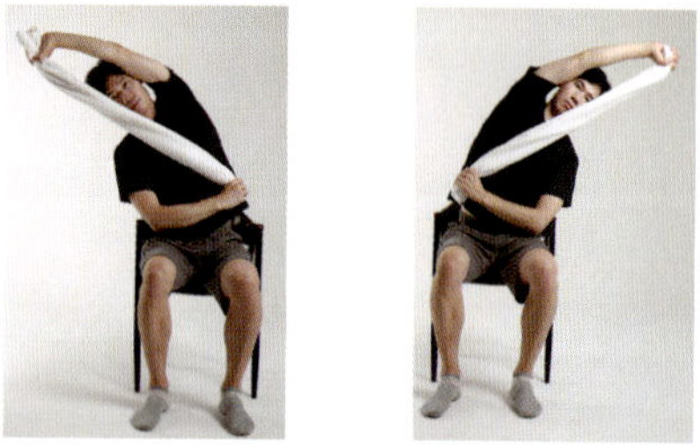

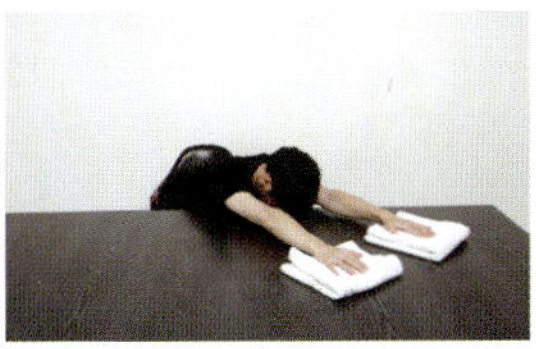

③

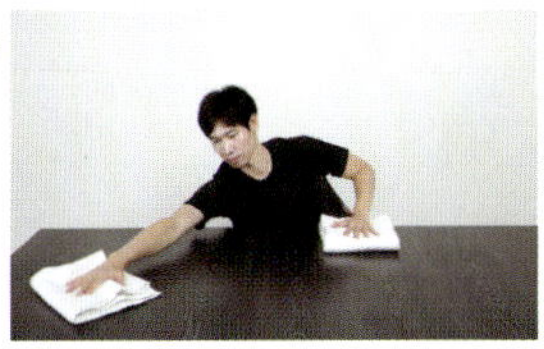

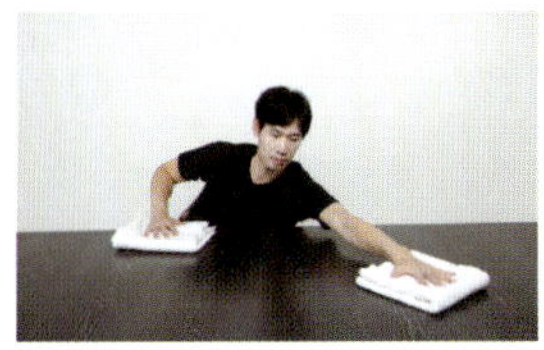

④

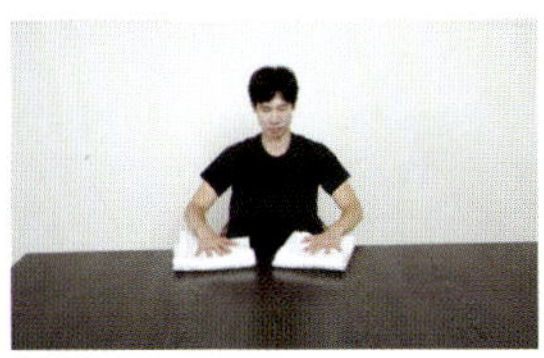

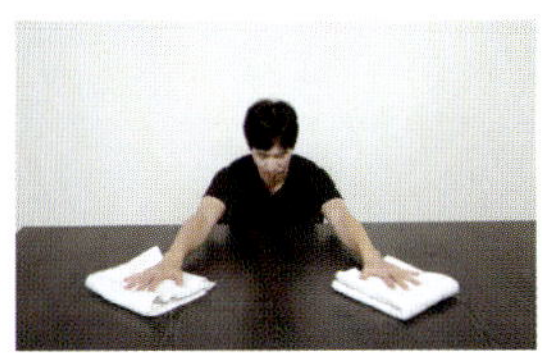

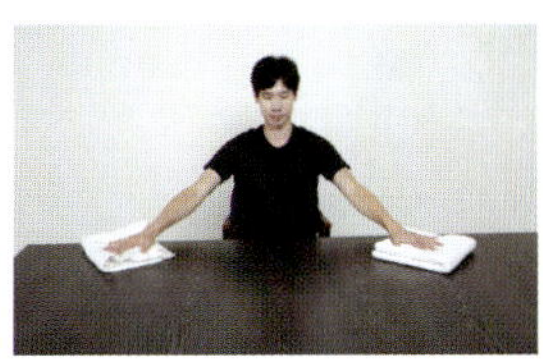

⑤

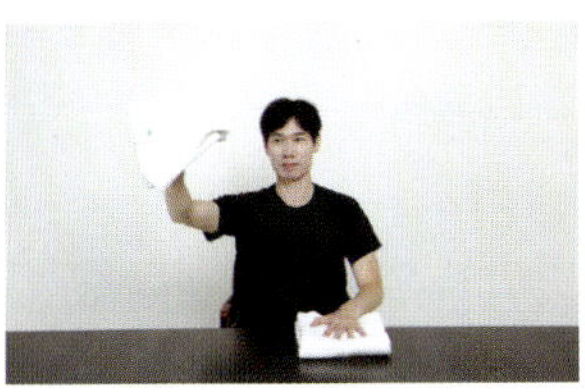

⑧

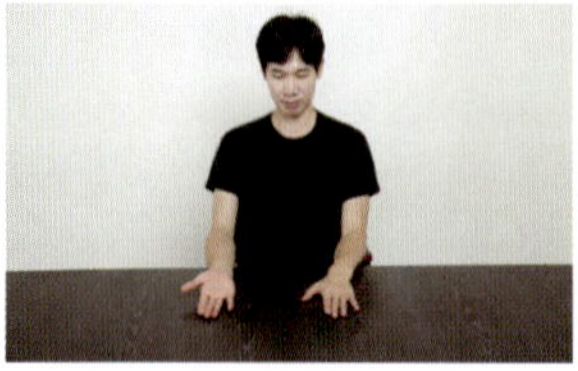

⑨

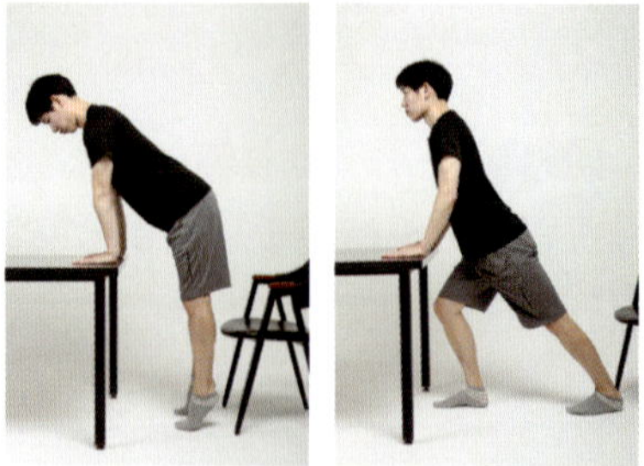

운동은 한 동작을 5~10회 운동합니다. 자신의 몸 상태에 맞추어 강도와 횟수를 조절합니다.

❶ 코로 숨을 들이마시고 입으로 내뱉는 복식 호흡을 5~10회 반복합니다.

❷ 수건을 잡고 테이블 위에 손을 올려놓습니다.
양팔과 허리를 앞쪽과 옆쪽으로 최대한 숙이며 팔, 허리 그리고 옆구리의 근육을 늘려줍니다.

❸ 한 손을 길게 앞으로 뻗으며 스트레칭하고 끝 지점에서 5초 유지한 후 제자리로 돌아갑니다.

❹ 양팔을 테이블에 크게 원을 그리며 운동합니다.

❺ 한 손을 들어 원을 그리거나 팔을 들고 내리며 창문을 닦는 동작을 합니다.

❻ 수건의 양 끝을 잡고, 오른손은 왼쪽 골반으로, 몸통은 우측으로 움직이며 이때 골반이 들리지 않게 고정합니다. 왼손을 오른쪽으로 기울이면서 왼쪽 옆구리를 늘려줍니다.
방향을 바꾸어 오른쪽 옆구리를 늘려주는 운동을 합니다.

⑩

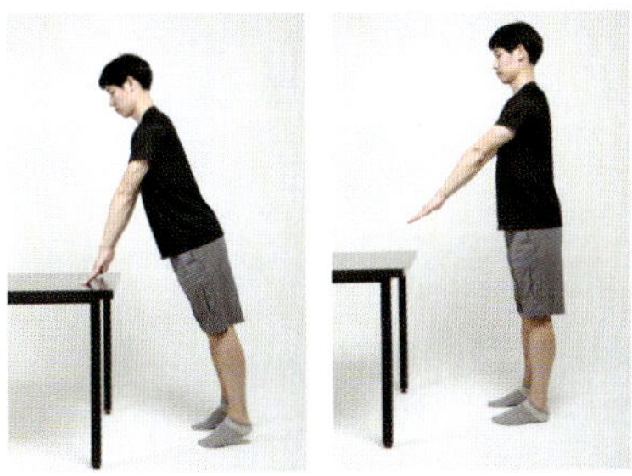

⑪

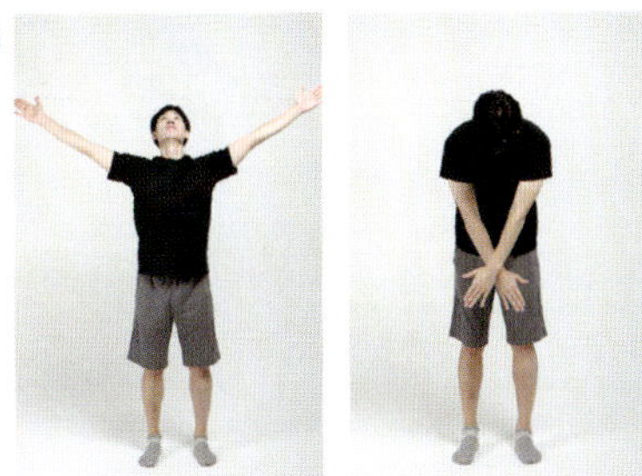

❼ 양쪽 수건의 끝을 잡고 팔을 편 후, 머리와 몸통은 움직이지 않은 상태를 유지하고 시계 방향과 반시계 방향으로 팔을 회전하는 운동을 합니다.

❽ 양손을 테이블 위에 올려놓고 손바닥이 서로 반대로 향하도록 하여 동시에 뒤집습니다.

❾ 일어서서 앞에 있는 테이블에 양손을 지지하고 발뒤꿈치를 들어 5초간 유지합니다.
테이블에 양손을 지지하고 오른쪽 발을 앞으로 옮겨 무릎을 약간 구부립니다.
왼쪽 다리는 뒤쪽으로 보내고 발의 방향이 전면을 향하게 한 후 발뒤꿈치를 바닥에 닿게 하여 무릎을 펴면서 종아리 근육을 늘려줍니다.
다리를 바꾸어 오른쪽 다리의 종아리 근육도 스트레칭합니다.

❿ 선 자세에서 팔을 펴고 테이블에 양손 닿고 돌아오기를 합니다.

⓫ 복식 호흡을 하며 운동을 종료합니다.

③ 생활운동 프로그램 7080 의자 1

①

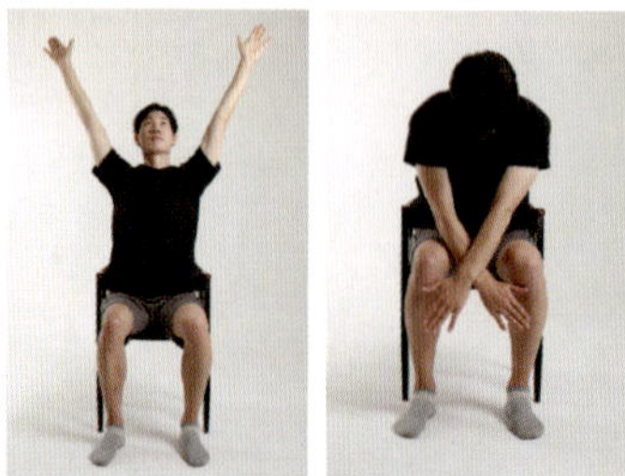

②

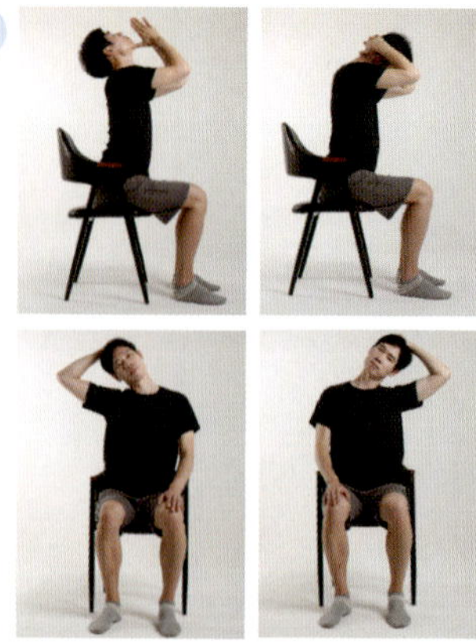

⑥

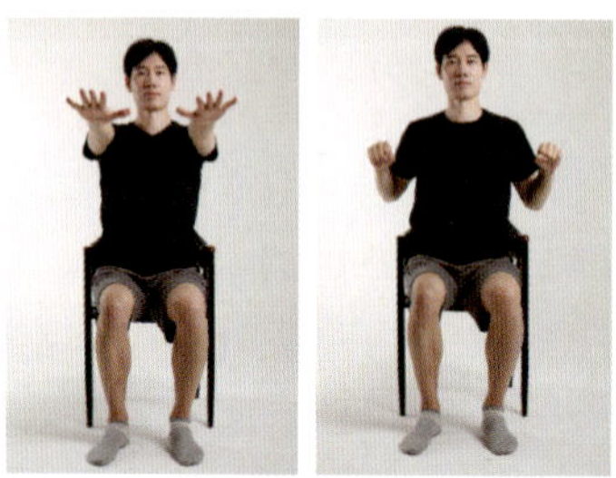

⑤

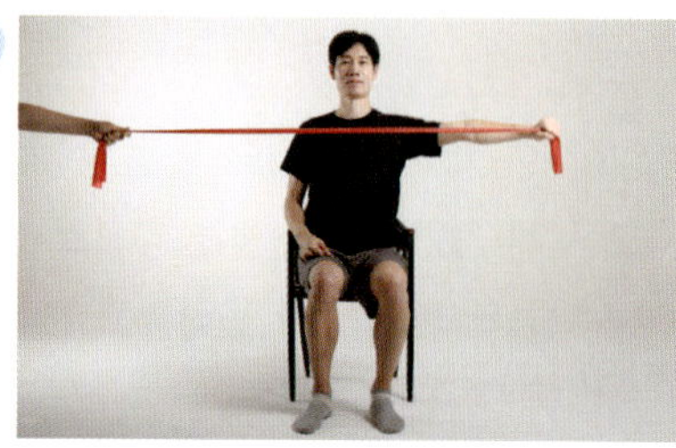

⑦

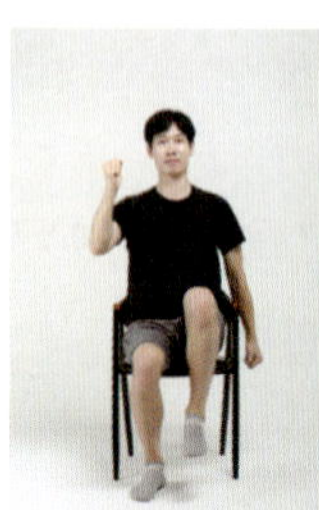

위의 운동들은 의자에 앉은 자세에서의 운동방법입니다. 고무줄을 준비하여 운동을 시작합니다.

운동은 한 동작을 5~10회 운동합니다. 자신의 몸 상태에 맞추어 강도와 횟수를 조절합니다.

❶ 코로 숨을 들이마시고 입으로 내뱉는 복식 호흡을 5~10회 반복합니다.

❷ 고개를 위와 아래, 좌우 방향으로 5초간 유지하여 스트레칭을 합니다.

❸ 돌리고자 하는 체간 방향의 팔을 의자에 걸치고, 다

③

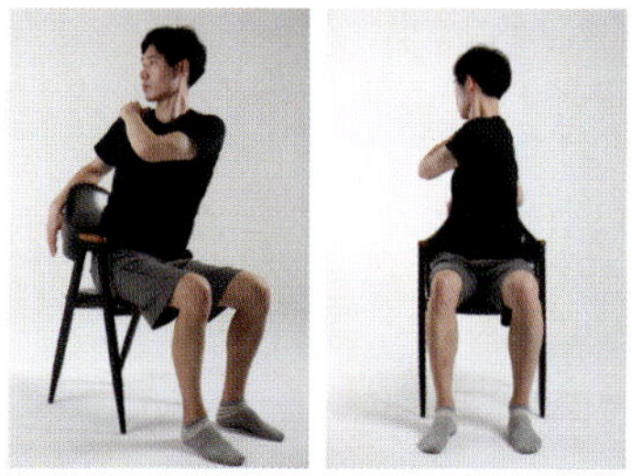

④

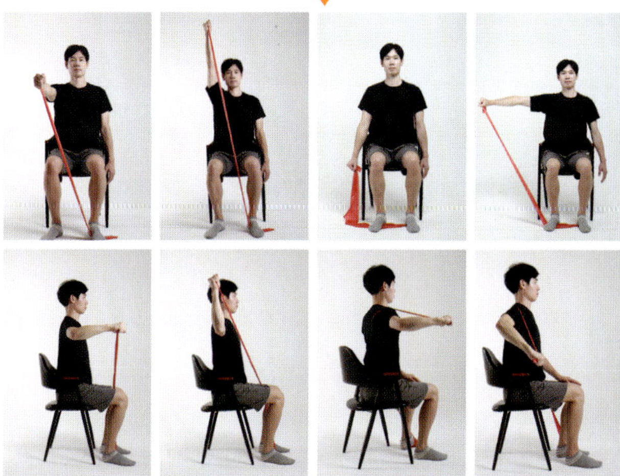

른 손은 어깨에 올린 후 몸통을 돌려 뒤쪽을 바라봅니다. 반대쪽도 운동합니다.

④ 고무줄을 이용하여 어깨 굴곡/ 외전/ 외, 내회전 운동을 합니다.

⑤ 다른 사람이 고무줄을 어깨 높이에서 잡아준 상태에서 팔을 앞으로 뻗은 후 몸의 바깥쪽으로 팔을 움직여 운동합니다.

⑥ 양손을 편 상태로 팔을 앞으로 펴고, 주먹을 쥐고 돌아오기를 합니다.

⑦ 의자에서 걷기 운동을 합니다. 운동을 하면서 상대방과 가위바위보를 합니다.

⑧ 복식 호흡을 하며 운동을 종료합니다.

4 생활운동 프로그램 7080 의자 2

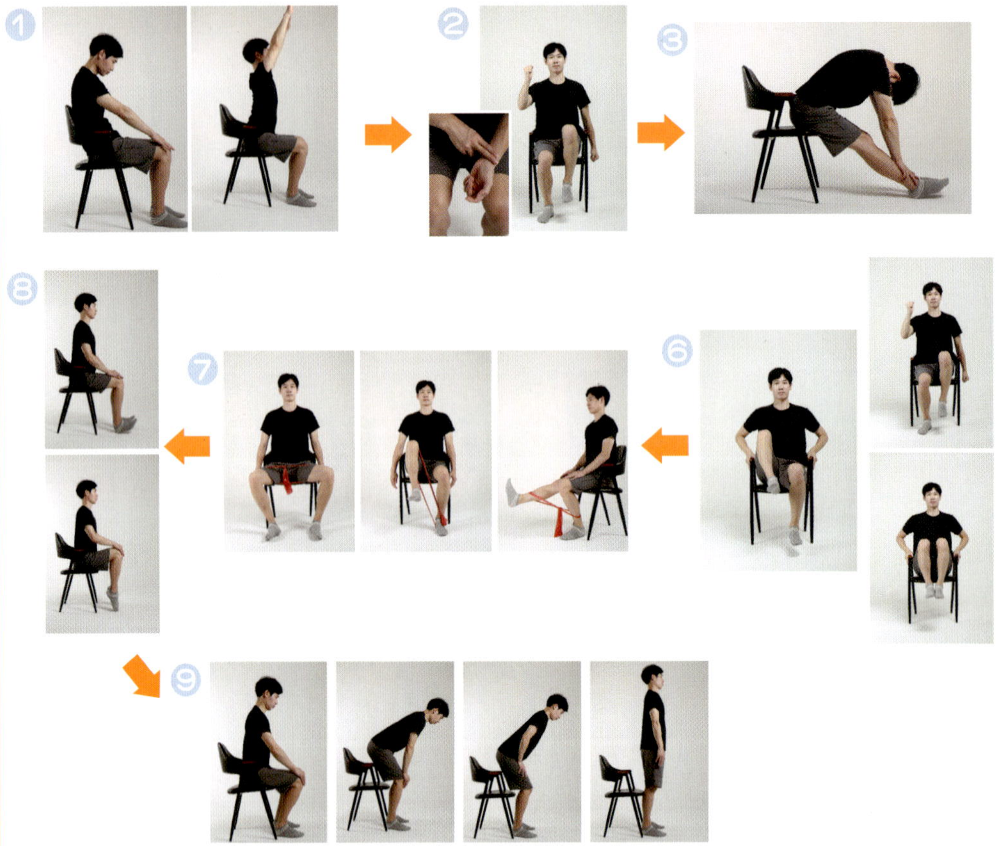

운동은 한 동작을 5~10회 운동합니다. 자신의 몸 상태에 맞추어 강도와 횟수를 조절합니다.

❶ 골반을 앞으로 기울이고 뒤로 기울이는 골반경사 운동을 합니다.

❷ 맥박체크를 합니다. 의자에서 걷기 운동을 합니다. 다시 맥박체크를 합니다.

* 요골맥박체크 : ❷번 운동을 하기 전에 맥박을 체크합니다.(정상 60~80회/분) 검지와 중지 손가락을 손목이 굽혀지는 주름 선과 엄지손가락의 중심선이 만나는 곳에 살짝 올려 놓고 맥박수를 체크합니다. 운동 후 맥박이 증가되었다면 정상입니다.

④

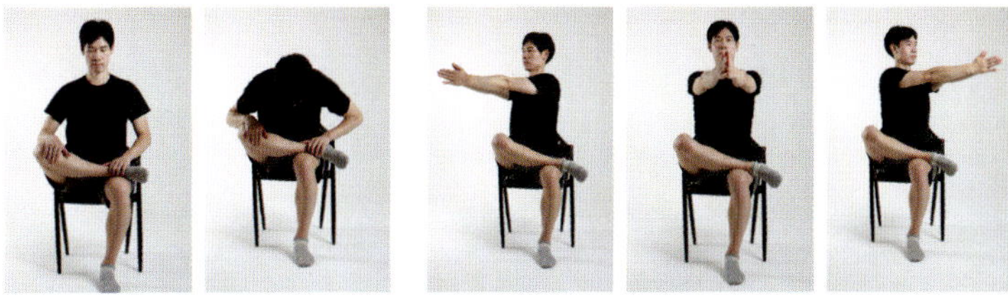

⑤

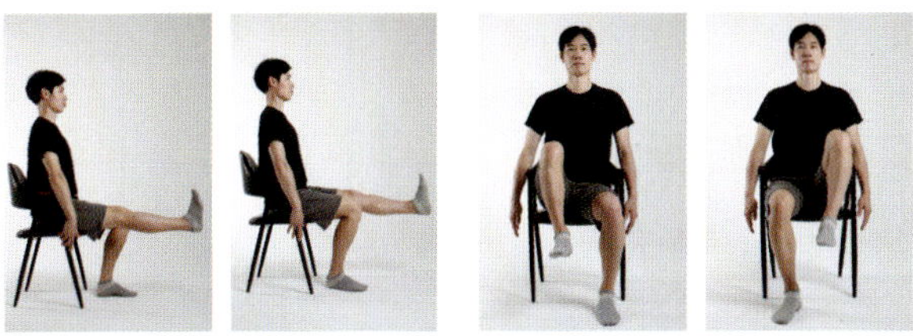

③ 다리를 펴고 가능한 데까지 허리를 구부리며 뒤쪽 허벅지 근육과 허리를 스트레칭합니다.

④ 한 다리를 다른 다리에 올려놓고 허리를 숙여 5초간 유지합니다. 팔을 앞으로 뻗고 좌우로 몸통을 회전합니다.

⑤ 바른 자세로 앉아 무릎을 펴고 5초간 유지하는 대퇴사두근 강화운동을 합니다.
한 발 들기운동을 합니다.

⑥ ②번의 의자에서 걷기운동을 합니다.
의자를 잡고 양발을 동시에 떼었다가 내려놓는 복부 운동을 합니다.
발을 공중에 들고 걷기 운동을 합니다.

⑦ 고무줄을 허벅지에 감고 다리를 벌리는 운동을 합니다.
한쪽 고무줄을 발로 밟고 한쪽은 허벅지에 걸어 다리를 들어 올리는 운동을 합니다.
한쪽 고무줄을 발목에 걸어 무릎을 펴는 운동을 합니다.

⑧ 발목을 위로 올리고 아래로 내리며 까치발 자세를 유지하는 운동을 합니다.

⑨ 천천히 일어나기를 합니다.

5 생활운동 프로그램 7080 벽

1

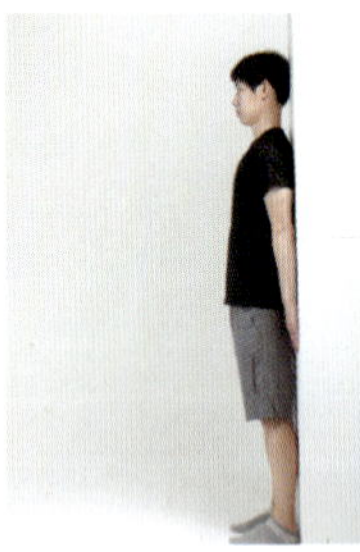

2

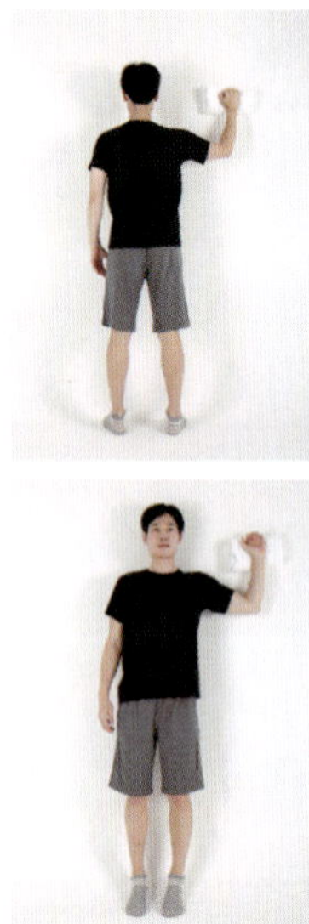

3

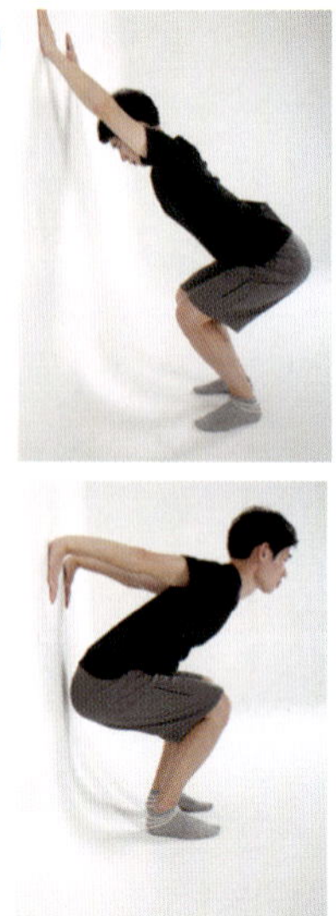

8

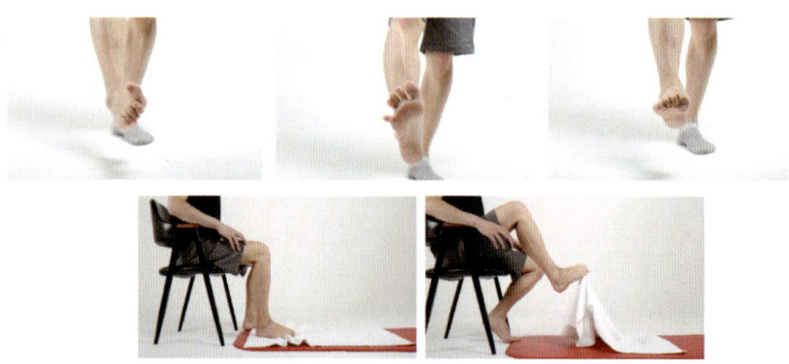

④

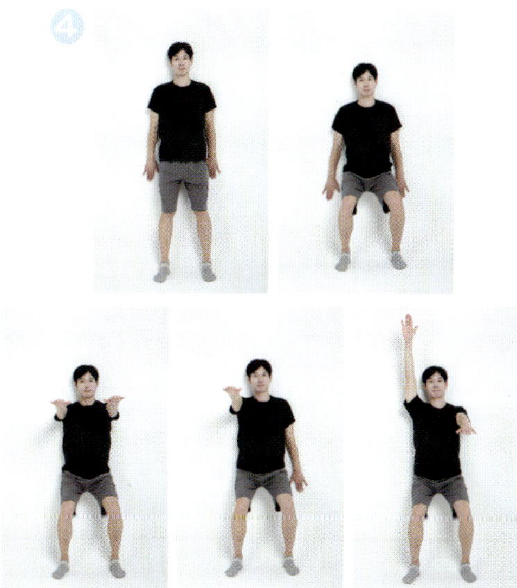

⑤

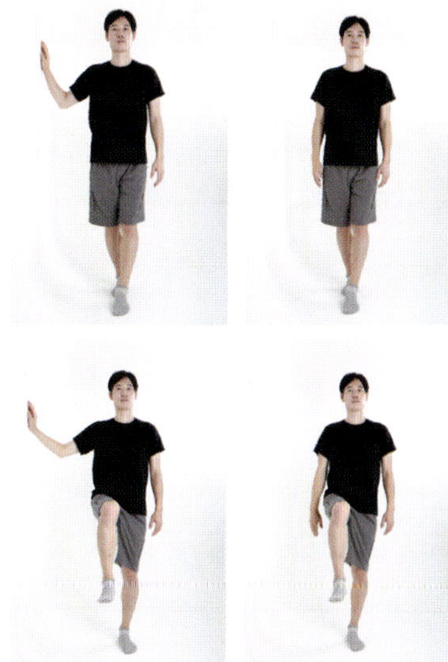

⑥

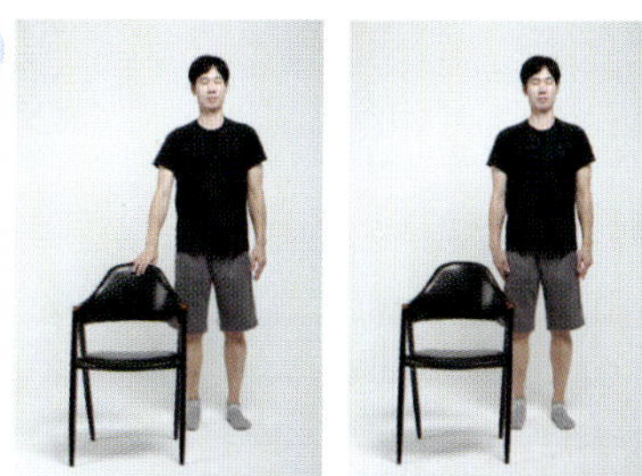

⑦

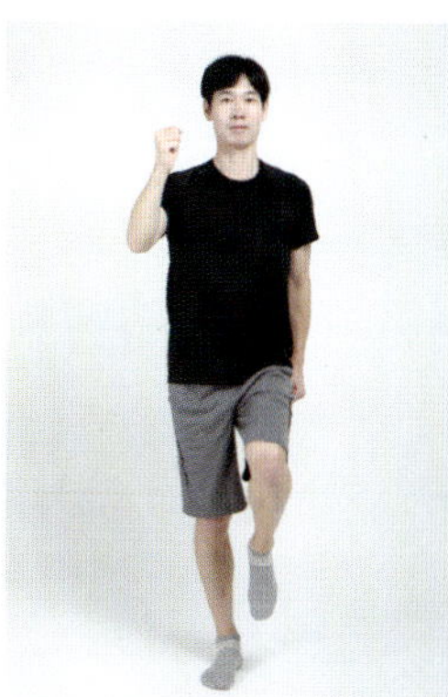

9

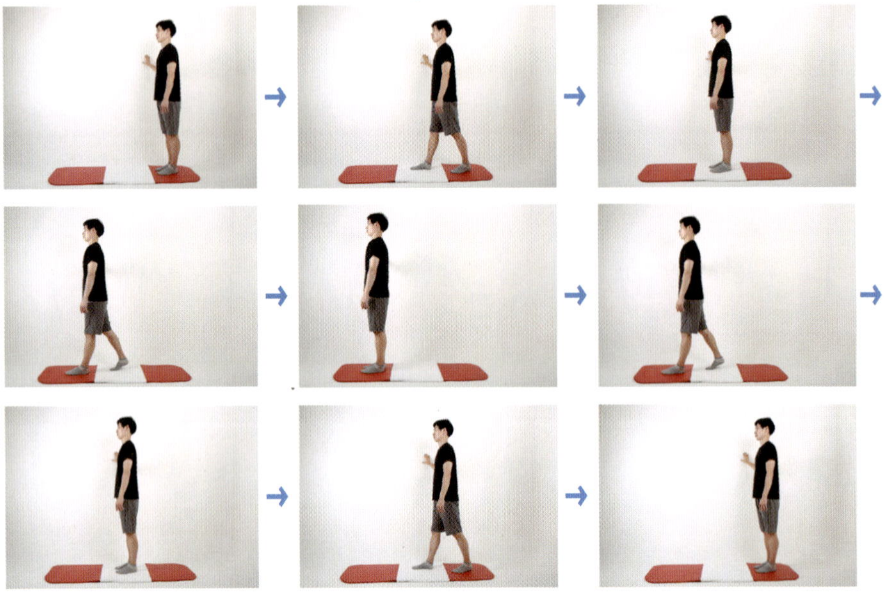

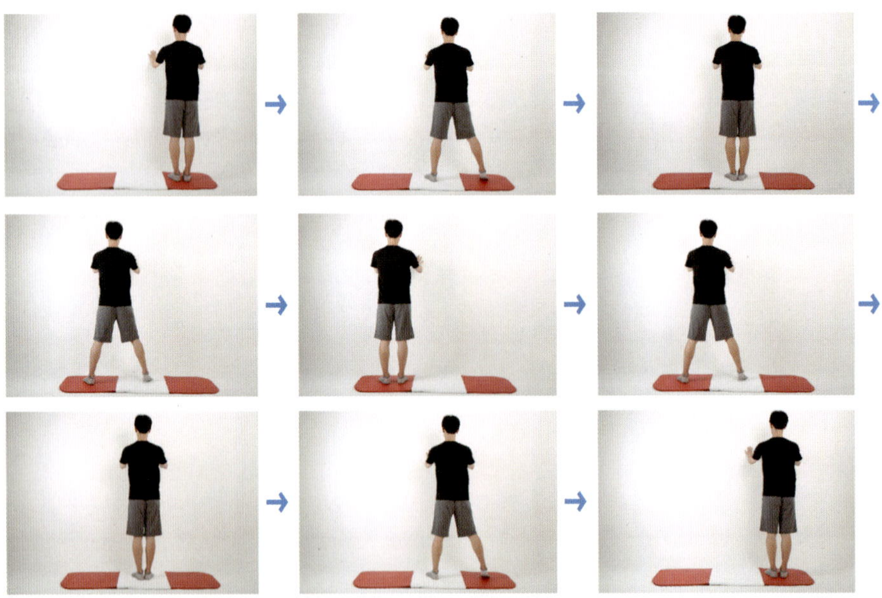

운동은 한 동작을 5~10회 운동합니다. 자신의 몸 상태에 맞추어 강도와 횟수를 조절합니다.

❶ 벽에 뒷머리-양어깨-골반-뒤꿈치를 붙인 자세를 3분간 유지하며 바른 자세를 유지합니다.

❷ 수건을 잡고 벽 누르기를 통해 어깨 외회전, 내회전 운동을 합니다.

❸ 양손을 벽에 댄 상태에서 앉았다 일어나기를 통해 어깨 굴곡, 신전 운동을 합니다.

❹ 벽에 기대어 무릎을 굽힌 자세를 5초간 유지하고 일어서기를 합니다.
무릎을 굽힌 상태에서 팔을 교대로 들어 올리는 등의 팔 운동을 합니다.

❺ 벽에 한 손을 대고 한 발을 앞으로 내밀어 두 발을 일자로 만들고 유지합니다. 안정적이라면 손을 떼고 이 자세를 유지합니다.
벽에 한 손을 대고 한 발로 서서 균형을 유지합니다. 안정적이라면 손을 떼고 이 자세를 유지합니다.

❻ 의자나 벽을 잡고 10초간 눈을 감고 서서 균형을 유지합니다. 안정적이라면 손을 떼고 10초간 눈을 감고 서서 균형을 유지합니다.

❼ 제자리에서 걷기 운동을 합니다.

❽ 의자에 앉아 발목을 여러 방향으로 움직이고 발가락 가위바위보를 합니다.
발 아래에 수건을 깔고 발가락으로 수건을 잡아당기거나 수건을 들어 올려 발의 근력강화운동을 합니다.

❾ 바닥에 수건을 깔고 벽에 한 손을 댄 상태에서 앞걸음으로 이동한 후 제자리로 돌아오는 운동을 합니다.
벽을 마주 보고 벽에 손을 댄 상태에서 옆 걸음으로 이동한 후 제자리로 돌아오는 운동을 합니다.
안정적이라면 손을 떼고 운동합니다.

5060 생활운동에서는 좀 더 높은 균형능력이 요구되고 난이도 있는 운동으로 구성하였습니다. 7080 생활운동이 쉬워졌고, 전보다 움직임과 안정성이 향상되었다면, 5060 생활운동을 시작할 수 있습니다.

보통 운동은 관절을 움직이지 않고 운동하는 등척성 운동과 관절에 움직임이 있는 등장성 운동으로 나누어집니다. 7080 생활운동에 관절 부담을 최소화하기 위하여 등척성 운동을 많이 포함했다면, 5060 생활운동부터는 등장성 운동으로 구성하였습니다.

5060 생활운동 안에는 7080 생활운동들도 포함됩니다. 이미 습득한 운동과 함께 새로운 운동을 함으로써 균형능력과 안정성을 향상시키고자 합니다. 예를 들어, 7080 생활운동의 네발기기 자세에서 지지면을 줄이는 변화를 주어 난이도를 높였습니다.

하지만, 중요한 것은 자신의 신체상황에 맞는 운동을 하는 것이며 무리하지 않는 것입니다. 7080 세대 분들이 이 프로그램으로 운동하신다면 5060 생활운동 프로그램에서 할 수 있는 부분까지만 하시는 것이 좋습니다.

⑥ 생활운동 프로그램 5060 매트

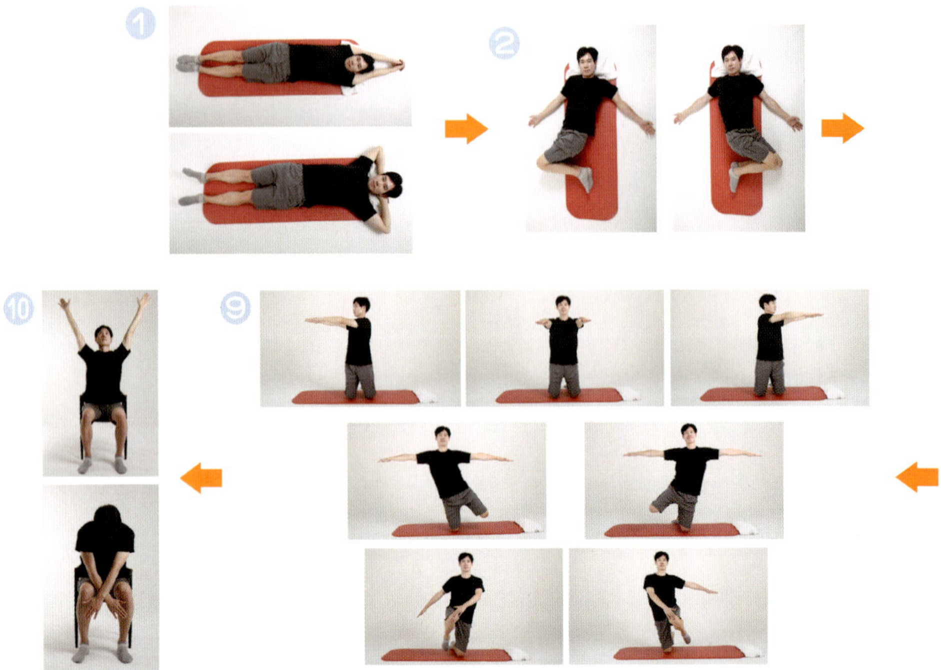

운동은 한 동작을 5~10회 운동합니다. 자신의 몸 상태에 맞추어 강도와 횟수를 조절합니다.

❶ 누운 자세에서 양손에 깍지를 끼고 최대한 머리 위로 올립니다. 동시에 발목은 아래로 내리고 몸통을 최대한 늘리며 스트레칭합니다.
   양손을 머리 뒤로 가져간 후 양 팔꿈치로 베개를 누릅니다.

❷ 양 무릎을 구부리고 무릎을 좌우로 회전하여 5초간 유지합니다.

❸ 양 무릎 아래에 손을 넣어 다리를 가슴쪽으로 당기고 5초간 유지합니다.

❹ 양 무릎을 구부리고 골반을 들고 5초간 유지한 후 내립니다.

❺ ❹번 자세에서 한쪽 다리를 들고 5초간 유지한 후 내립니다.

❻ 엎드리기 자세를 합니다.

❼ 양쪽 무릎을 세워 네발기기 자세를 합니다.

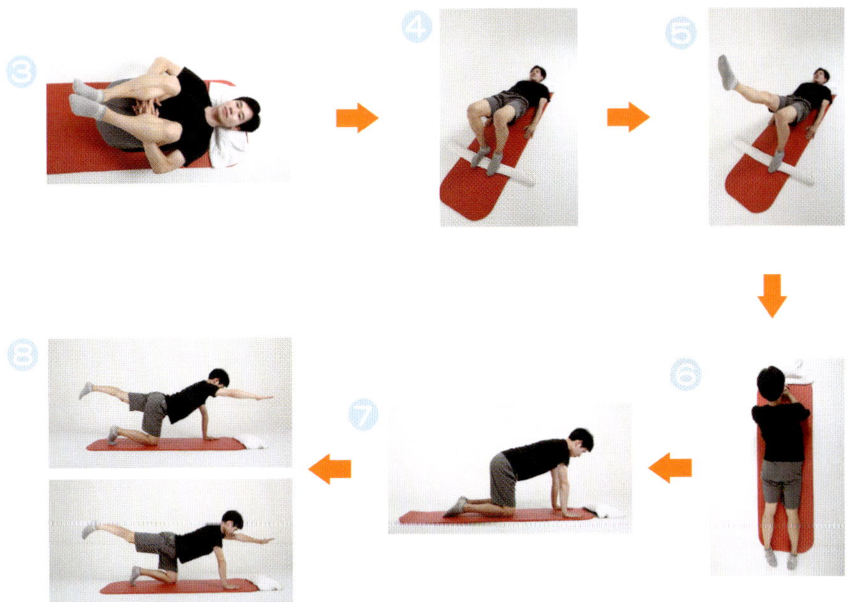

⑧ 네발기기 자세에서 오른팔을 어깨 높이로 들고 왼쪽 다리를 엉덩이 높이로 들어 올립니다. 5초간 유지한 후 제자리로 돌아갑니다.
왼쪽 팔과 오른쪽 다리를 들어 5초간 유지합니다.
허리가 휘어지거나 팔과 다리를 몸보다 높이 들지 않도록 합니다.

⑨ 매트에 무릎으로 지지하고 선 자세에서 팔을 들고 정면을 바라보고 자세를 유지합니다. 좌우로 몸통을 돌려 5초간 유지합니다.
양팔을 옆으로 벌리고 한 다리를 옆으로 들어 균형을 유지합니다.
오른쪽 다리를 앞으로 들고 왼쪽 손으로 오른쪽 무릎을 터치하며 균형을 유지합니다.
반대쪽도 바꾸어 운동합니다.

⑩ 코로 숨을 들이마시고 입으로 내뱉는 복식 호흡을 5~10회 반복하며 운동을 종료합니다.

7 생활운동 프로그램 5060 테이블

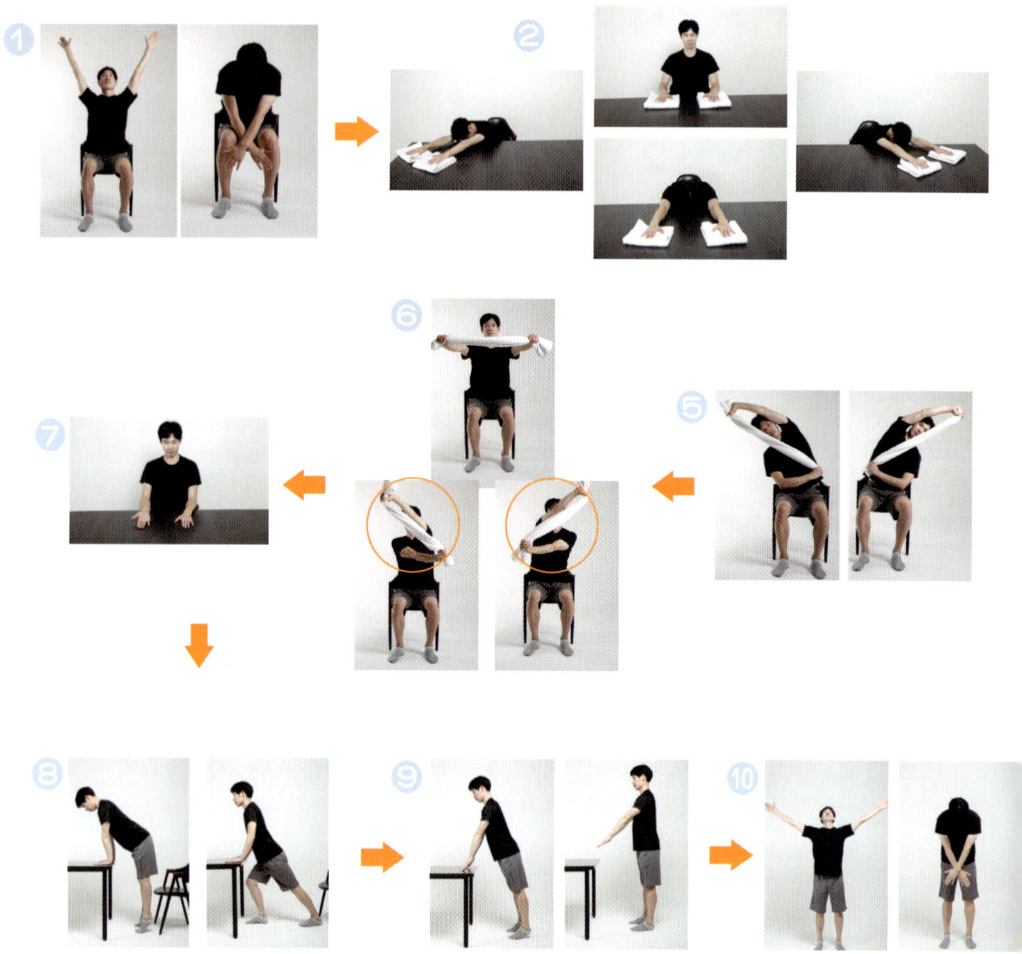

운동은 한 동작을 5~10회 운동합니다. 자신의 몸 상태에 맞추어 강도와 횟수를 조절합니다.

❶ 코로 숨을 들이마시고 입으로 내뱉는 복식 호흡을 5~10회 합니다.

❷ 수건을 잡고 테이블 위에 손을 올려놓습니다. 양팔과 허리를 앞쪽과 옆쪽으로 최대한 숙이며 팔, 허리 그리고 옆구리의 근육을 늘려줍니다.

③

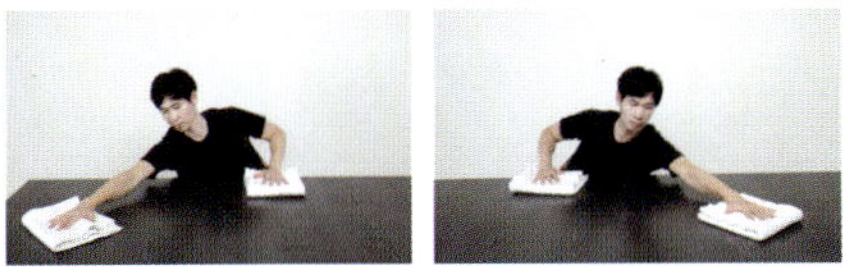

④

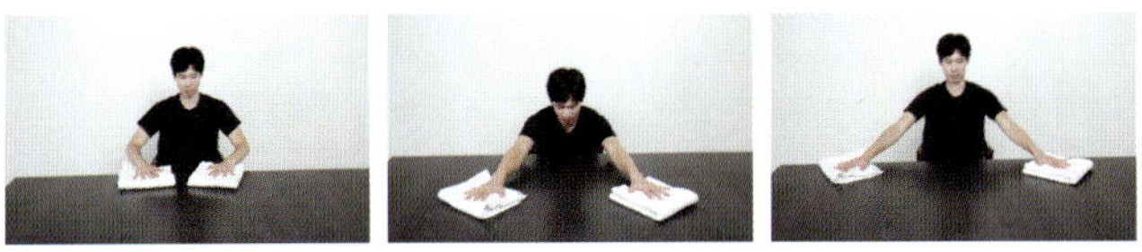

③ 한 손을 길게 앞으로 뻗으며 스트레칭하고 끝 지점에서 5초 유지한 후 제자리로 돌아갑니다.

④ 양팔을 테이블에 크게 원을 그리며 운동합니다.

⑤ 수건의 양 끝을 잡고, 오른손은 왼쪽 골반으로, 몸통은 우측으로 움직이며 이때 골반이 들리지 않게 고정합니다. 왼손을 오른쪽으로 기울이면서 왼쪽 옆구리를 늘려줍니다. 방향을 바꾸어 오른쪽 옆구리를 늘려주는 운동을 합니다.

⑥ 양쪽 수건의 끝을 잡고 팔을 편 후, 머리와 몸통은 움직이지 않은 상태를 유지하고 시계 방향과 반시계 방향으로 팔을 회전하는 운동을 합니다.

⑦ 양손을 테이블 위에 올려놓고 손바닥이 서로 반대로 향하도록 하여 동시에 뒤집습니다.

⑧ 일어서서 앞에 있는 테이블에 양손을 지지하고 발뒤꿈치를 들어 5초간 유지합니다.
테이블에 양손을 지지하고 오른쪽 발을 앞으로 옮겨 무릎을 약간 구부립니다.
왼쪽 다리는 뒤쪽으로 보내고 발의 방향이 전면을 향하게 한 후 발뒤꿈치를 바닥에 닿게 하여 무릎을 펴면서 종아리 근육을 늘려줍니다.
다리를 바꾸어 오른쪽 다리의 종아리 근육도 스트레칭합니다.

⑨ 선 자세에서 팔을 펴고 테이블에 양손 닿고 돌아오기를 합니다.

⑩ 복식 호흡을 하며 운동을 종료합니다.

⑧ 생활운동 프로그램 5060 의자 1

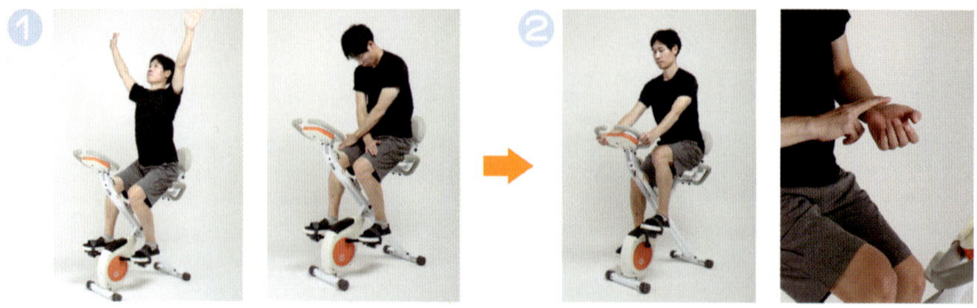

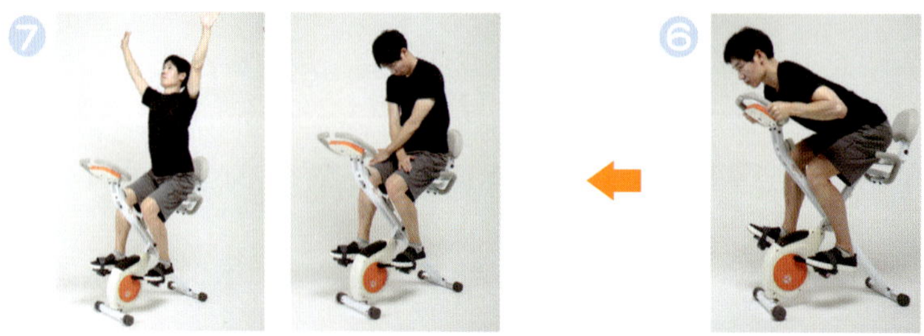

위의 운동들은 가정용 실내 자전거에 앉아서 할 수 있는 운동방법입니다. 유산소 운동뿐 아니라 상지의 운동도 할 수 있도록 구성되어 있습니다.

운동은 한 동작을 5~10회 운동합니다. 자신의 몸 상태에 맞추어 강도와 횟수를 조절합니다.

❶ 실내 자전거에 앉아 복식 호흡을 합니다.

❷ 맥박체크를 한 후 저강도로 15분간 실내 자전거를 탑니다.

* 요골맥박체크 : 자전거를 타기 전에 맥박을 체크합니다.(정상 60~80회/분) 검지와 중지 손가락을 손목이 굽혀지는 주름 선과 엄지손가락의 중심선이 만나는 곳에 살짝 올려 놓고 맥박수를 체크합니다.

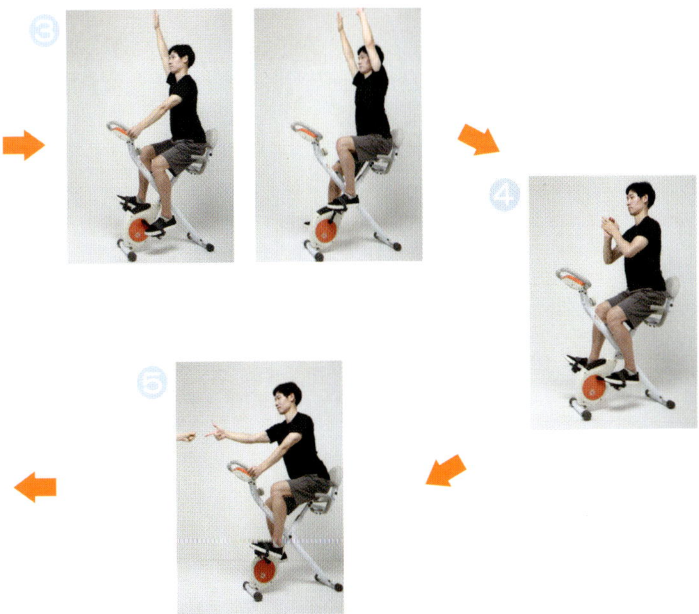

맥박은 자전거를 타고 5분이 지난 후에 체크합니다. 운동 후 맥박이 증가되었다면 정상입니다. 자전거를 타기 전에 안정 시에도 맥박수가 정상범위를 벗어나거나 운동 후에 맥박수의 변화가 없거나 감소한다면 자전거 타기는 의사 등 전문가와의 상담이 필요합니다.

③ 실내 자전거를 타면서 한 팔이나 두 팔을 들고, 팔 굽혀 펴기를 합니다.

④ 양손을 잡지 않고 실내 자전거를 타면서 "짝짝 짝짝짝"과 같은 리듬이 있는 박수를 칩니다.

⑤ 실내 자전거를 타면서 '가위바위보'를 합니다.

⑥ 실내 자전거의 강도를 높여 오르막길을 5분간 탑니다.

⑦ 복식 호흡하며 운동을 종료합니다.

⑨ 생활운동 프로그램 5060 의자 2

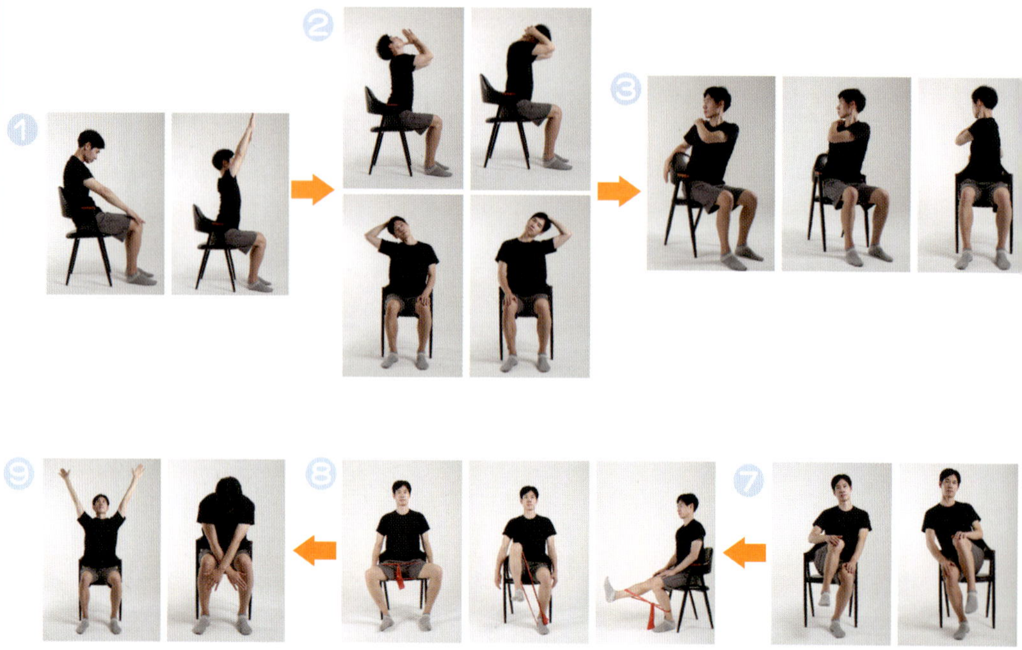

❶ 골반을 앞으로 기울이고 뒤로 기울이는 골반경사 운동을 합니다.

❷ 고개를 위와 아래, 좌우 방향으로 5초간 유지하여 스트레칭을 합니다.

❸ 돌리고자 하는 체간 방향의 팔을 의자에 걸치고, 다른 손은 어깨에 올린 후 몸통을 돌려 뒤쪽을 바라봅니다. 반대쪽도 운동합니다.

❹ 고무줄을 이용하여 어깨 굴곡/ 외전/ 외, 내회전 운동을 합니다.

❺ 한 다리를 다른 다리에 올려놓고 허리를 숙여 5초간 유지합니다. 팔을 앞으로 뻗고 좌우로 몸통을 회전합니다.

❻ 다리를 펴고 가능한 데까지 허리를 구부리며 허벅지 뒤쪽 근육과 허리를 스트레칭 합니다.

④

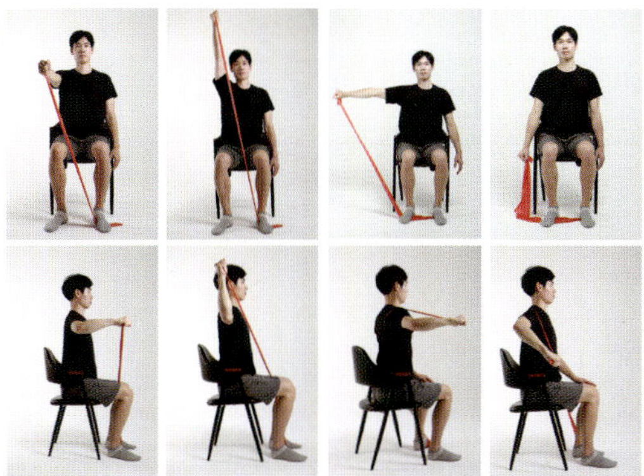

⑤

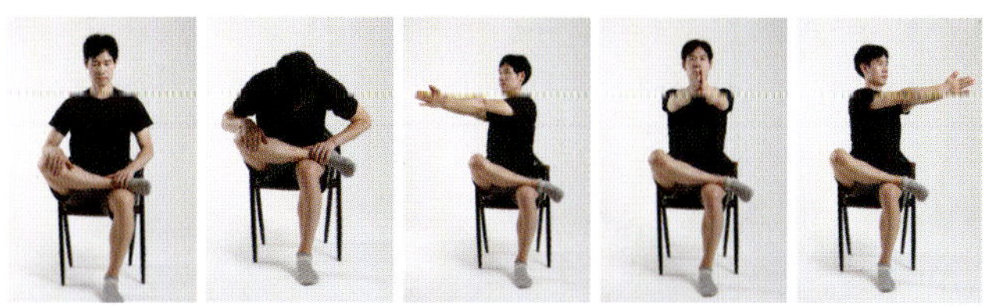

⑥

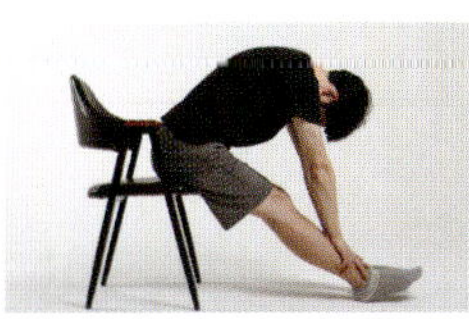

⑦ 앉은 자세에서 엉덩이를 번갈아 들어 올리는 운동을 합니다.

⑧ 고무줄을 허벅지에 감고 다리를 벌리는 운동을 합니다.

한쪽 고무줄을 발로 밟고 한쪽은 허벅지에 걸어 다리를 들어 올리는 운동을 합니다.

한쪽 고무줄을 발목에 걸어 무릎을 펴는 운동을 합니다.

⑨ 복식 호흡하며 운동을 종료합니다.

10 생활운동 프로그램 5060 벽

①

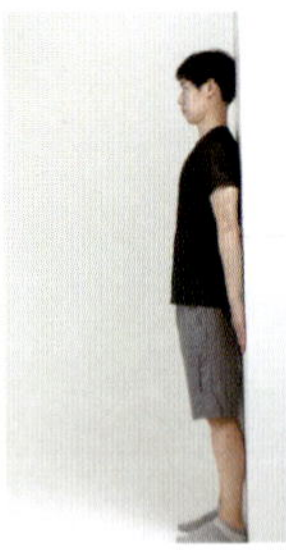

②

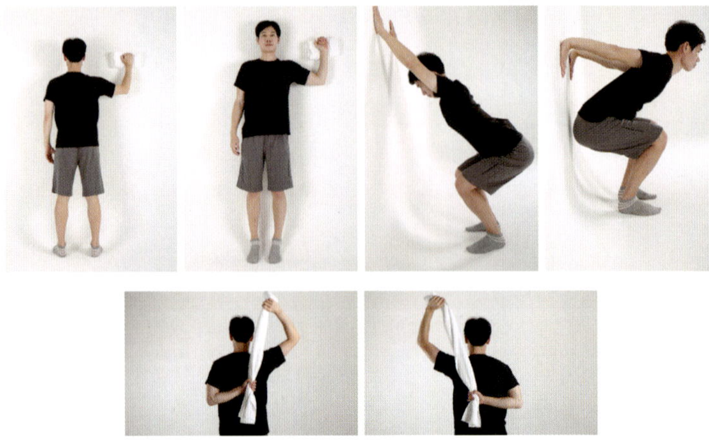

⑦

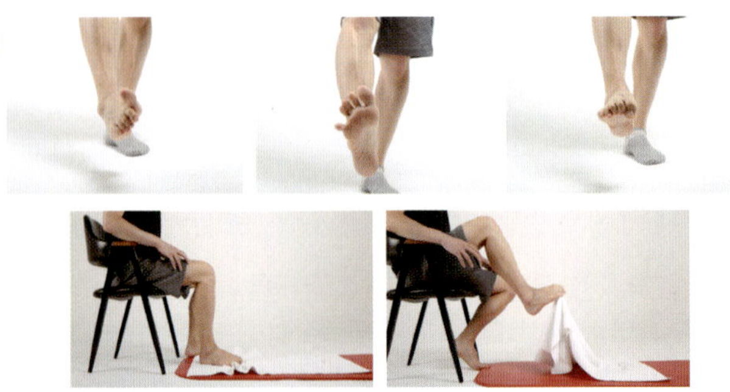

③

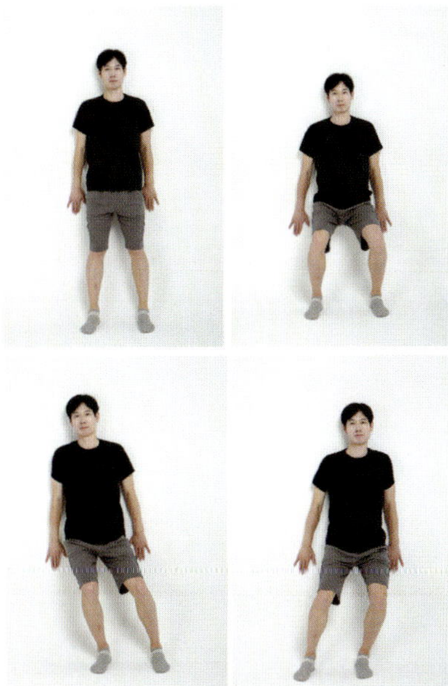

④

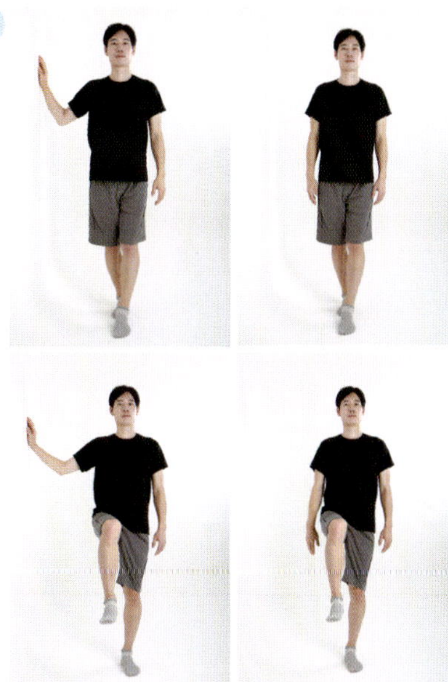

⑥

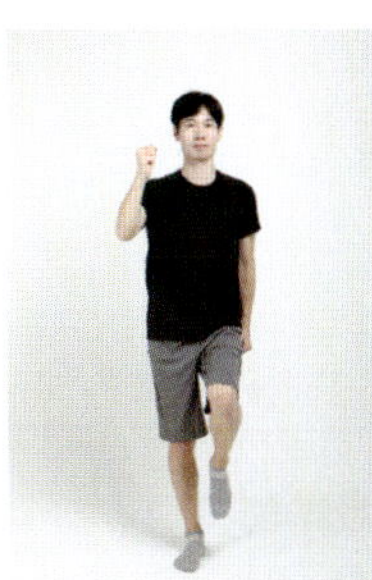

⑤

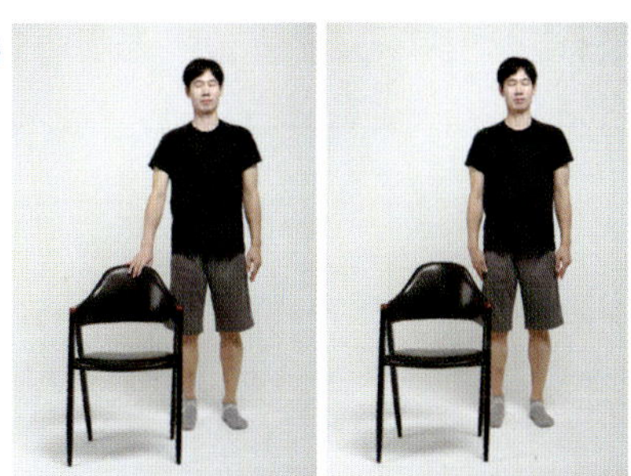

⑧

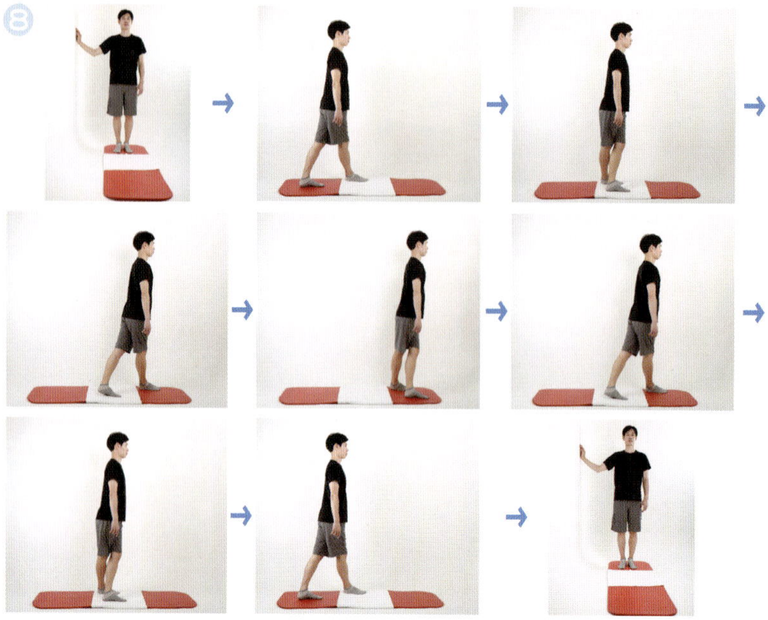

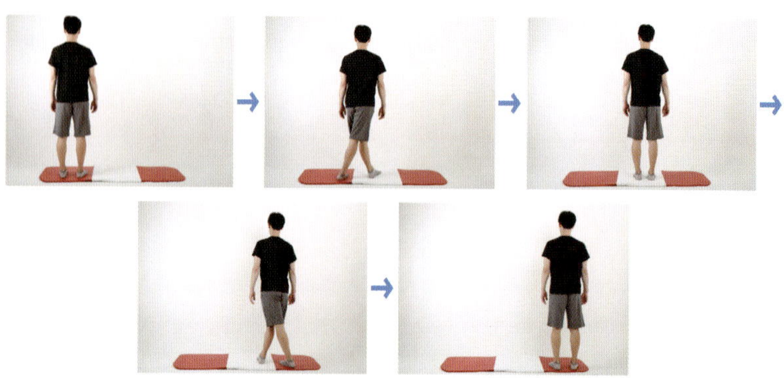

운동은 한 동작을 5~10회 운동합니다. 자신의 몸 상태에 맞추어 강도와 횟수를 조절합니다.

❶ 벽에 뒷머리-양어깨-골반-뒤꿈치를 붙인 자세를 3분간 유지하며 바른 자세를 유지합니다.

❷ 수건을 잡고 벽 누르기를 통해 어깨 외회전, 내회전 운동을 합니다.
양손을 벽에 댄 상태에서 앉았다 일어나기를 통해 어깨 굴곡, 신전 운동을 합니다.
등 뒤에서 양손으로 수건을 잡고 위로 올렸다가 내리면서 어깨 외회전, 내회전 운동을 5회 반복합니다.

❸ 벽에 기대어 무릎을 굽힌 자세를 5초간 유지하고 일어서기를 합니다.
무릎을 굽히고 몸을 좌우로 기울여 균형을 유지합니다.

❹ 벽에 한 손을 대고 한 발을 앞으로 내밀어 두 발을 일자로 만들고 유지합니다.
안정적이라면 손을 떼고 이 자세를 유지합니다.
벽에 한 손을 대고 한 발로 서서 균형을 유지합니다. 안정적이라면 손을 떼고 이 자세를 유지합니다.

❺ 의자나 벽을 잡고 10초간 눈을 감고 서서 균형을 유지합니다. 안정적이라면 손을 떼고 10초간 눈을 감고 서서 균형을 유지합니다.

❻ 제자리에서 걷기 운동을 합니다.

❼ 서 있는 자세에서 발가락 가위바위보를 합니다.
서 있는 자세(혹은 앉은 자세)에서 발 아래에 수건을 깔고 발가락으로 수건을 잡아 당기거나 수건을 들어 올려 발의 근력강화운동을 합니다.

❽ 바닥에 수건을 깔고 벽에 한 손을 댄 상태에서 앞으로 이동한 후 뒷걸음으로 제자리로 돌아옵니다.
벽을 마주 보고 벽에 손을 댄 상태에서 옆 걸음으로 이동한 후 제자리로 돌아옵니다. 7080 프로그램과 다르게 이때 발을 서로 교차시켜 이동합니다.
안정적이라면 손을 떼고 운동합니다.

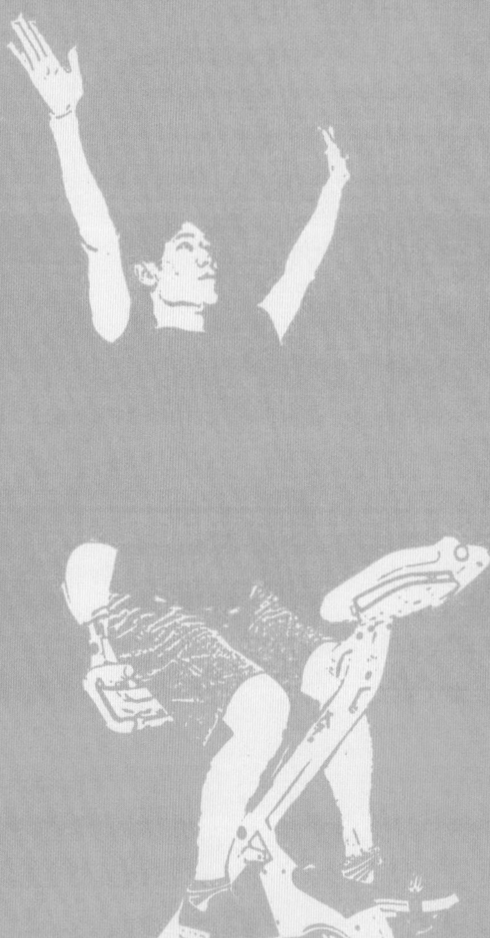

3040 생활운동은 다른 5060 생활운동보다 더 많은 지구력을 필요로 하며, 기저면을 점점 더 줄여 높은 균형능력을 요구합니다. 5060 세대 분들도 실내 자전거 20분에서 30분까지 도달할 수 있습니다. 단, 등받이가 없는 실내 자전거인 경우 팔-체간의 움직임이 추가되면 균형이 깨져 낙상으로 위험할 수 있기 때문에 무리하지 않습니다. 3040 생활운동은 Self에서 소개한 생활에 필요한 움직임과 결합한 변형운동으로 하루의 삶을 좀 더 활기차게 살아갈 수 있는 최소한의 능력을 갖게 해줄 것입니다.

11 생활운동 프로그램 3040 매트

①

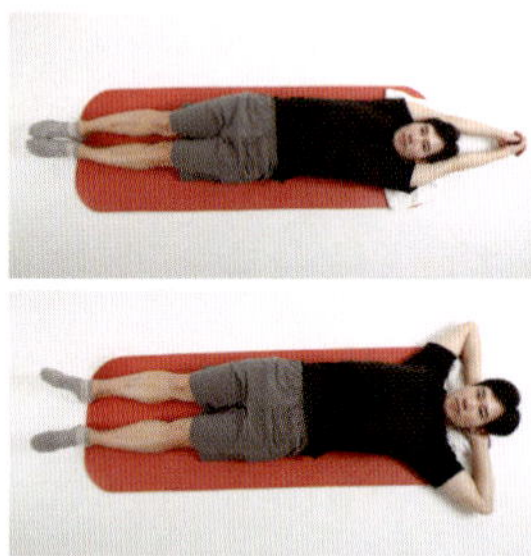

②

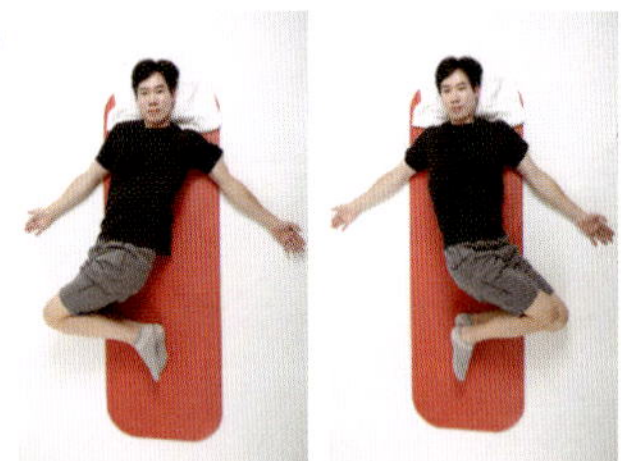

⑩

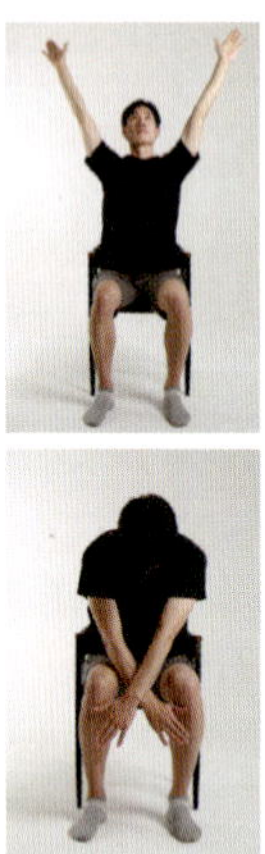

⑨

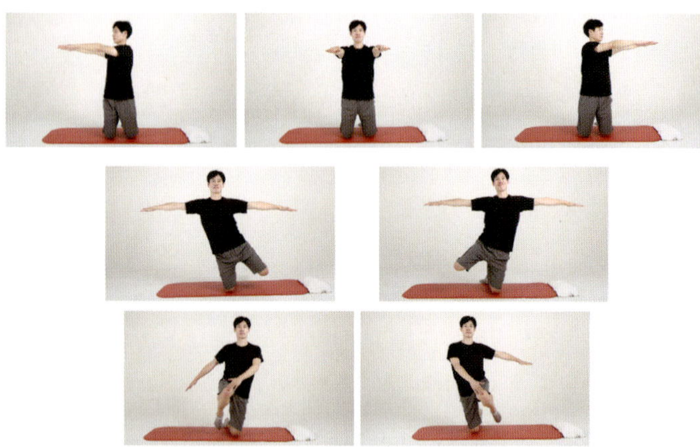

③

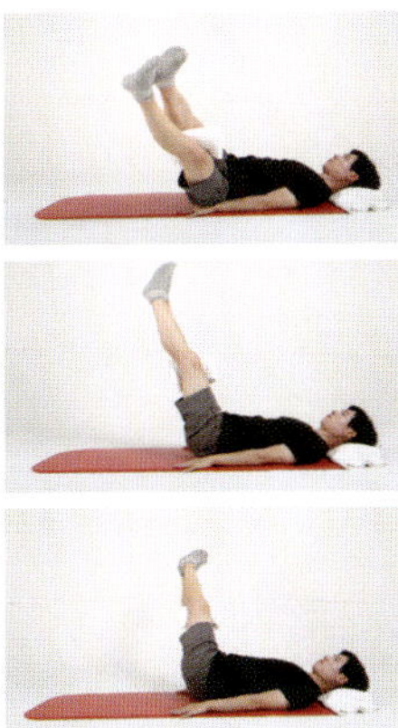

④

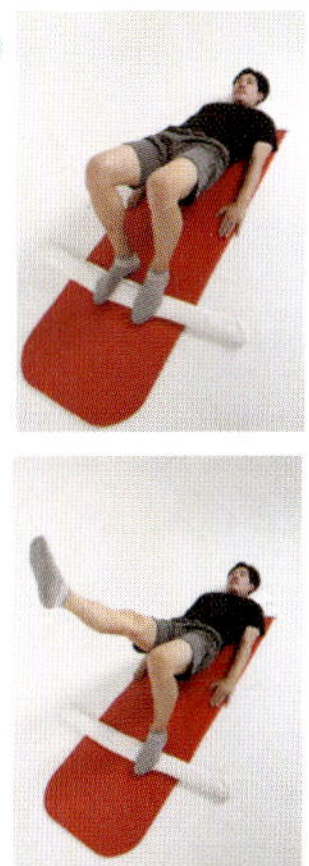

⑤

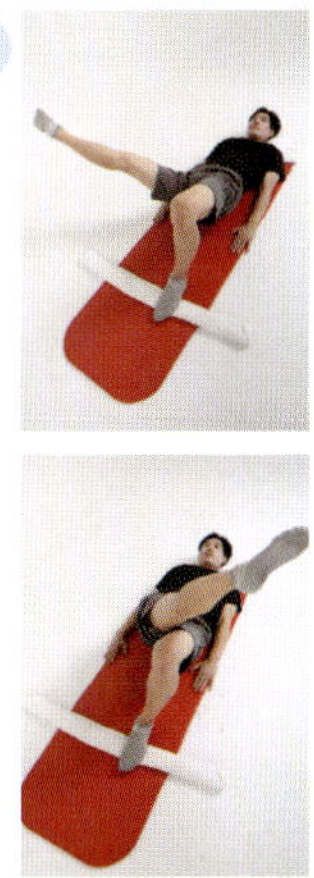

⑥

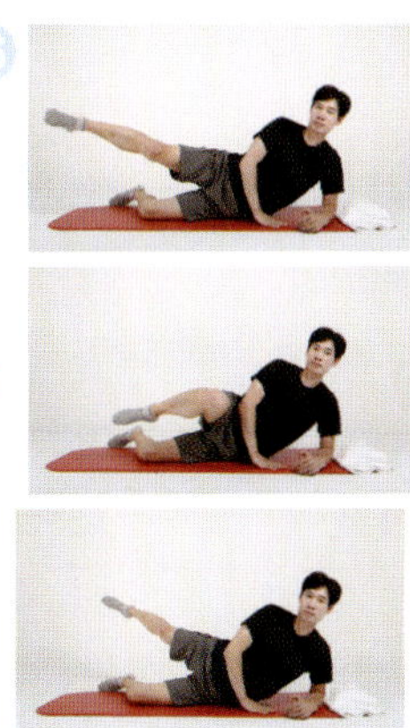

⑦

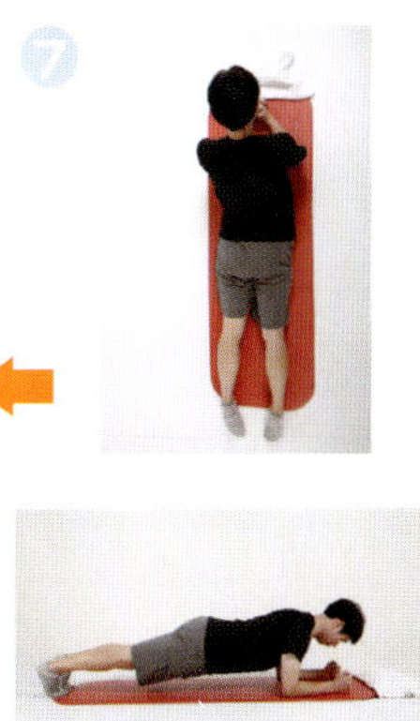

⑧

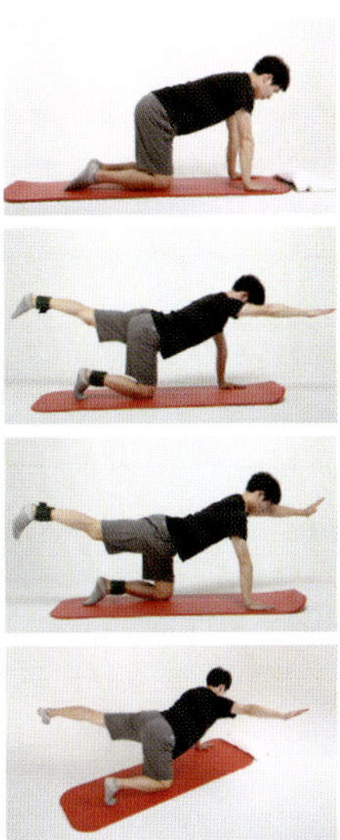

운동은 한 동작을 5~10회 운동합니다. 자신의 몸 상태에 맞추어 강도와 횟수를 조절합니다.

1. 누운 자세에서 양손에 깍지를 끼고 최대한 머리 위로 올립니다. 동시에 발목은 아래로 내리고 몸통을 최대한 늘리며 스트레칭합니다.
   양손을 머리 뒤로 가져간 후 양 팔꿈치로 베개를 누릅니다.
2. 양 무릎을 구부리고 무릎을 좌우로 회전하여 5초간 유지합니다.
3. 양쪽 무릎 사이에 베개나 수건을 낀 무릎세우기 자세에서 양다리를 동시에 들어 지면과 무릎이 이루는 각도가 90도 미만에 무릎을 펴 5초간 유지합니다.
   다리를 좌우로 움직여 5초간 유지한 후 내립니다.
4. 양 무릎을 구부리고 골반을 들어 5초간 유지합니다. 한쪽 다리를 들어 5초간 유지한 후 내립니다.
5. 골반 들기 상태에서 한쪽 다리를 들고 바깥쪽과 안쪽으로 움직여 5초간 유지한 후 내립니다.
6. 옆으로 누운 자세에서 팔꿈치로 상체를 지지하고 아래쪽 다리는 구부립니다. 위의 다리는 위로 올려 5초간 유지하고, 다리를 앞과 뒤로 움직여 5초간 유지한 후 내립니다.
7. 엎드립니다. 팔꿈치로 상체를 지지하며 고개를 들고 어깨가 무너지지 않게 10초간 지지합니다.
   양 팔꿈치를 바닥에 붙이고 무릎을 떼고 10~15~30초간 단계별 버티기를 합니다.
8. 네발기기 자세에 양쪽 발목에 모래주머니를 착용하여 대각선 팔, 다리 들기를 합니다.
   위의 자세에서 대각선 팔, 다리를 바깥쪽으로 움직여 5초간 유지한 후 제자리로 돌아갑니다.

⑨ 매트를 무릎으로 지지하고 선 자세에서 팔을 들고 정면을 바라보고 자세를 유지합니다. 좌우로 몸통을 돌려 5초간 유지합니다.

양팔을 옆으로 벌리고 한 다리를 옆으로 들어 균형을 유지합니다.

오른쪽 다리를 앞으로 들고 왼쪽 손으로 오른쪽 무릎을 터치하며 균형을 유지합니다.

반대쪽도 바꾸어 운동합니다.

⑩ 복식 호흡을 하며 운동을 종료합니다.

⑫ 생활운동 프로그램 3040 테이블

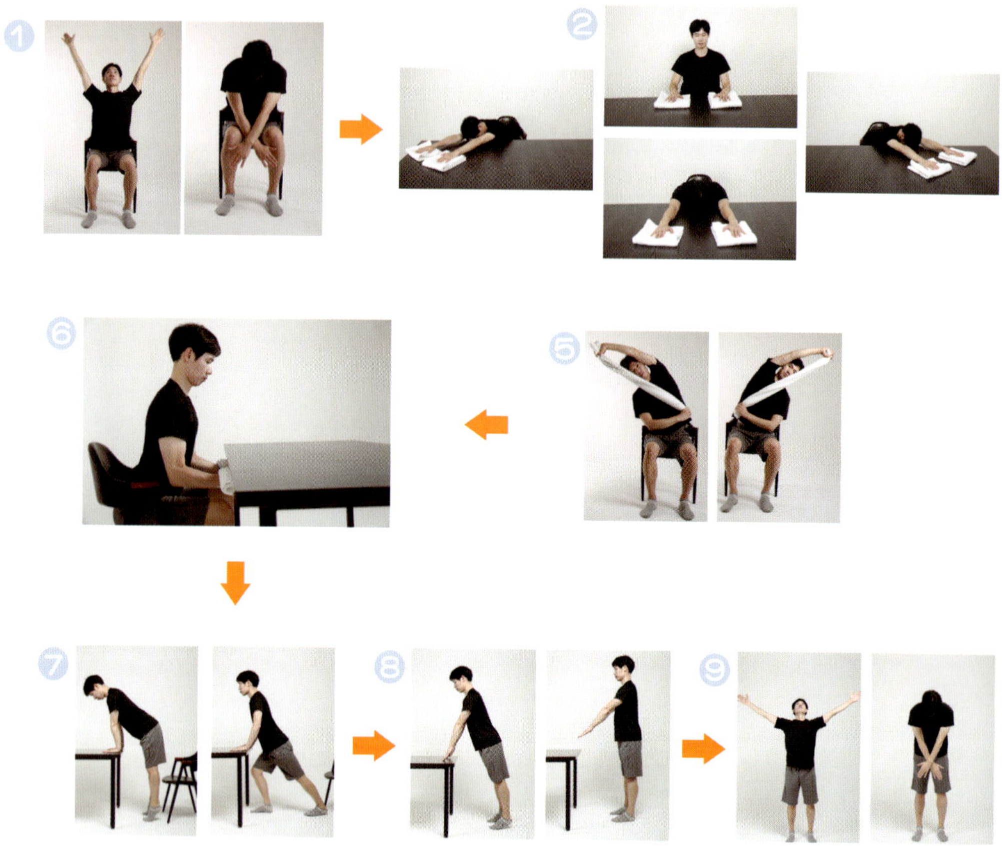

운동은 한 동작을 5~10회 운동합니다. 자신의 몸 상태에 맞추어 강도와 횟수를 조절합니다.

❶ 코로 숨을 들이마시고 입으로 내뱉는 복식 호흡을 5~10회 합니다.
❷ 수건을 잡고 테이블 위에 손을 올려놓습니다.
양팔과 허리를 앞쪽과 옆쪽으로 최대한 숙이며 팔, 허리 그리고 옆구리의 근육을 늘려줍니다.

③

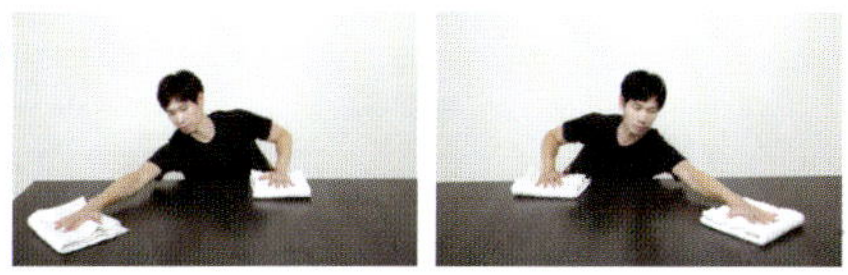

④

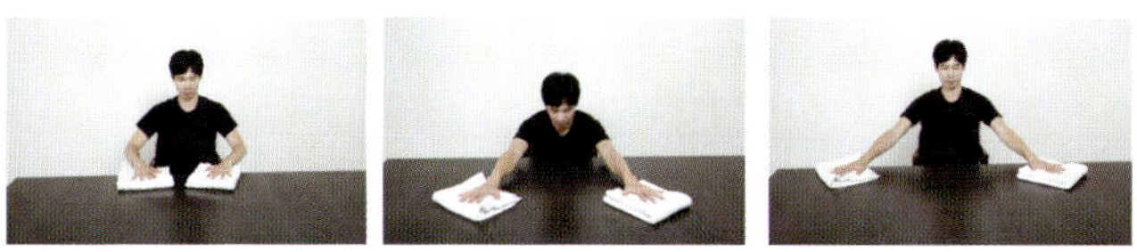

③ 한 손을 길게 앞으로 뻗으며 스트레칭하고 끝 지점에서 5초 유지한 후 제자리로 돌아갑니다.

④ 양팔을 테이블에 크게 원을 그리며 운동합니다.

⑤ 수건의 양 끝을 잡고, 오른손은 왼쪽 골반으로, 몸통은 우측으로 움직이며 이때 골반이 들리지 않게 고정합니다. 왼손을 오른쪽으로 기울이면서 왼쪽 옆구리를 늘려줍니다.

⑥ 테이블 혹은 책상 아래 양손을 대고 팔꿈치를 굽히는 힘(테이블이나 책상이 들리지 않을 정도로만 힘을 줍니다)을 8초 지속하고 10초 휴식합니다.

⑦ 일어서서 앞에 있는 테이블에 양손을 지지하고 발뒤꿈치를 들어 5초간 유지합니다.
테이블에 양손을 지지하고 오른쪽 발을 앞으로 옮겨 무릎을 약간 구부립니다.
왼쪽 다리는 뒤쪽으로 보내고 발의 방향이 전면을 향하게 한 후 발뒤꿈치를 바닥에 닿게 하여 무릎을 펴면서 종아리 근육을 늘려줍니다.
다리를 바꾸어 오른쪽 다리의 종아리 근육도 스트레칭합니다.

⑧ 선 자세에서 팔을 펴고 테이블에 양손 닿고 돌아오기를 합니다.

⑨ 복식 호흡을 하며 운동을 종료합니다.

⑬ 생활운동 프로그램 3040 의자

①

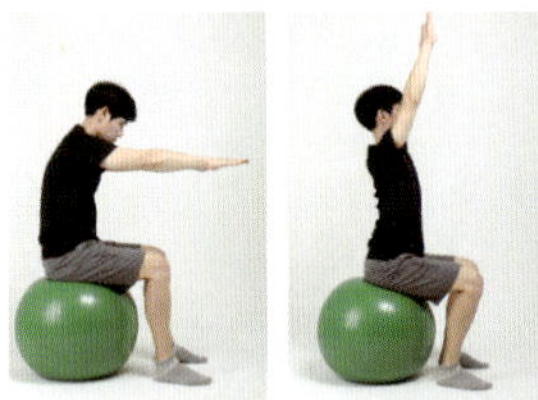

②

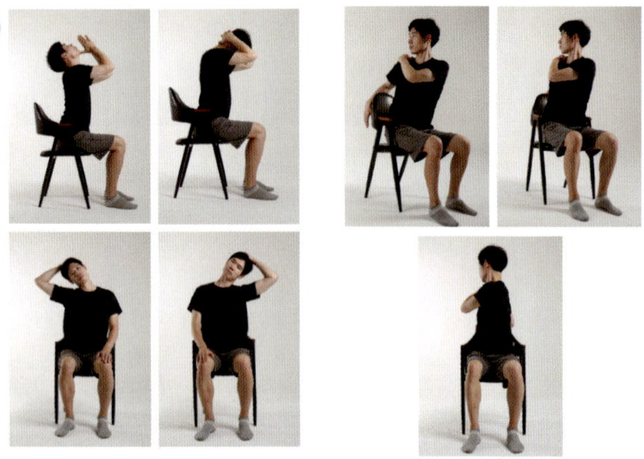

⑤

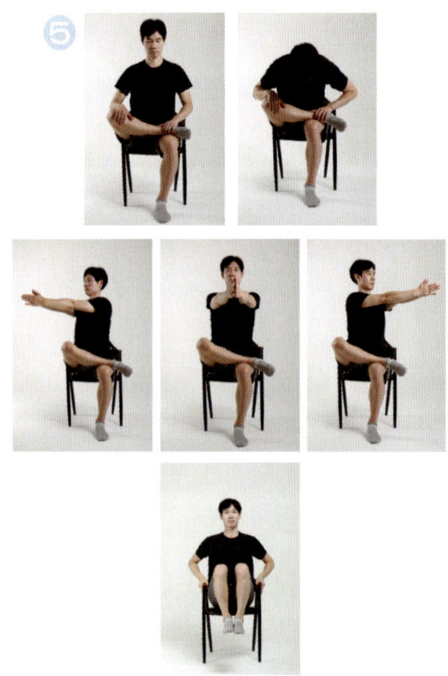

⑥

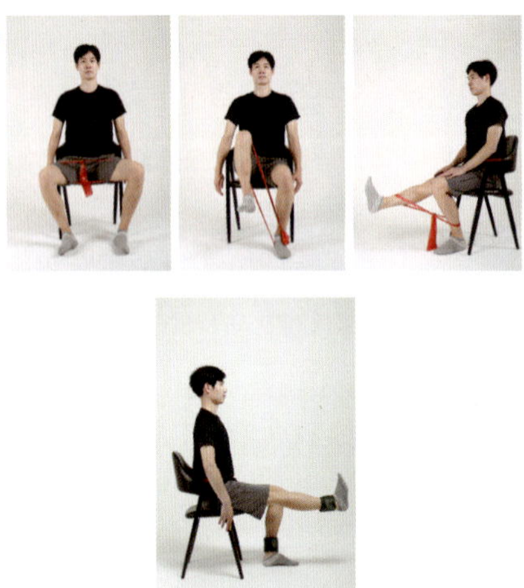

③

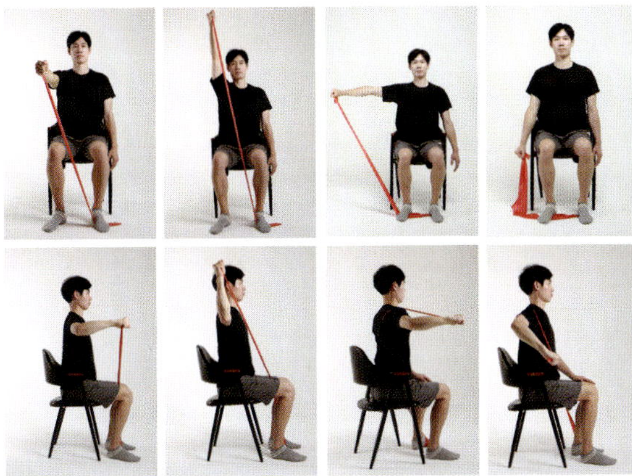

④

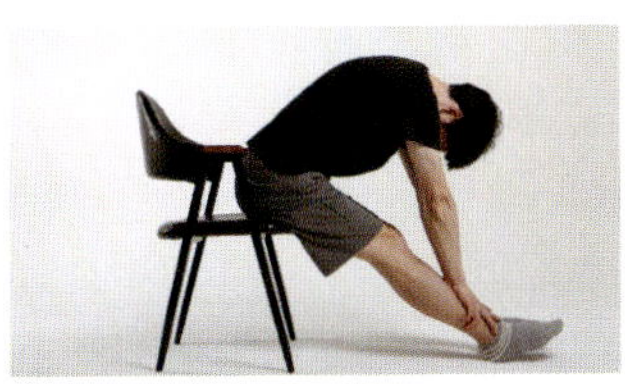

❼

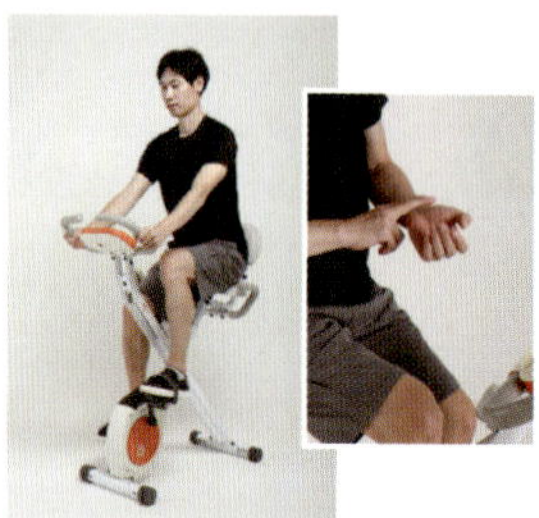

❽

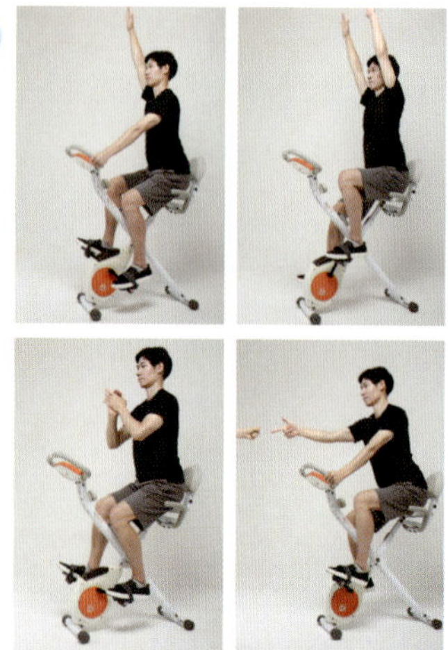

운동은 한 동작을 5~10회 운동합니다. 자신의 몸 상태에 맞추어 강도와 횟수를 조절합니다.

❶ 짐볼에 앉아서 골반을 앞으로 기울이고 뒤로 기울이는 골반경사 운동을 합니다.

❷ 고개를 위와 아래, 좌우 방향으로 돌리고 5초간 유지하여 스트레칭을 합니다. 돌리고자 하는 체간 방향의 팔을 의자에 걸치고, 다른 손은 어깨에 올린 후 몸통을 돌려 뒤쪽을 바라봅니다. 반대쪽도 운동합니다.

❸ 고무줄을 이용하여 어깨 굴곡/ 외전/ 외, 내회전 운동을 합니다.

❹ 다리를 펴고 가능한 데까지 허리를 구부리며 허벅지 뒤쪽 근육과 허리를 스트레칭합니다.

❺ 한 다리를 다른 다리에 올려놓고 허리를 숙여 5초간 유지합니다. 팔을 앞으로 뻗고 좌우로 몸통을 회전합니다.
의자를 잡고 양발을 동시에 떼었다가 5초간 유지 후 내려놓는 복부 운동을 합니다.

⑨

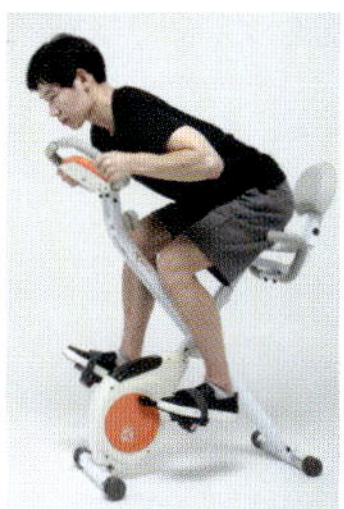

⑩

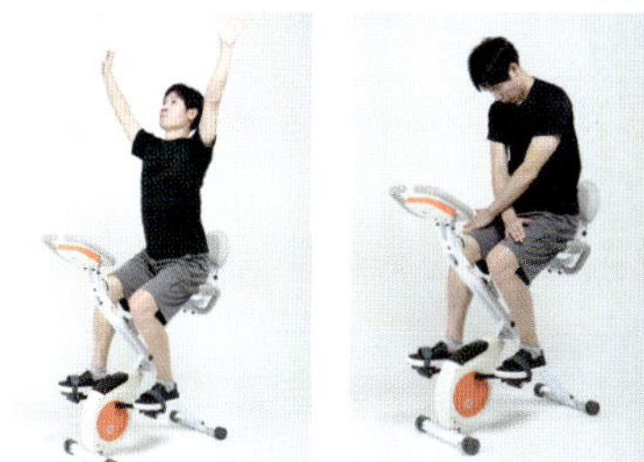

⑥ 고무줄을 허벅지에 감고 다리를 벌리는 운동을 합니다.
한쪽 고무줄을 발로 밟고 다른 쪽은 반대쪽 허벅지에 걸어 다리를 들어 올리는 운동을 합니다.
한쪽 고무줄을 발목에 걸어 무릎을 펴는 운동을 합니다.
모래주머니를 발목에 감고 무릎을 펴고 5초간 유지하는 대퇴사두근 강화운동을 합니다.

⑦ 맥박체크를 한 후 저강도로 20분간 실내 자전거를 탑니다.
* 요골맥박체크 : 자전거를 타기 전에 맥박을 체크합니다.(정상 60~80회/분)
검지와 중지 손가락을 손목이 굽혀지는 주름 선과 엄지손가락의 중심선이 만나는 곳에 살짝 올려 놓고 맥박수를 체크합니다.
맥박은 자전거를 타고 5분이 지난 후에 체크합니다. 운동 후 맥박이 증가되었다면 정상입니다. 자전거를 타기 전에 안정 시에도 맥박수가 정상범위를 벗어나거나 운동 후에 맥박수의 변화가 없거나 감소한다면 자전거 타기는 의사 등 전문가와의 상담이 필요합니다.

⑧ 실내 자전거를 타면서 한 팔이나 두 팔을 들고, 팔 굽혀 펴기, '가위바위보'를 합니다.

⑨ 실내자전거의 강도를 높여 오르막길을 10분간 탑니다.

⑩ 복식 호흡하며 운동을 종료합니다.

14 생활운동 프로그램 3040 벽

①

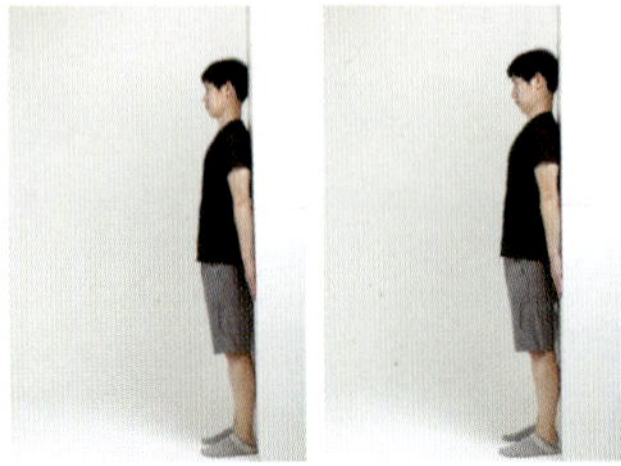

②

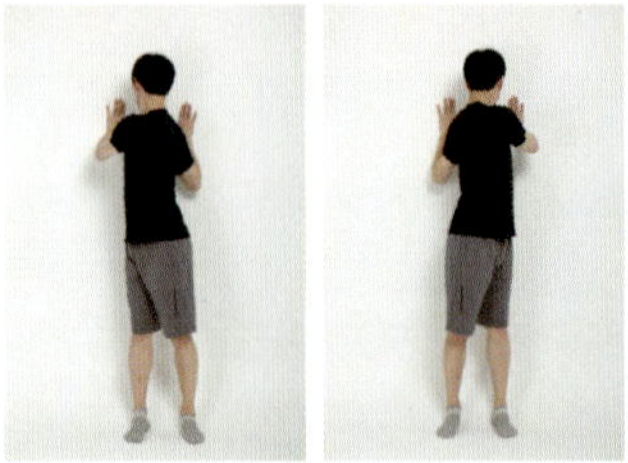

⑧

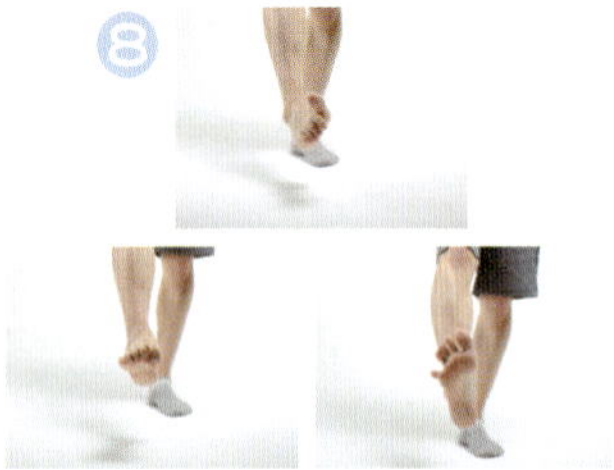

⑦

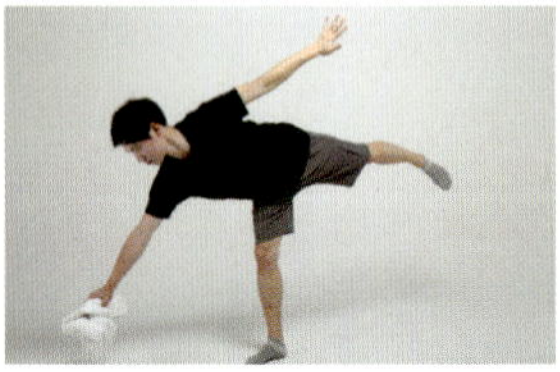

운동은 한 동작을 5~10회 운동합니다. 자신의 몸 상태에 맞추어 강도와 횟수를 조절합니다.

❶ 벽에 뒷머리-양어깨-골반-뒤꿈치를 붙인 자세를 3분간 유지하며 바른 자세를 유지합니다.
그 자세에서 턱을 벽쪽으로 5초간 누르고, 8초간 쉬기를 5회 반복합니다.

❷ 벽에서 한 발 정도 떨어진 거리에 선 후, 좌우로 체간을 회전하며 손을 벽에 닿도록 합니다.

❸ 양손에 물통을 잡고 벽에 기대어 무릎을 굽힌 자세를 5초간 유지하고 일어서기를 합니다.
무릎을 굽히고 몸을 좌우로 기울여 균형을 유지합니다.

❹ 수건을 잡고 벽 누르기를 통해 어깨 외회전, 내회전 운동을 합니다.
등 뒤에서 양손으로 수건을 잡고 위로 올렸다가 내리면서 어깨 외회전, 내회전 운동을 5회 반복합니다.

③

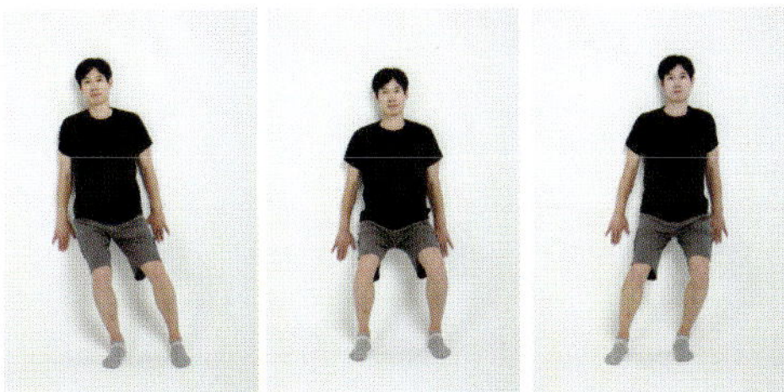

④

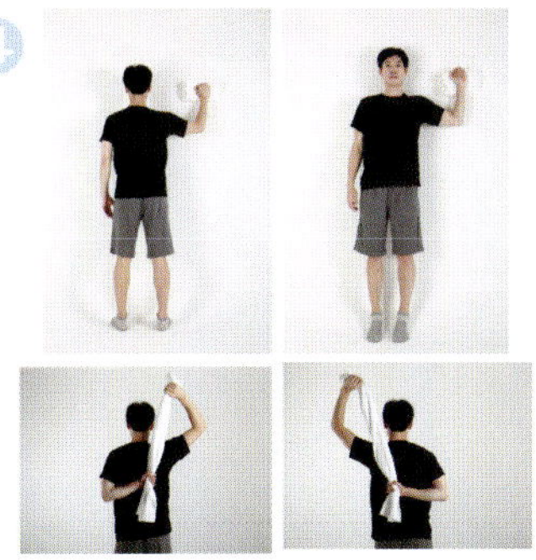

⑤

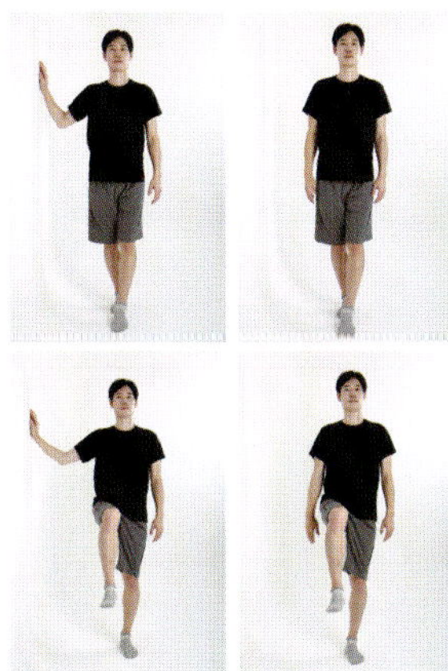

⑥

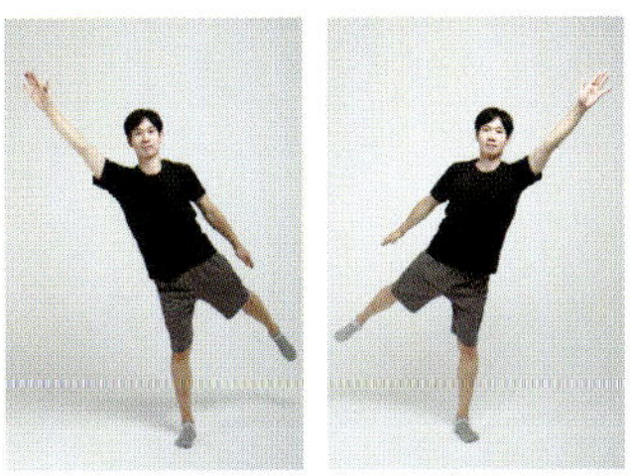

⑤ 벽에 한 손을 대고 한 발을 앞으로 내밀어 두 발을 일자로 만들고 유지합니다.
안정적이라면 손을 떼고 이 자세를 유지합니다.
벽에 한 손을 대고 한 발로 서서 균형을 유지합니다. 안정적이라면 손을 떼고 이 자세를 유지합니다.

⑥ 오른팔을 위로 뻗고 왼쪽 다리를 들며 5초간 균형을 유지합니다.
제자리로 돌아온 후 왼팔과 오른쪽 다리를 들며 5초간 균형을 유지합니다.

⑦ ⑥번의 자세를 유지하며 허리를 구부려 바닥쪽으로 팔을 내리고 제자리로 돌아옵니다.
반대쪽 팔도 운동합니다.

⑧ 한 발을 들고 발목을 여러 방향으로 움직입니다. 발가락으로 가위바위보를 합니다.

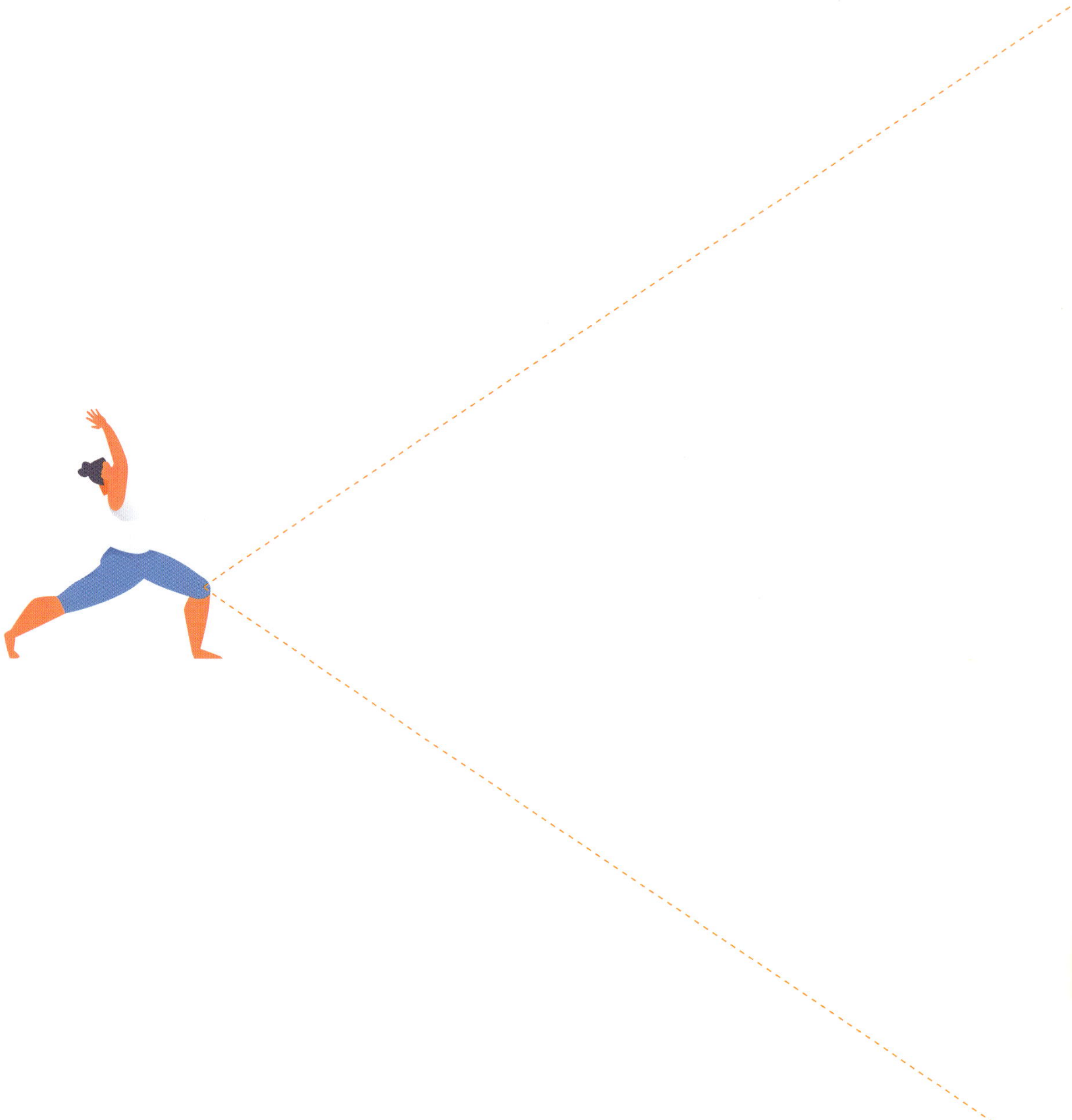

With Family

그룹 생활운동

01 생활운동을 통한 일본의 건강기능연금 만들기

1) 마을의 '건강 지킴이' 데이케어센터

강연을 통하여 물리치료과의 학생들에게 앞으로 변화될 미래의 모습을 예측하고 그에 대해 물리치료사로서 준비해야 할 것들에 대하여 알려줄 수 있는 기회가 있었습니다.

고령화가 진행됨에 따라 물리치료사의 역할은 점점 더 중요해질 것이기에 앞으로를 책임져야 할 학생들에게 강연할 수 있었다는 것이 개인적으로 매우 기쁘고 소중한 경험이었습니다.

실제로 그 상황을 겪고 있는 사회를 지켜보면서 아직 겪어보지 못한 상황에 대하여 내가 살고 있는 사회에 어떻게 적용해야 할지 생각해 보는 것은 시행착오를 줄이고 비용과 시간을 절감하는 데 있어 매우 중요하다고 생각합니다.

가장 가까운 나라인 일본은 약 10여 년 후의 우리 사회의 모습을 예측할 수 있는 나라입니다.

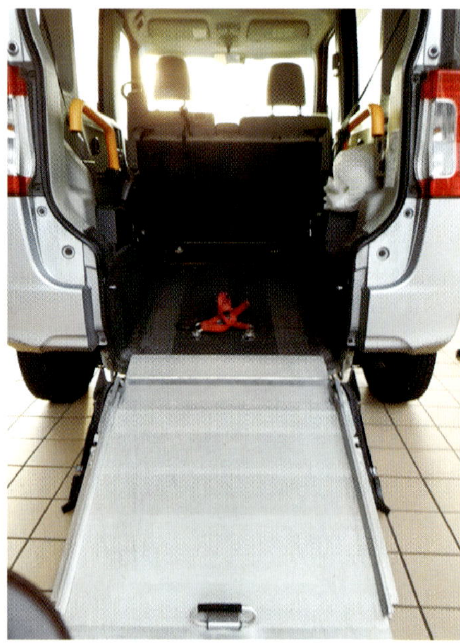

일본은 유치원 차량보다 데이케어센터 송영 차량이 더 많습니다.
※ 일본은 우리나라보다 고령화가 약 10~15년 이상 앞서 있습니다.
출처 : OTAGAI Forum Association(otagai.asia/about.html)

저는 2019년에 일본의 데이케어센터를 방문하여 유치원, 어린이집 통학 차량보다 노인 주간 보호소 차량들이 더 많이 다니는 것을 볼 수 있었습니다.

현재 일본의 모습을 통하여 미래의 대한민국, 나의 노년에 대하여 생각해 볼 수 있습니다.

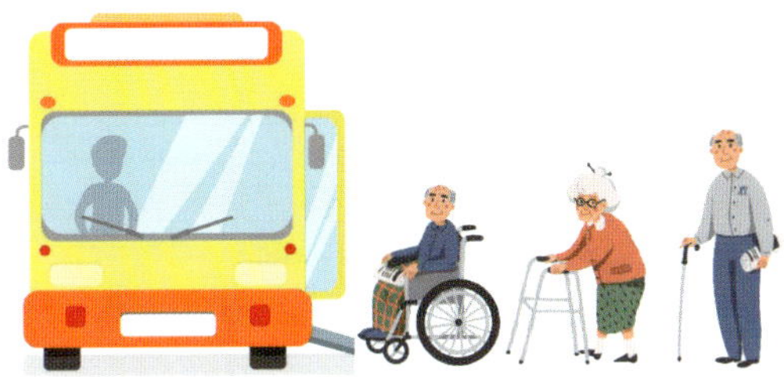
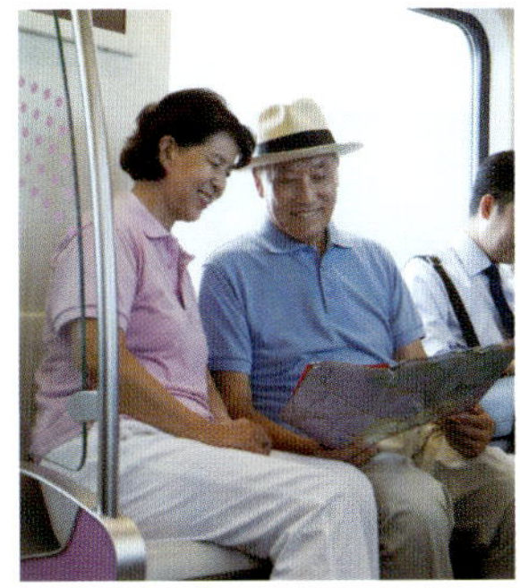

나고야 북쪽 후쿠이현은 눈이 많이 내리는 시골마을입니다.

HOT REHABILI SYSTEMS 시설은 마을의 어르신과 또 가족들에게 중요한 역할을 하고 있었습니다. 이 시설의 마쯔이 대표는 과거 물리치료 공무원으로 일할 때 병원에서 집으로 퇴원한 환자분들의 대부분이 원활한 일상생활을 하는 데에 어려움을 느끼며 다시 병원으로 오는 악순환을 오랜 시간 지켜보면서 물리치료사로서의 역할에 한계를 느꼈다고 합니다.

마쯔이 대표는 실제 환자들의 집과 비슷한 생활공간 속에서 재활을 할 수 있

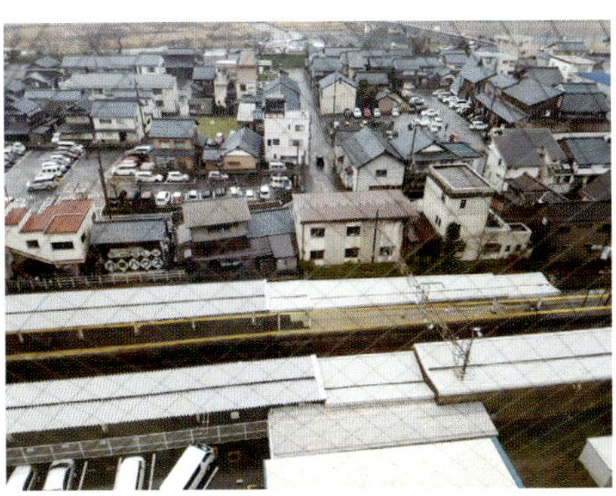
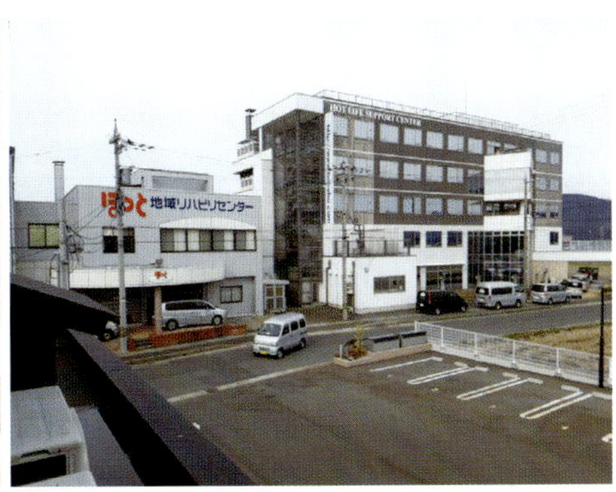

데이케어센터(어르신 주간 보호소)

도록 하기 위하여 안정적인 공무원을 그만두고, 자신의 집 1층에 데이케어센터를 열었습니다.

데이케어센터 재활 프로그램의 목적과 구성내용은 이용자가 자신의 집에 돌아가서도 원활하게 일상생활을 할 수 있고, 잘 적응할 수 있게 하는 것이었습니다.

마을 주민들은 이러한 재활 프로그램에 만족하고 고마워했으며, 이용자들이 점점 더 늘어났습니다. 데이케어센터 공간이 부족해져서 고민하고 있을 때 이용자 중 몇 분들이 자신들의 땅을 마쯔이 대표에게 제공하였으며, 데이케어센터를 확장하여 더 많은 사람들이 이용할 수 있게 되었습니다. 현재 후쿠이현 마을에 7개의 시설이 운영 중에 있습니다.

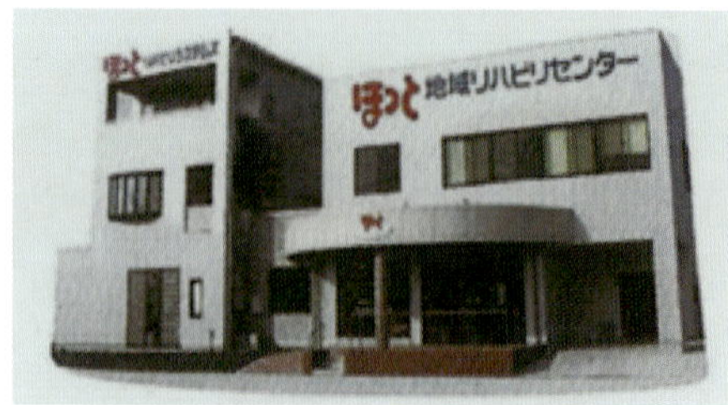

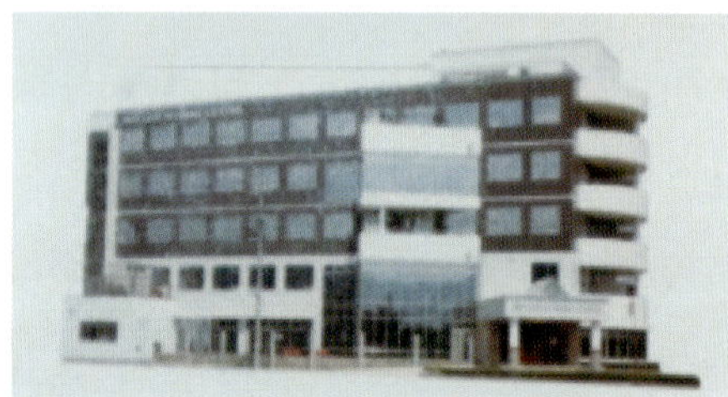

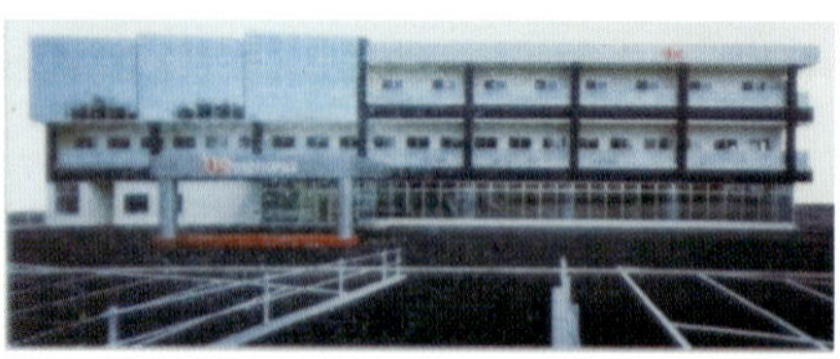

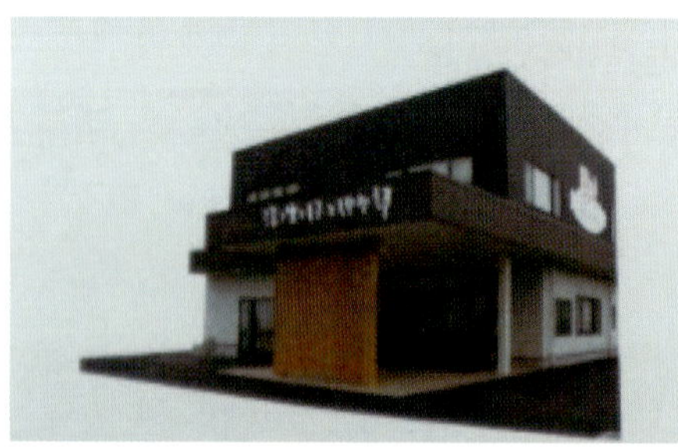

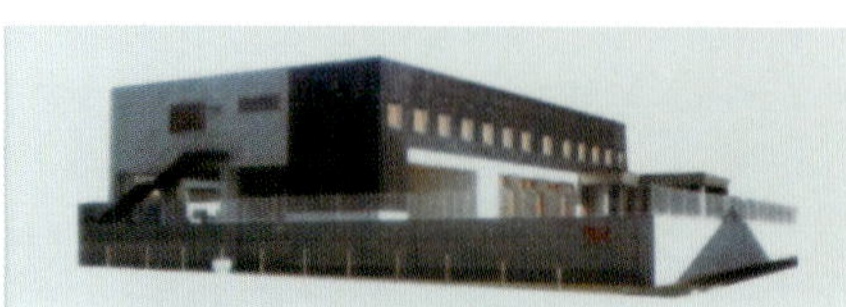

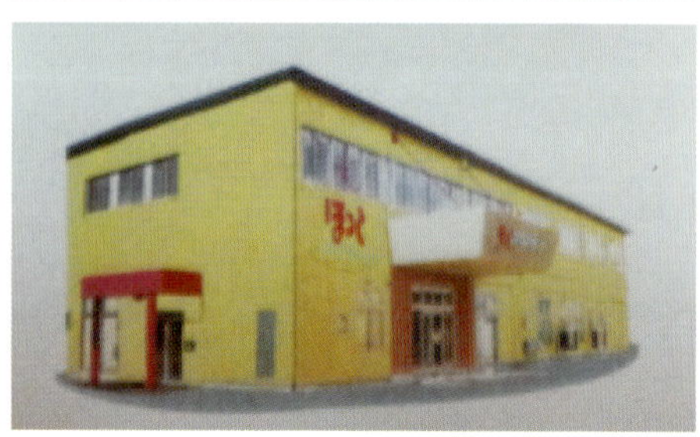

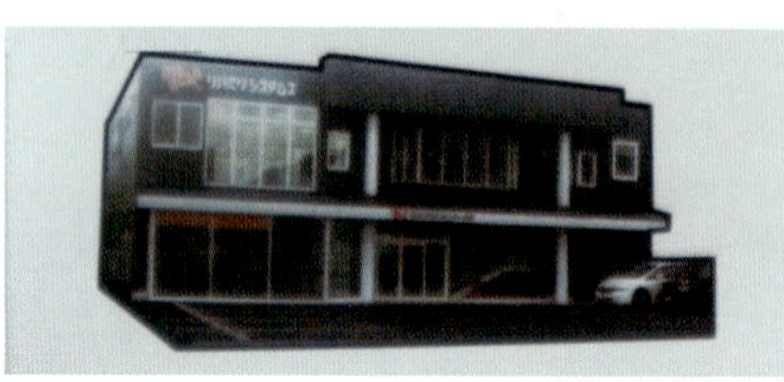

HOT REHABILI SYSTEMS 시설에서는 가정방문 서비스 또한 운영 중에 있습니다.

1회 가정방문 서비스 내용은 다음과 같이 구성되어 있습니다.

① SPO2, 체온, 혈압 등 vital sign 체크

② 바로 누운 자세, 옆으로 누운 자세, 엎드린 자세에서 근긴장 이완을 위한 전문가의 수동적 스트레칭

③ 앉은 자세에서 전문가의 지도하에 스스로 운동 훈련

④ 삼키는 기능을 개선하는 연하 운동

⑤ 발성 및 발음 정확성을 위한 언어치료

2) Peer Support

마쯔이 대표의 '가정 속 자립형 재활 프로그램'으로 현재 HOT REHABILI SYSTEMS는 일본의 5대 네이케어센터로 발전하였습니다.

이곳이 다른 곳과 차별화된 것 중 가장 큰 부분은 일상생활을 잘하기 위한 운동 프로그램을 제공하는 것이었습니다. 이용자분들의 기능적 수준을 체계적으로 분류하고 프로그램을 적용하고 있었습니다.

운동 프로그램은 치료사와 이용자의 1대1 운동 프로그램이 아니라 비슷한 기능 수준을 가진 분들을 그룹으로 구성하여 운동하는 1대 다수의 운동 프로그램으로 구성되어 있었습니다.

하루에 많은 여유시간 중 건강증진과 유지를 위해 사용하는 이 시간은 비슷한 몸 상태의 동료들에게 도움을 받을 수도 또 도움을 줄 수도 있는 'peer support(공감대)'를 만드는 중요한 시간이 되는 것을 직접 볼 수 있었습니다.

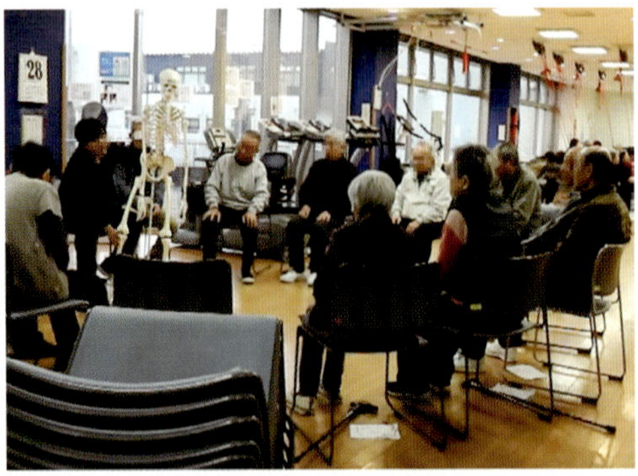

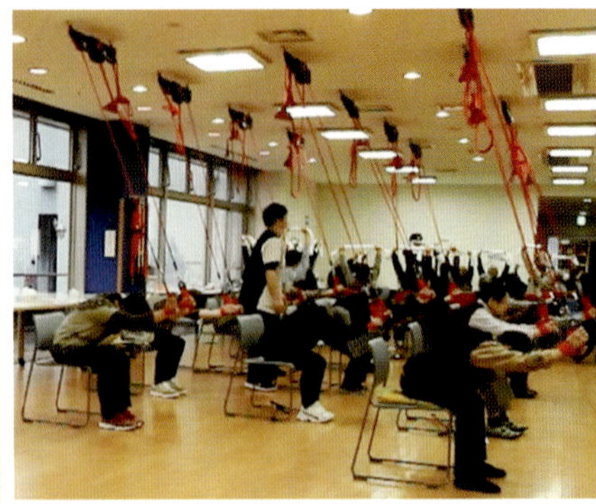

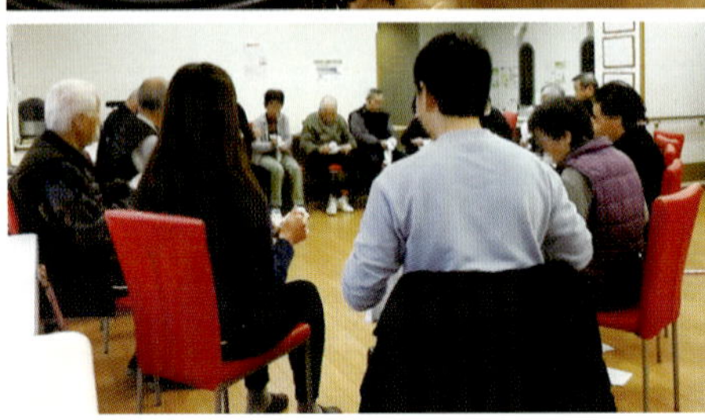

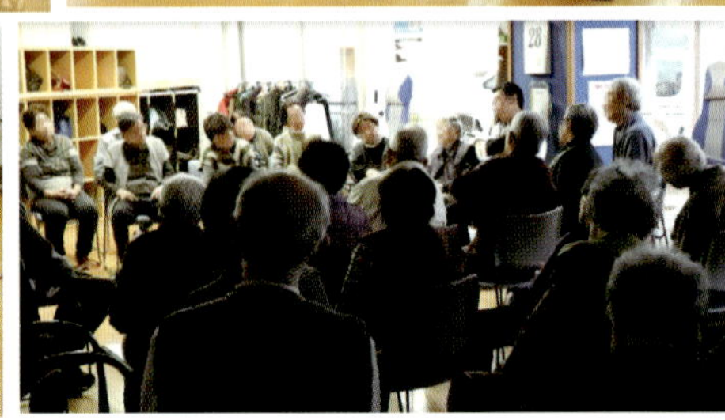

02 여가 + 레크리에이션 = 그룹 생활운동

초고령화 사회에 있는 일본에서는 '요양원보다 내가 살던 집에서 죽음을 맞이하고 싶다'라는 생각이 반영되어 '이용자 중심'의 개호서비스(우리나라의 장기요양보호서비스)로 전환되어 가고 있었습니다. 우리나라에서도 이와 같이 변할 가능성이 높습니다.

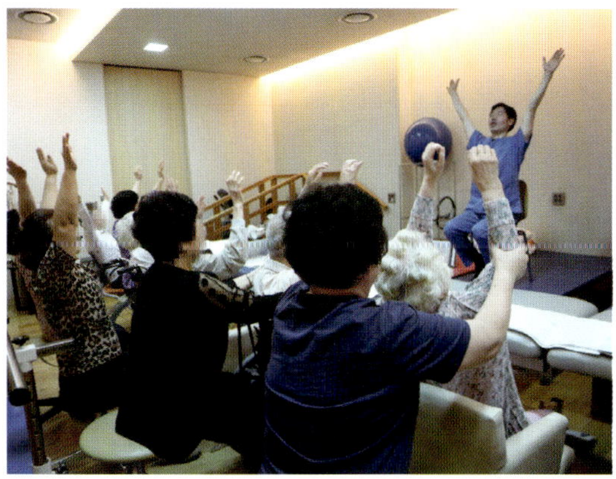

앞에서 언급했던 강연에서 학생들에게 20년 후 고령이 되는 부모님 혹은 조부모님에게 경제적 효도보다 운동적 효도의 필요성을 언급하면서, 전문가에만 의존하는것이 아니라 가족 구성원이 모두 운동에 참여할 수 있도록 하며 모두가 건강에 관심을 가지고 자신의 삶을 건강하게 이어나갈 수 있도록 생활운동전문가를 만드는 교육도 우리가 꼭 해야 하는 일 중 하나라고 강조합니다.

제가 근무하고 있는 직장은 실버타운 업계 1위로 자리매김하고 있는 곳으로 현재 '건강학교'를 통해 이용자분들에게 생활기능에 도움이 되는 운동 프로그램을 운영합니다. 이용자분과 가족 구성원(혹은 간병인)이 함께 참여하여 집에서도 가족과 함께 운동할 수 있도록 구성되어 있으며, 같이 생활하고 있는 분들과 함께 즐겁게 운동할 수 있는 시간이 되고 있습니다.

생활운동 프로그램은 조금만 익숙해지면, 언제 어디에서나 이를 응용하여 운동할 수 있습니다.

가장 많은 시간을 보내는 집에서 스스로 운동을 할 수 있게 되거나 가족과 함께 운동을 할 수 있게 된다면 생활에 필요한 몸의 움직임이 유지되고 증진됩니다. 그리고 하루하루의 운동들이 쌓여 건강도 돈을 저축하듯 건강연금이 될 것입니다.

아파서 병원에 있어야 할 시간과 비용을 생각해 본다면 건강은 우리의 삶을 풍족하고 만족스럽게 만들 수 있는 가장 중요한 요소입니다.

피곤하다고 침대에 누워계신가요? 아니면 거실 소파에서 드라마나 뉴스를 보면서 장시간 앉아 계신가요? 이제 가만히 있지 마시고, 침대에 누워서, 소파에 앉아서 생활운동을 시작해 보십시오. 운동은 자신감을 불어넣어 주고 생활의 활력을 다시 높여줄 것입니다.

Leave Hospital

퇴원 후 운동

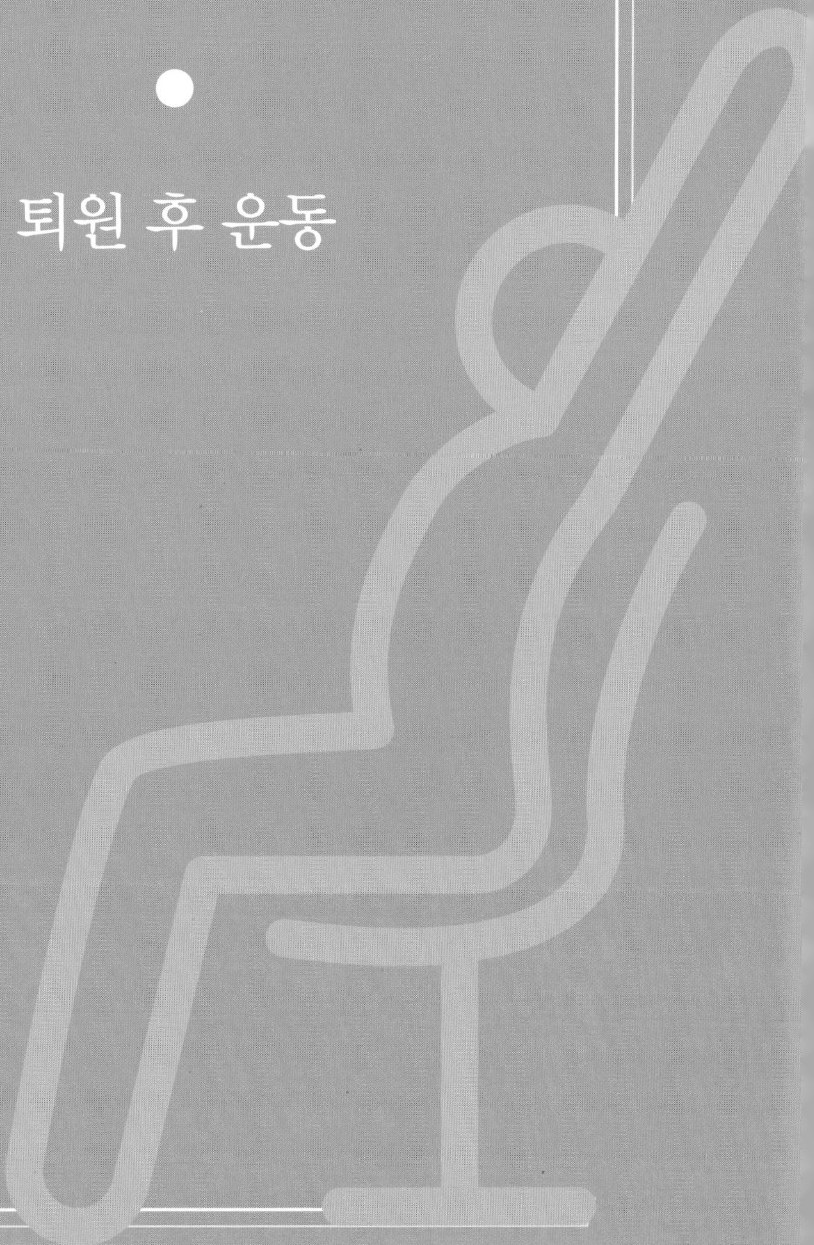

01
잠자리에서 벗어나기 위한 운동 '침대 섬 탈출!!'

2014년도 폐렴으로 병원에서 장기간 입원 후 퇴원하신 J씨는 이전부터 허리 협착증도 앓고 계셨습니다. 입원 전에는 지팡이를 이용해 걷는 것이 가능했지만 퇴원 후에는 이불에 누운 상태로 가족의 도움으로 식사, 배변, 개인위생을 하고 있었습니다.

누운 자세에서 옆으로 누워 팔꿈치로 몸을 일으켜 앉으려고 하면 허리 협착증의 통증으로 일어나는 것이 불가능한 상태였고 그때마다 가족들이 J씨를 일으켜 드리고 있었습니다.

일어나는 것조차 혼자서 하실 수 없다 보니 개인위생 또한 타인의 도움이 필요한 상태로 가족들이 보름에 한번 휠체어를 이용하여 씻겨드린다고 하셨습니다.

J씨를 처음 뵙고 상태를 살펴보았을 때, 팔의 힘, 악력, 무릎을 펼 수 있는 힘이 가족분들에게 들은 것보다 훨씬 좋으셨습니다. 앉은 상태에서 일어나기 위한 중요한 기능 중 하나인 옆으로 누운 자세와 엎드리기도 제가 조금 도와 드리는 것으로도 잘 하실 수 있었습니다. 누운 자세에서 양 무릎을 세우고 엉덩이를 드시는 것도 가능했고 한쪽 무릎을 세우고 엉덩이를 손으로 받쳐드렸더니 의자에 앉으실 수 있었습니다.

이 모습을 지켜보던 가족들은 저를 마법사처럼 보셨고, 아버님 또한 자신이 지금 앉을 수 있는 힘이 있었다는 것에 놀라셨습니다.

이처럼 방법을 모르기 때문에 자신이 할 수 있는 것들을 알지 못해서 일상생

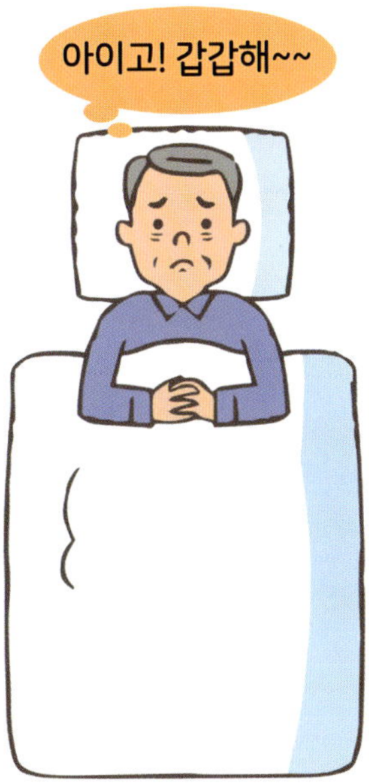

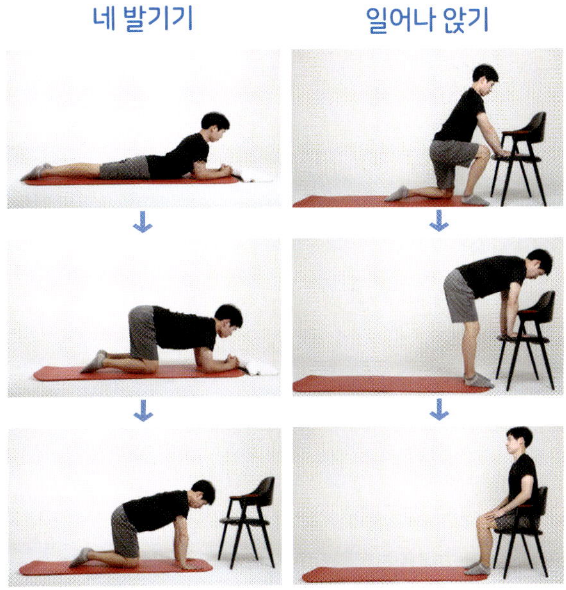

활에 어려움을 겪는 경우가 많습니다.

얼마 지나지 않아 J씨는 식탁에서 식사와 간식을 드실 수 있게 되었고, 움직임이 좋아지심에 따라 그에 맞는 운동들을 교육하여 나중에는 워커를 이용해서 집안을 다닐 수 있게 되셨습니다.

위의 경우처럼 환자분의 근력과 기능이 나쁘지 않은 데도 불구하고 거의 모든 일상을 누워서 보내는 경우가 많이 있습니다. 장시간 누운 상태로 지내게 되면 다리 등 몸의 근력이 떨어지게 됩니다. 이런 때에는 누운 상태에서도 근력을 유지시키고 향상시킬 수 있는 운동이 필요합니다.

1 바닥 탈출 운동 1

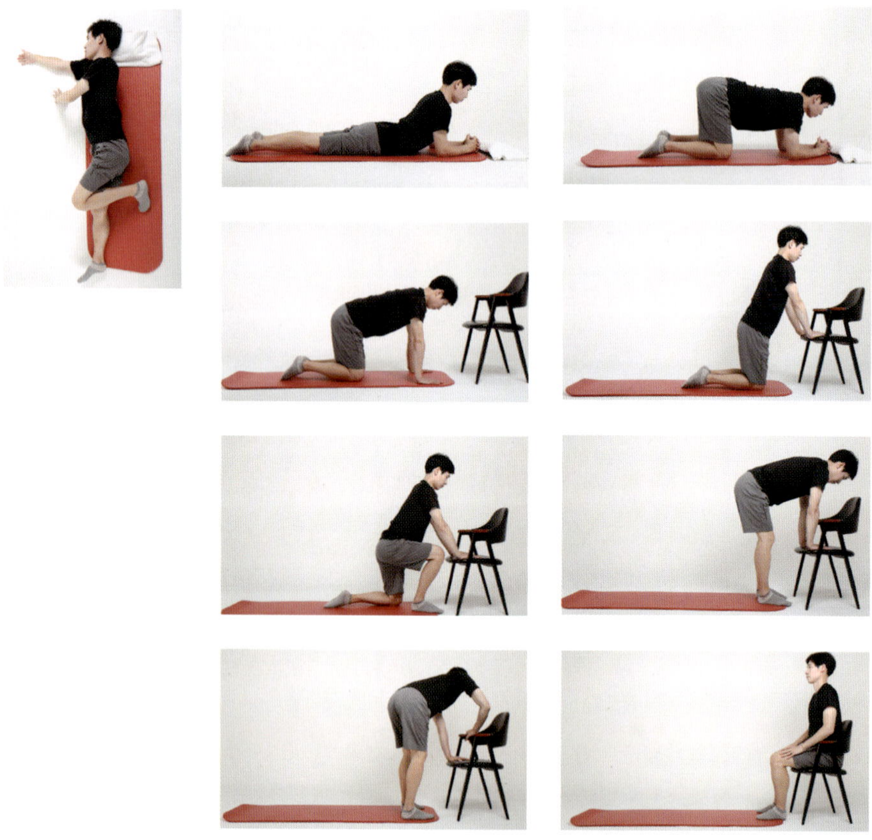

좌우 롤링 운동 → 엎드리기→ 양쪽 무릎 세우기 → 네발기기 자세 → 의자 위에 양 손 올려놓기 → 의자에 양 손 올려놓고 한 쪽 무릎 세우기 → 반대쪽 무릎 세우기 → 일어나기 → 돌아서 앉기

★ 앉은 자세에서 누울 때에도 역순으로 하는 것이 안전합니다.

바닥 탈출 운동 2

의자에 앉는 것이 가능하다면, 중력에 대항할 수 있는 자세유지 근육들의 근력운동이 필요합니다. 소파나 의자를 이용하여 운동해 보시기 바랍니다. 운동은 한 동작을 5~10회 운동합니다. 자신의 몸 상태에 맞추어 강도와 횟수를 조절합니다.

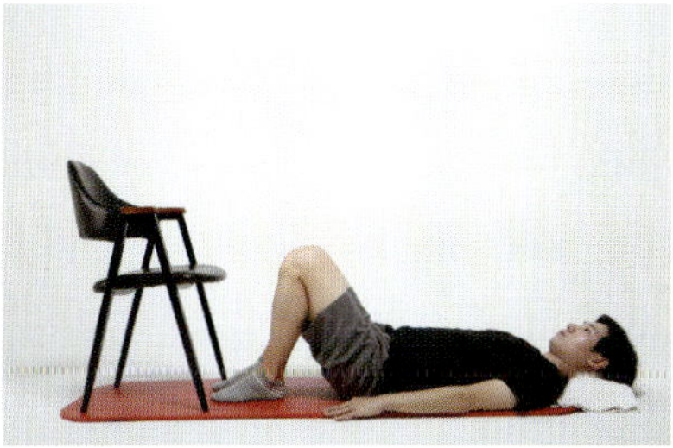

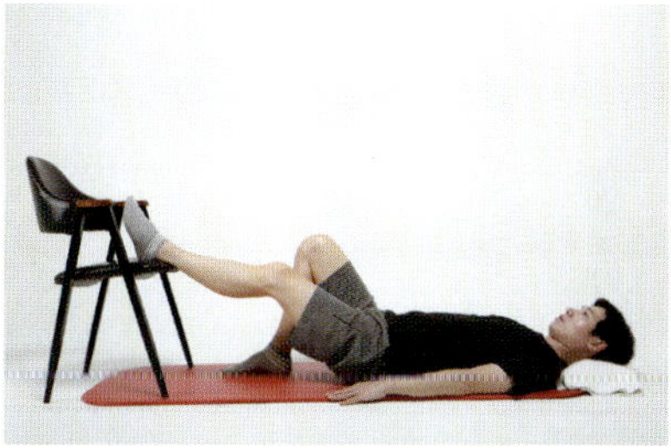

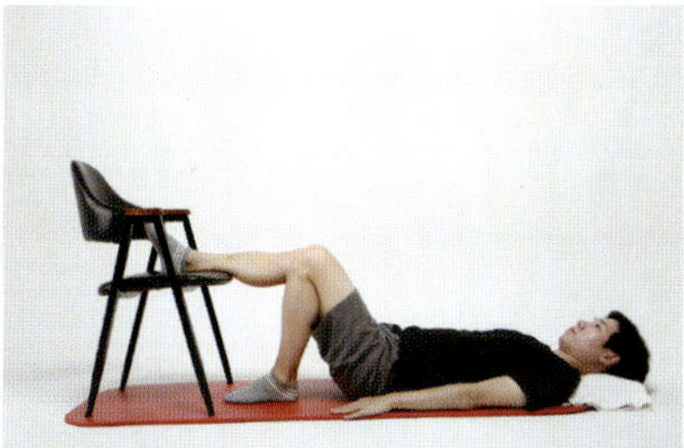

첫째, 소파 위에 다리 올려놓고 내리기

❶ 양 무릎을 세우고 누운 자세에서 한 다리를 소파 위에 올려놓습니다.

❷ 소파 위에 올려놓은 다리를 다시 바닥에 내려놓으면서 동시에 반대쪽 다리를 소파 위에 올려놓습니다.

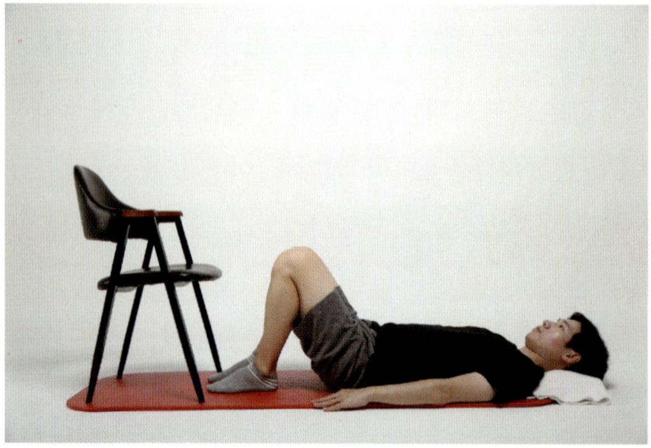

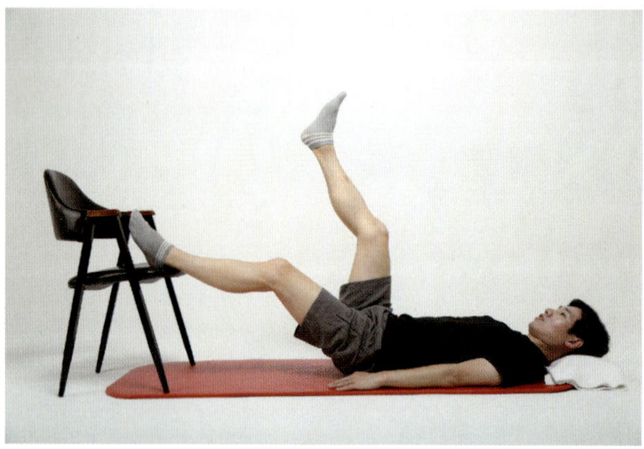

둘째, 소파 위에 다리 올려 놓고 한 다리 들기

❶ 누운 자세에서 두 다리를 소파 위에 올려놓습니다.

❷ 편안하게 누워있는 자세에서 숨을 들이마십니다.

❸ 한 다리를 들어 5초간 유지한 후 내립니다. 이때 숨을 참지 않고 천천히 내쉽니다.

❹ 반대쪽 다리를 들어서 5초간 유지한 후 내립니다.

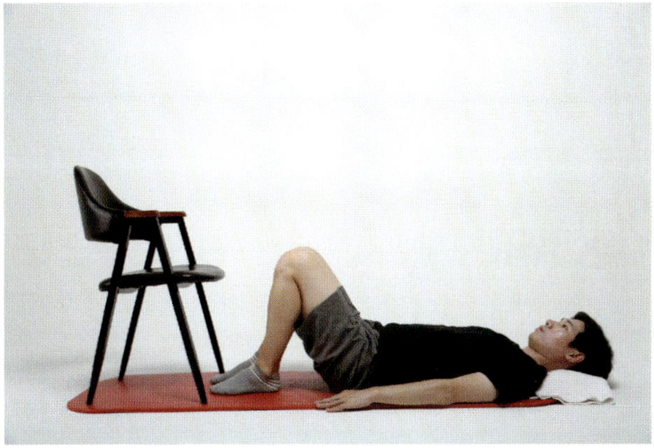

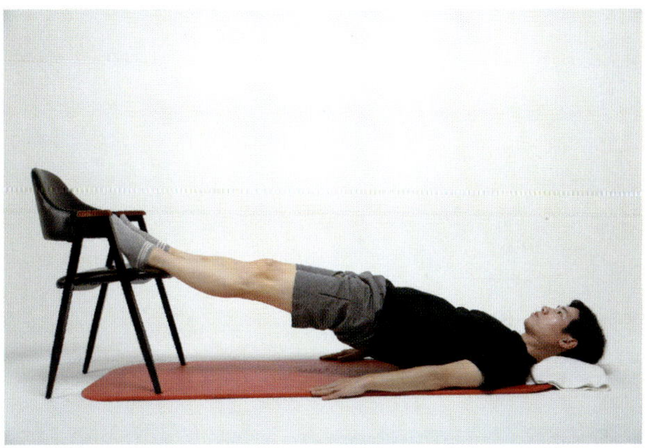

셋째, 소파 위에 다리 올려놓고 엉덩이 들기

❶ 누운 자세에서 두 다리를 소파 위에 올려놓습니다.

❷ 편안하게 누워있는 자세에서 숨을 들이마십니다.

❸ 엉덩이 근육에 힘을 주면서 엉덩이를 바닥에서 듭니다. 이때 숨을 참지 않도록 하고 천천히 내쉽니다.

❹ 5초간 유지한 후 엉덩이를 내립니다.

02
고유수용성 감각 기르기 운동

점점 나이가 들어가면서 시각과 청각의 기능이 떨어집니다. 잘 보지 못하거나 듣지 못해서 부딪히거나, 넘어지는 사고가 일어날 수 있습니다. 시각과 청각의 저하를 보상하기 위해 고유수용성 감각을 기르는 노력이 필요합니다.

운동은 한 동작을 5~10회 운동합니다. 자신의 몸 상태에 맞추어 강도와 횟수를 조절합니다.

1 눈 감고 내 몸의 위치 찾기

눈을 감고 내 몸을 만져보면서 어느 부분을 만지고 있는지 생각해 봅니다. 만지기 전에 어느 부분을 만져볼지 생각하면서 손으로 찾아가 봅니다. 부부가 서로 해보는 것도 가능합니다.

상대방이 발가락 중 하나를 만지면서 몇 번째 발가락인지 물어봅니다.

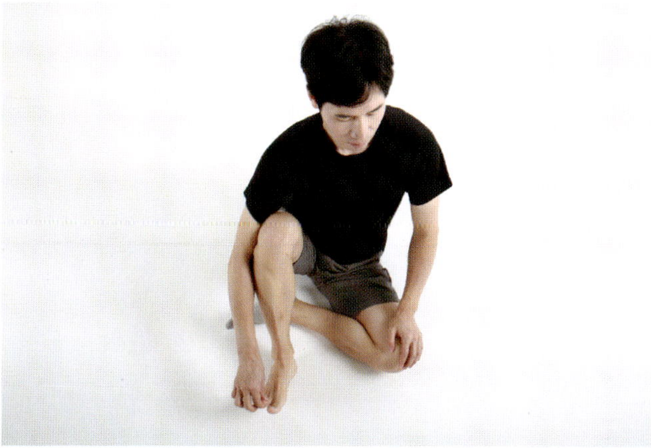

걸을 때 발의 감각을 통하여 지면의 경사나 울퉁불퉁함에 대한 정보를 받을 수 있고, 보폭의 넓이와 발의 좌우 간격, 걷는 속도 등의 감각정보를 전달받을 수 있습니다.

발이 주는 감각정보가 부족하면 시각이나 청각, 혹은 세 번째 다리라 부르는 지팡이를 잡은 손 감각으로 지면에 대한 정보를 더 얻으려고 하게 됩니다. 발에 대한 감각을 키워줄 수 있는 운동을 하는 것은 중요합니다.

② 발목 올리기 운동

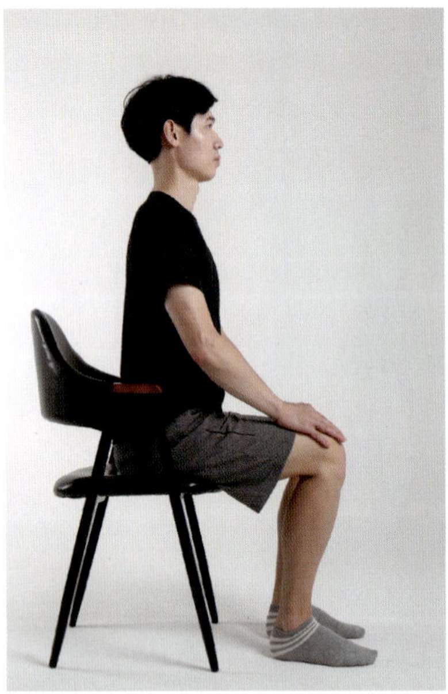

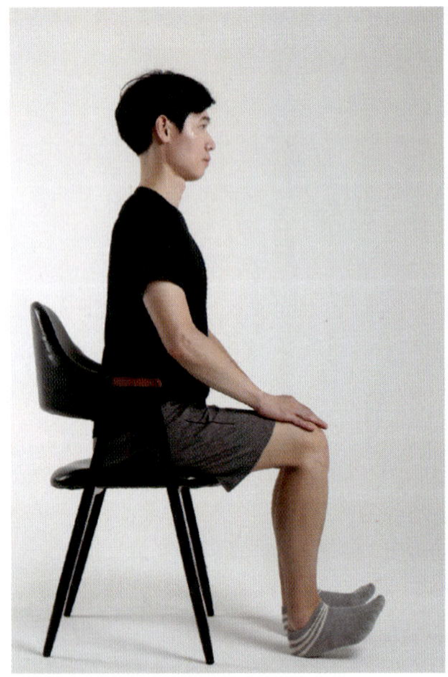

❶ 의자에 바른 자세로 앉습니다.

❷ 발목을 위로 올렸다가 5초간 유지하고 내립니다.

❸ 모래주머니가 있다면 발등에 묶고 운동합니다.

③ 수건을 이용하여 발가락 근육 강화하기

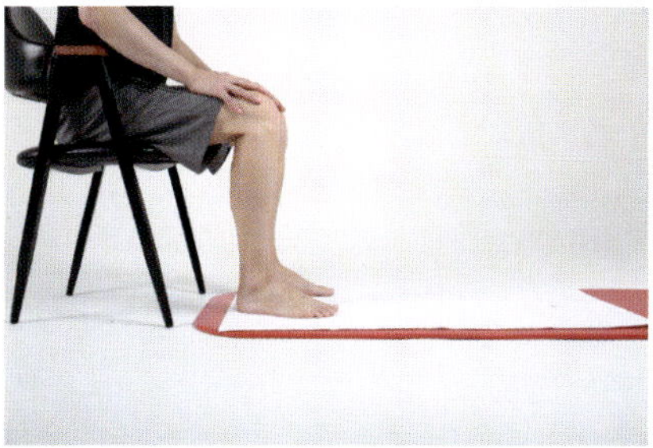

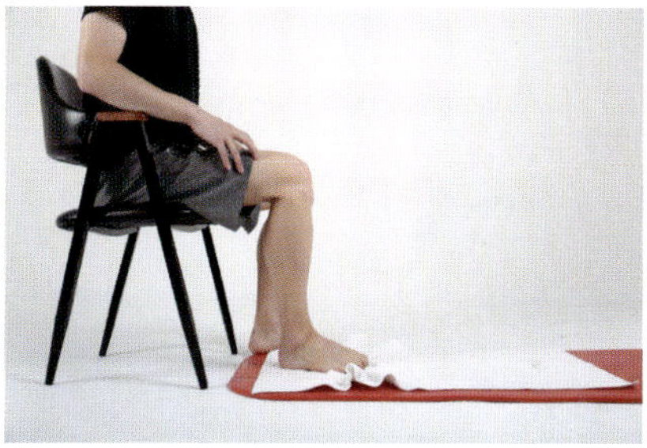

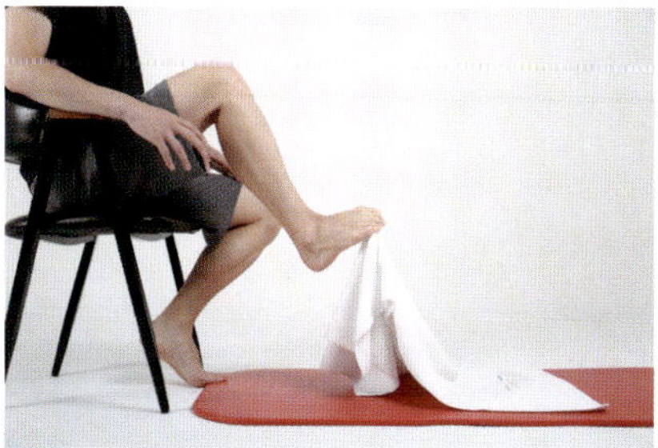

❶ 바닥에 수건을 깔고 의자에 앉습니다.

❷ 한쪽 발을 수건 위에 올려 놓습니다.

❸ 발가락으로 수건을 끌어당깁니다.

❹ 발가락으로 수건을 집어 수건을 들어 올립니다.

4 골프공을 이용한 발바닥의 감각 기르기 운동

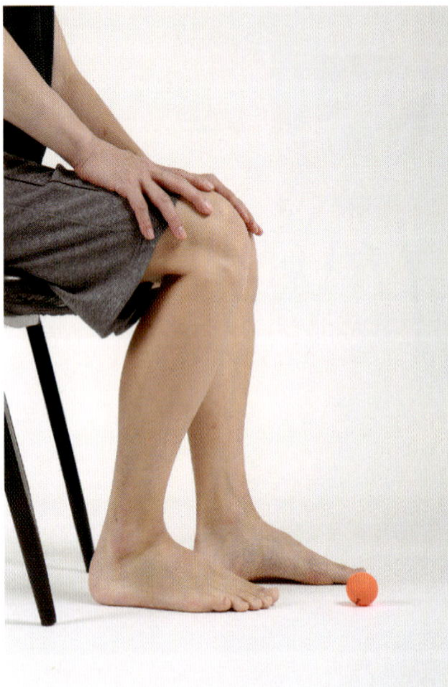

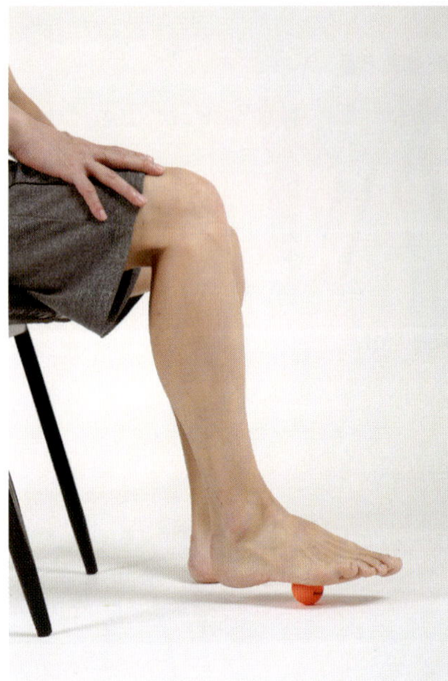

❶ 골프공을 바닥에 놓고 의자에 앉습니다.

❷ 한쪽 발을 골프공 위에 올려놓고 발로 골프공을 앞뒤로 굴립니다.

❸ 반대쪽 발도 위와 같은 방법으로 시행합니다.

⑤ 발가락 가위바위보 게임을 하며 발가락의 움직임을 연습

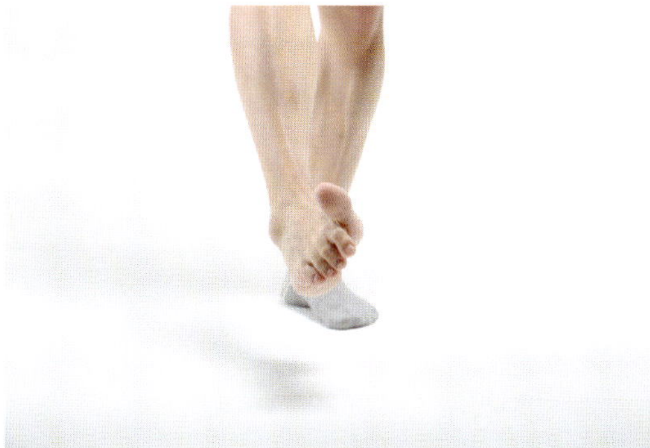

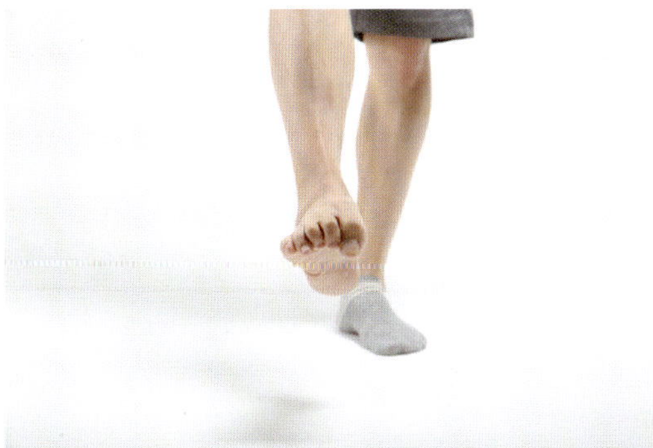

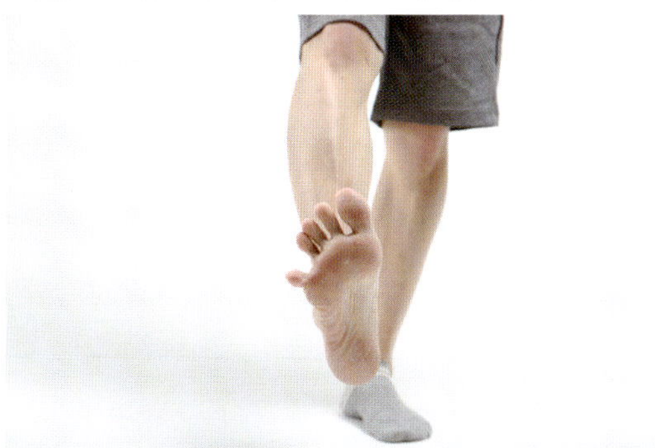

❶ 발가락을 가위바위보 하듯이 움직입니다.

❷ 반대쪽 발도 운동합니다.

다른 사람과 발로 가위바위보를 해봅니다.

03 걷기 운동

적당한 속도와 보폭을 유지하고, 바른 자세로 걷는 것은 매우 중요합니다. 빠른 속도로 걷거나 종종걸음 등 잘못된 방법으로 걷는다면 넘어질 위험이 높아집니다. 구부정한 자세로 걷는 것은 발의 앞쪽이 땅에 먼저 닿거나 종종걸음을 만드는 원인이 되며 쉽게 넘어질 수 있습니다.

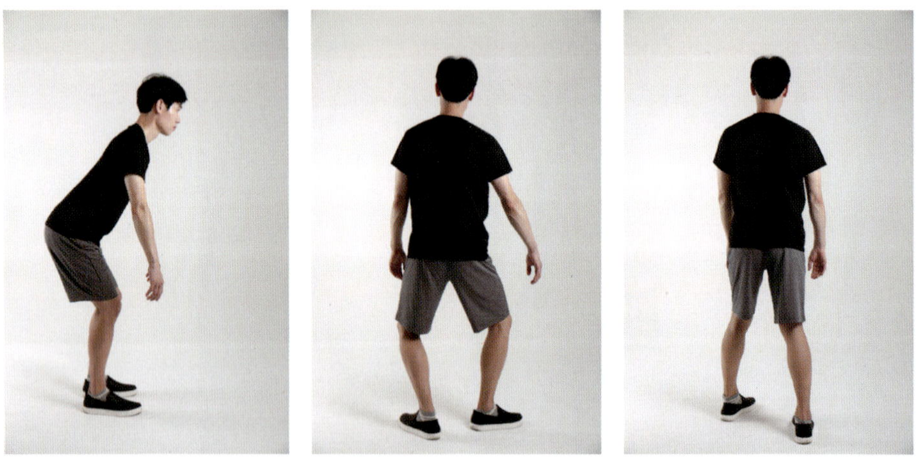

2013년도에 뇌졸중을 앓고 계셨던 P씨는 집 안에서의 이동에서는 큰 문제가 없었지만, 대중교통에서 사람들과 부딪히거나 돌부리나 경사가 있는 지면에서 넘어질 것을 두려워하시는 탓에 외출을 잘 하지 못하셨습니다.

P씨는 뇌졸중 후유증은 심하지 않으셨는 데도 불구하고 자신이 가지고 있는 잔존 능력을 잘 사용하지 못하셨습니다. 마비된 쪽 다리가 땅에 닿을 때 발바닥 전체가 한꺼번에 닿았고, 양쪽의 보폭 차이가 컸습니다. 또한 시선은 항상 땅으로 향해있었기 때문에 목부터 상부 척추는 앞으로 구부정하게 구부러진 상태

로 걸으셨습니다. 뇌졸중이 발병하신 지 몇 년이 지나셨기에 그동안의 후유증에 적응한 습관을 바꾸기에는 쉽지 않았지만, "일정하게 꼭 가야 하는 곳을 아내분이 같이 가야하는 수고를 덜어주고 싶다"라는 간절한 말씀이 있었습니다.

저는 P씨에게 두 가지를 알려드렸습니다.

첫 번째는 걸을 때 발뒤꿈치가 먼저 땅에 닿도록 해야하며, 두 번째는 발이 땅에서 떨어질 때 마비된 쪽 발이 끌리지 않게 약간 무릎을 더 굽히도록 요청했습니다. 일상생활에서 텔레비전을 보실 때 의자에서 발목을 위로 올리는 운동과 테이블을 이용하여 종아리를 늘리는 운동, 벽에 머리-어깨-골반-뒤꿈치가 닿게 서있는 자세를 하루 일정시간에는 꼭 하시도록 교육하였습니다.

처음에는 걸을 때마다 걸음걸이에 신경을 써서 걸음 속도도 느려지고, 오히려 더 불편하다고 하셨지만, P씨의 간절한 마음이 꾸준한 운동으로 이어질 수 있었고, 하루 이틀 그리고 한 달이 쌓여 걸음걸이가 자신이 바라시던 모습대로 나아지시는 것을 볼 수 있었습니다.

그 후 외출에 대한 불안감을 만든 요인을 줄이기 위해 균형 증진 운동을 계획하였습니다. 집에서 바닥이나 의자, 계단 등을 이용하여 할 수 있는 균형 운동을 매일 1시간 정도 하실 수 있도록 알려드렸습니다. P씨는 혼자서 하는 운동이 쉽지 않음에도 성실히 운동해 주셨습니다. 운동 시작 후 10개월경부터는 가지고 있는 잔존기능을 최대한 사용하시는 걸음 형태 덕분에 보행의 자세, 속도, 보폭이 정상에 가까워지셨으며, 2015년에는 보청기를 수리하러 종로까지 지하철을 이용해 혼자 다녀왔다고 웃으며 말씀하셨습니다.

1) 바람직한 보행을 하기 위한 세가지 요건

첫째, 허리를 핀 바른 자세 유지하기

허리가 구부러지면 몸이 앞으로 기울여지면서 시선 또한 바닥을 향하게 됩니다. 주변을 살펴보기 어려워지면 부딪힐 위험성이 높아지게 됩니다.

둘째, 항상 발뒤꿈치가 먼저 바닥에 닿아야 합니다.

앞발이 땅에 먼저 닿게 되면 보행에 폭이 좁아지는 종종걸음 형태가 됩니다.

셋째, 적당한 보폭과 속도를 유지해야 합니다.

앞발과 뒷발 사이에는 병아리가 지나갈 정도의 폭이 필요하고, 오른발과 왼발 사이에는 발 하나가 들어갈 정도의 간격이 필요합니다. 적당한 속도로 걷는 것은 걷다가 서는 등의 동작을 할 때 자신의 몸을 스스로 제어하는 데 중요합니다. 빠르게 걷다 보면 갑자기 서야 할 때 부딪치거나 넘어질 수 있습니다.

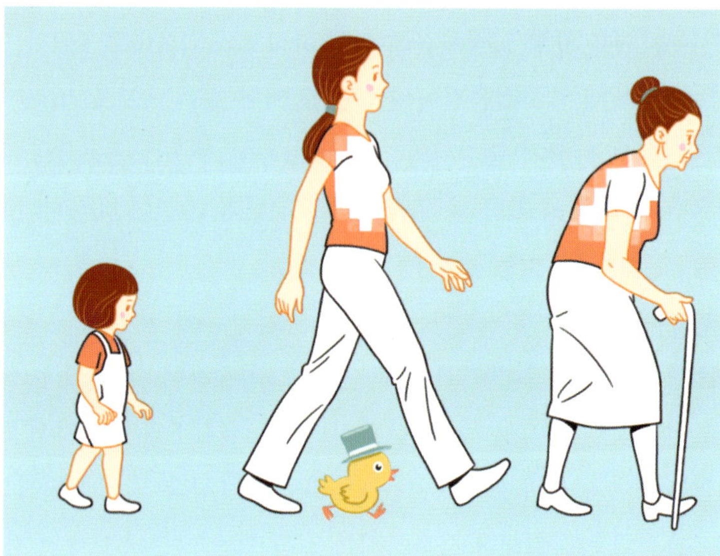

Tip 외출 시 모자를 써야 하는 이유

찬바람이 불기 시작하는 환절기부터 모자를 쓰는 것은 머리를 따뜻하게 하여 뇌졸중 예방에 도움이 됩니다. 뇌는 아침에 눈을 뜨고, 다시 저녁 잠자리에 들 때까지 삶의 활동을 차례대로 쌓이게 해줍니다. 이 뇌의 선장과 같은 대뇌피질은 의식적인 움직임, 감정표현 등을 지시하여 일상의 순서와 선택에 대한 결정을 합니다. 예를 들어, 바지를 먼저 입고 그 위에 속옷을 입는 것은 잘못된 순서입니다. 대뇌피질은 이러한 과정들에 관여합니다. 뇌의 선장과 같은 피질과, 혈관, 혈액이 모두 원활하게 활동할 때 뇌는 정상적으로 기능할 수 있습니다.

뇌의 혈액 공급에 문제를 일으킬 수 있는 뇌졸중 등으로 대뇌피질, 혈관, 혈액이 연결되지 못한다면, 뇌는 제 기능을 하기 어려워지게 되고 재활에 많은 시간과 비용을 투자하여야 합니다. 환절기 모자 쓰기만으로도 뇌졸중을 예방할 수 있습니다.

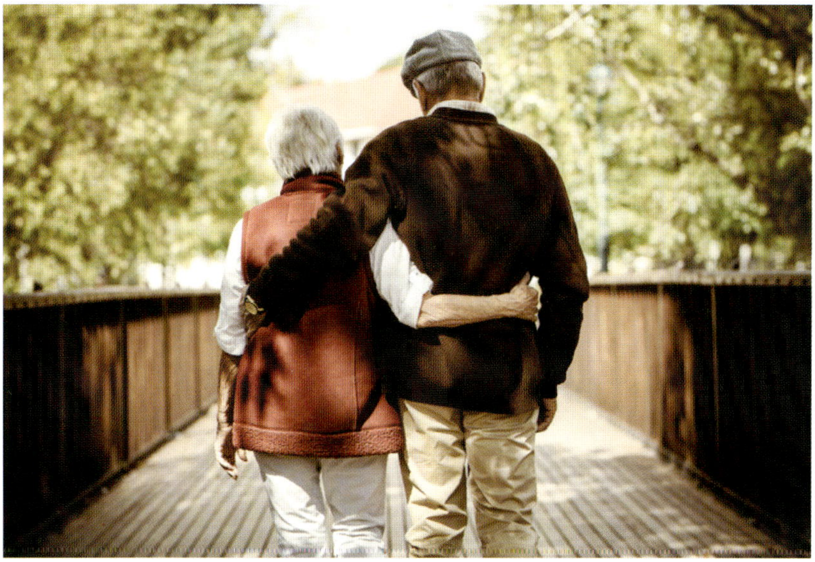

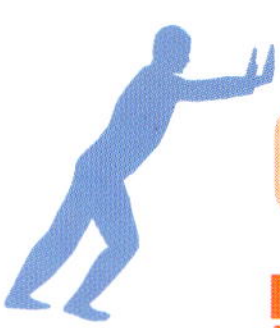

04 벽 운동

운동은 한 동작을 5~10회 운동합니다. 자신의 몸 상태에 맞추어 강도와 횟수를 조절합니다.

1 벽을 이용한 어깨 굴곡 운동

시작 자세

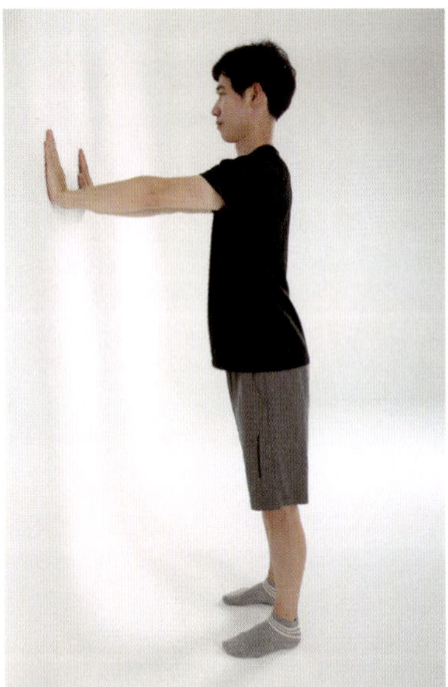

어깨 굴곡 (5회)

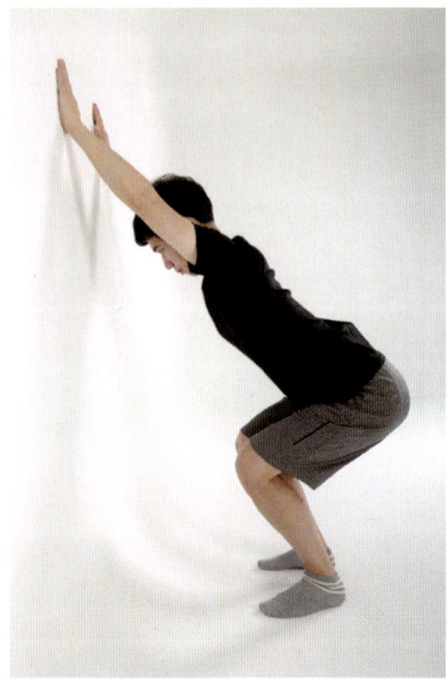

★ 아프지 않은 범위까지만 앉습니다.

❶ 팔을 뻗어 손바닥이 벽에 닿을 정도의 거리를 두고 벽을 마주 보고 섭니다.
❷ 양팔 간격으로 두 발을 벌립니다.
❸ 척추는 바른 자세를 유지하고 엉덩이를 뒤쪽으로 보내면서 무릎을 구부립니다. 무릎이 발보다 앞으로 나가지 않도록 하고 처음 손바닥을 짚은 상태를 유지합니다.
❹ 어깨가 아프지 않은 범위까지만 무릎을 구부렸다가 천천히 일어납니다.

2 벽을 이용한 어깨 신전 운동

시작 자세

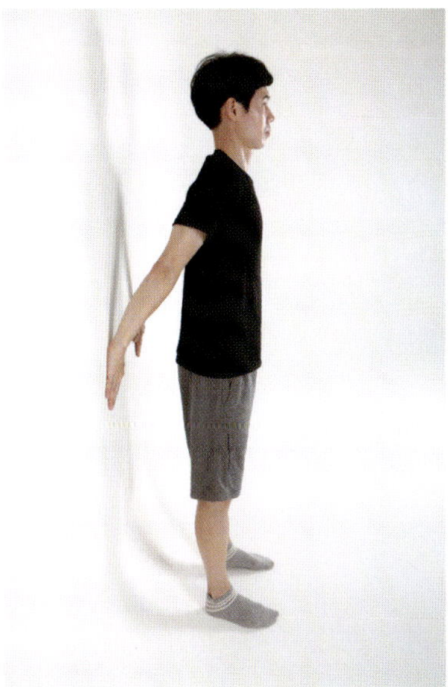

어깨 신전 (5회)

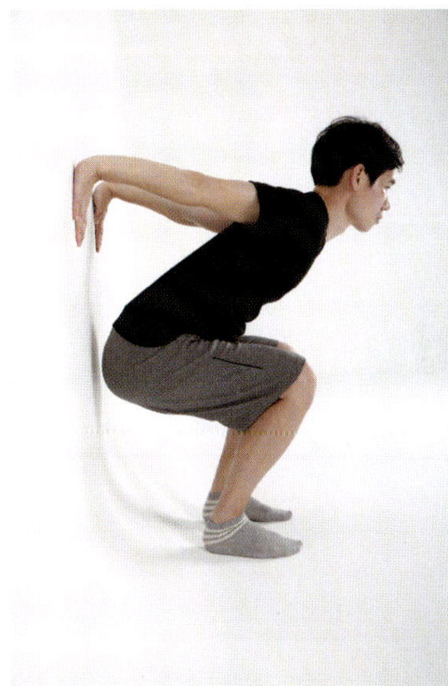

1. 벽을 등지고 서서 한 걸음 정도의 간격을 두고 섭니다.
2. 팔을 뒤로 뻗어 손바닥으로 벽을 짚고, 양팔 간격으로 두 발을 벌립니다.
3. 척추는 바른 자세를 유지하면서 무릎을 구부립니다.
4. 손바닥을 벽에 짚은 자세를 유지하면서 무릎을 구부립니다.
5. 어깨가 아프지 않은 범위까지만 무릎을 구부렸다가 천천히 일어납니다.

❸ 어깨의 외회전 운동

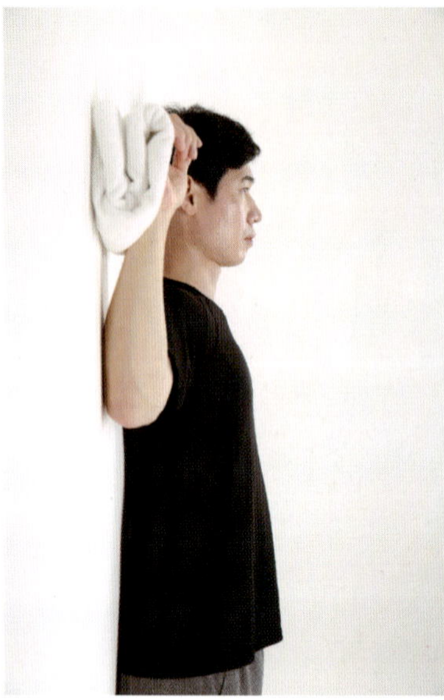

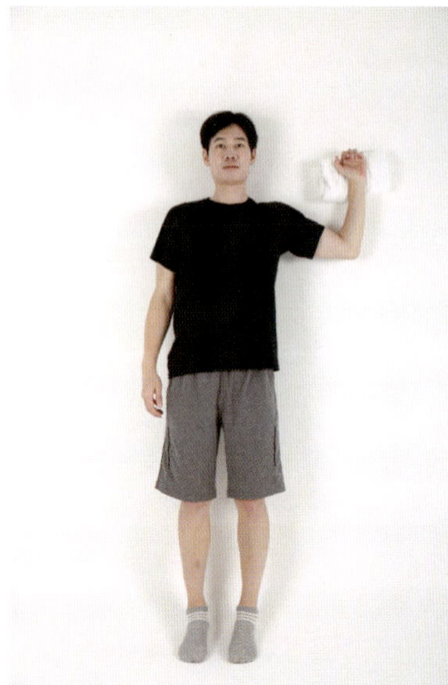

★ 5초간 수건을 눌러주고, 10초 쉬는 것을 10회 반복합니다.
단, 누를 때는 꼭 호흡은 날숨을 합니다.

❶ 벽을 등지고 바른 자세로 섭니다.

❷ 팔을 90도로 벌리고 팔꿈치를 직각으로 구부린 다음 주먹을 가볍게 쥐고 손등 뒤에 있는 수건을 5초간 누릅니다.

❸ 힘을 빼고 쉰 후 운동을 반복합니다.

4 어깨의 내회전 운동

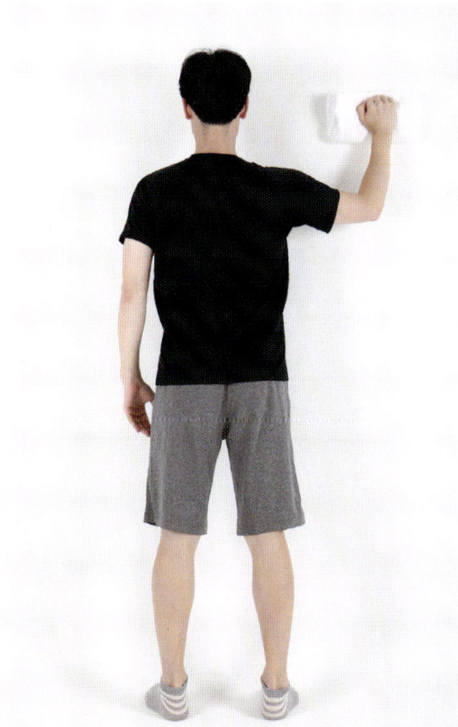

★ 5초간 수건을 눌러주고, 쉬는 것을 10회 반복합니다.
단, 누를 때는 꼭 호흡은 날숨을 합니다.

1. 벽을 바라보고 바른 자세로 섭니다.
2. 팔을 90도로 벌리고 팔꿈치를 직각으로 구부린 다음 주먹을 가볍게 쥐고 수건을 5초간 누릅니다.
3. 힘을 빼고 쉰 후 운동을 반복합니다.

⑤ 벽 보행 운동 1

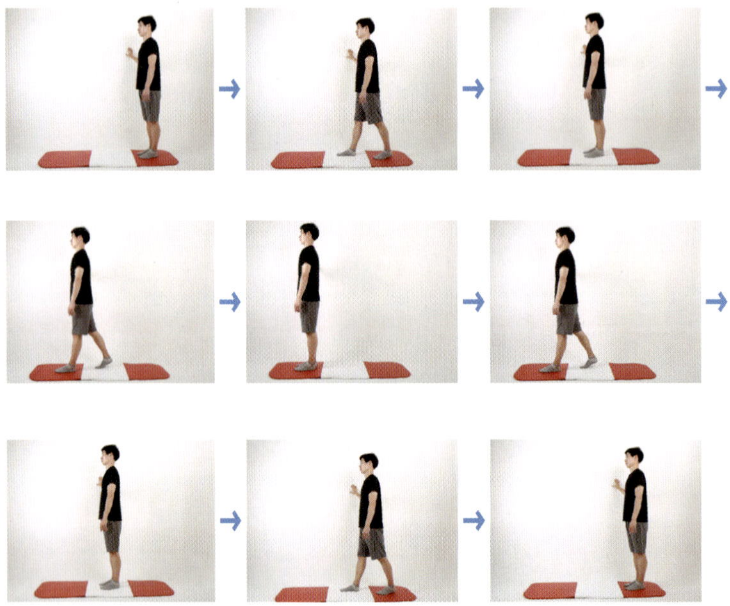

① 바닥에 수건을 깔아 준비하고 벽에 손을 짚고 섭니다.

② 오른발을 앞으로 딛은 후 왼발도 내밀어 앞으로 한 발 나아갑니다.

③ 왼발을 앞으로 딛고 오른발도 내밀어 한 발 나아갑니다.

④ 다시 원위치로 돌아갑니다. 오른발을 뒤로 내딛고, 왼발도 내딛어 한 발 뒤로 갑니다.

⑤ 왼발을 뒤로 내딛고, 오른발도 뒤로 내딛어 원래 위치에 섭니다.

벽 보행 운동 2

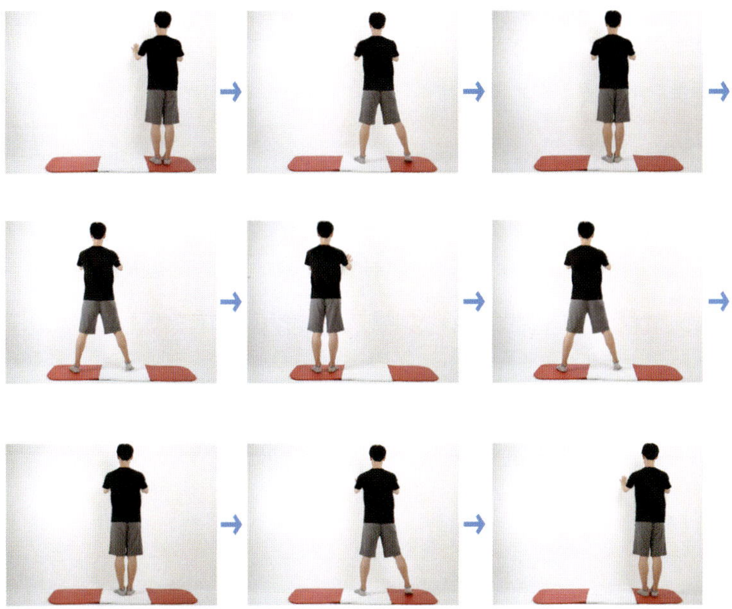

1. 바닥에 수건을 깔아 준비하고 벽을 마주 보고 섭니다.
2. 왼발을 옆으로 딛은 후 오른발도 옆으로 한 발 나아갑니다.
3. 다시 왼쪽으로 왼발을 딛고 오른발도 왼쪽으로 옮깁니다.
4. 다시 원위치로 돌아갑니다. 오른발을 오른쪽으로 내딛고, 왼발도 오른쪽으로 옮깁니다.
5. 다시 오른발을 옆으로 옮기고 왼발도 따라가 원래 위치에 섭니다.

대뇌피질의 운동, 감각영역의 1/3 정도의 많은 부분이 손을 담당합니다. 맛있는 식사를 하기 위해 마트에서 식자재를 준비하고, 칼을 사용하며 알맞은 순서와 재료를 배합하여 요리하고 숟가락과 젓가락을 사용하는 모든 과정에 대뇌피질은 정교한 움직임과 사고과정을 처리합니다. 노인성 질환 예방에는 악력이 중요합니다. 일본의 후생노동청과 문부과학성에서 밝힌 바에 따르면 60세 이상 여성은 20~26kg, 남성은 34~41kg을 정상 악력이라고 합니다. 노인성 질환 예방에는 악력이 중요합니다.

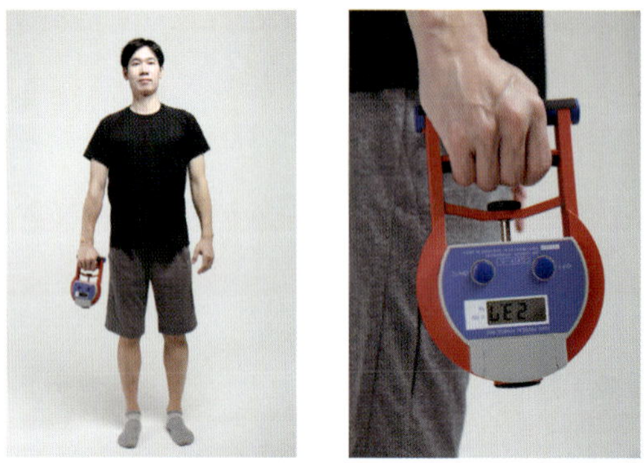

건강한 일상생활기능 = 정상 악력

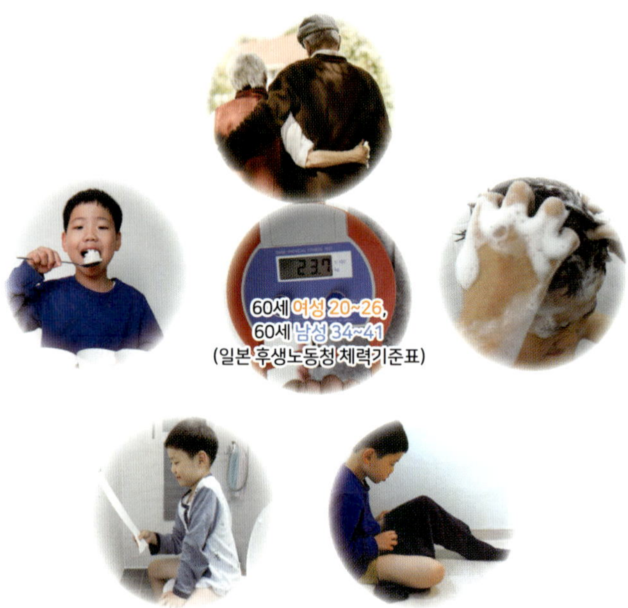

05 손-뇌 운동

미세먼지로 인해 마스크의 사용이 일상화되었습니다. 사용했던 마스크를 버리기 전에 손 운동을 할 수 있습니다.

1 마스크를 이용한 손과 뇌의 운동

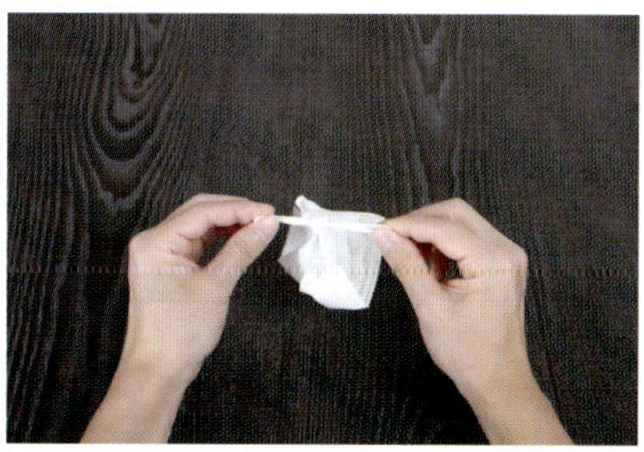

❶ 마스크의 양쪽 끈을 2번 묶었다가 풉니다.

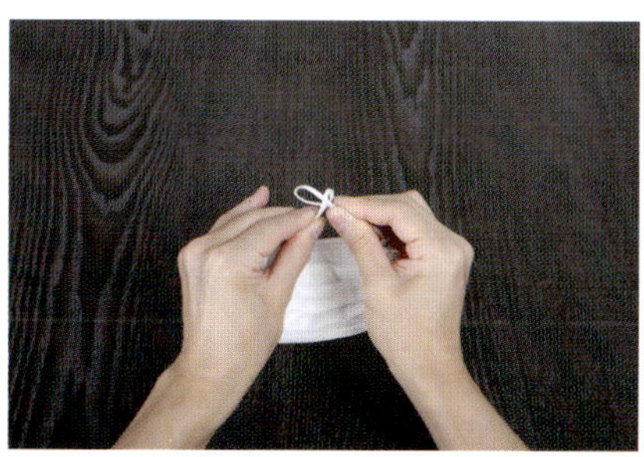

❷ 한쪽 구멍을 최대한 작게 만든 후 그 구멍에 반대쪽 끈을 넣습니다. 바꾸어서 반대 방향으로 시행합니다.

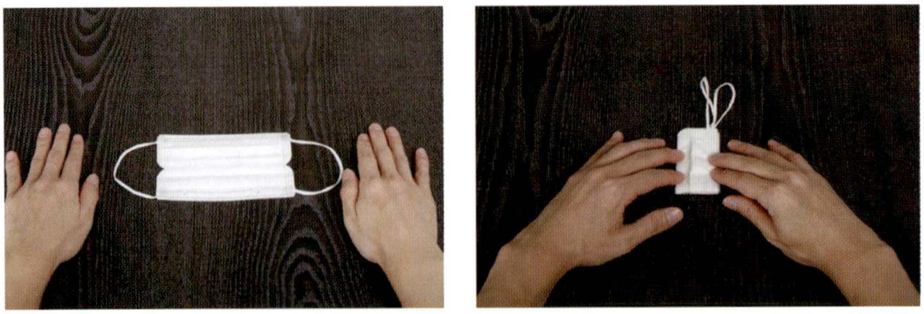

❸ 마스크를 테이블에 놓고 반씩 4번 접습니다.

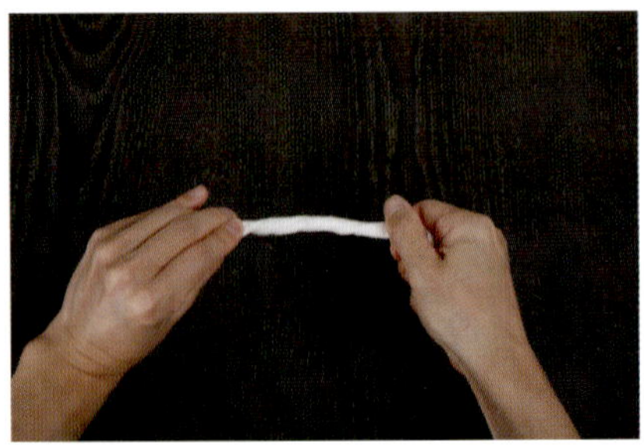

❹ 마스크를 꼬아 꽈배기를 만듭니다.

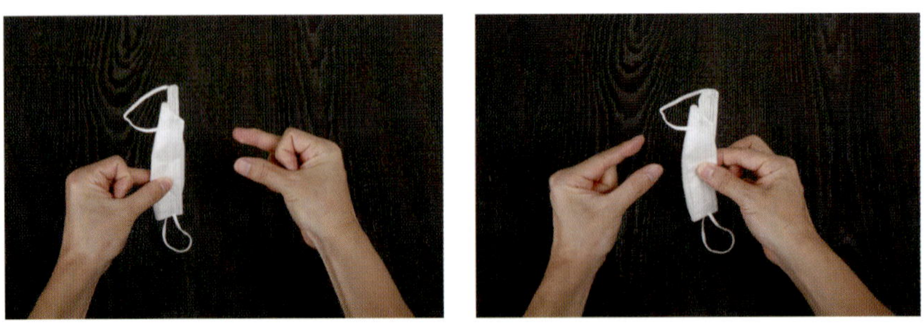

❺ 한 손으로 잡고 다른 손으로 건네줍니다.
(이때 손가락은 엄지와 검지로 마스크 잡기, 검지와 중지로 잡기, 중지와 약지로 잡기, 약지와 소지로 잡기를 하면서 모든 손가락 운동이 가능합니다)

2 기억력 트레이닝

간단한 방법으로 뇌 측두엽에 위치한 단기기억저장고인 '해마'의 기능을 건강하게 유지할 수 있습니다.

아침에 일어나서 오늘 날짜를 입으로 말하고, 하루에 기억해야 할 암구호(3개 정도의 단어 예) 건강, 기능, 연금)를 만들어 노트나 핸드폰 메모장에 적어 놓은 후 반나절이 지나고 기억한 암구호를 다시 말해봅니다.

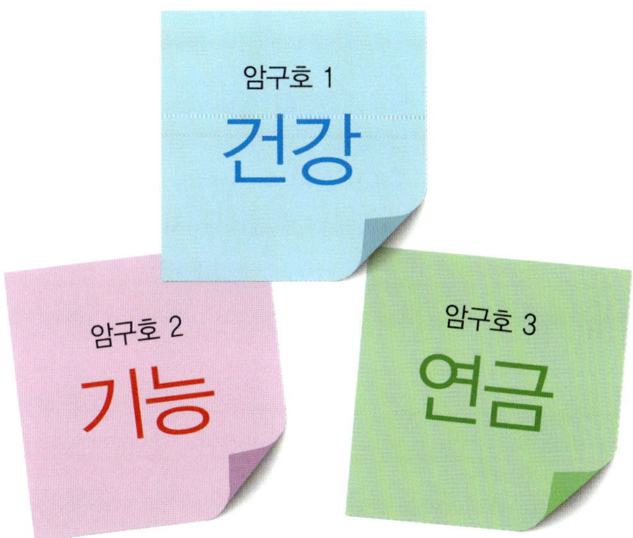

06 바른 자세 유지하기

2016년 L씨는 허리 통증으로 인해 거동이 어려워 집안에서도 고령자용 보행기를 이용하여 간신히 움직일 수 있으셨습니다. 통증이 심할 때에는 휠체어까지 의존해야 하는 상황이었습니다. L의 통증은 날이 갈수록 심해지셨고, 급기야 병원에서는 허리 수술을 권고하였습니다.

L씨는 수술을 하는 것으로 생각을 굳혀가고 계셨기에, 혹시나 하는 마음에 저를 찾아오셨지만 나아질 것이라는 기대는 없으신 분이셨습니다.

첫날, L씨께 자세에서 바르지 못한 부분을 설명해 드리고 그 정렬을 바르게 하기 위한 방법을 설명해 드렸으며 걸을 때에 바르게 걷는 방법 이 두 가지 정도만 설명을 해드리고 종료하였습니다.

그리고 며칠 후 L씨는 다시 저를 만나기를 원하셨습니다. 수술하기 전 마지막이라고 생각하고 한번 해보자는 마음으로 첫 날 알려준 대로 했다고 하시며 하다보니 통증도 줄어들고 걷는 거리가 늘어났다고 말씀하셨습니다.

L씨는 본격적으로 치료를 받으시겠다고 하셨고 적극적으로 치료에 임하셨습니다. 하루 일과 중 취미인 그림 그리기 또한 시간을 정해 하실 수 있도록 하여 삶의 질 또한 같이 나아질 수 있도록 하였습니다. 그렇게 약 5개월이 지난 후 몇 년 동안 만날 수 없었던 친구들 모임에 나가실 수 있었고, 골프 모임도 다시 시작할 수 있으셨습니다.

올바르지 못한 자세는 일상생활 중에 통증과 낙상의 원인이 되는 등 불편함과 두려움을 줍니다. 체형의 바르지 못한 변화를 막기 위한 노력은 누워있을 때부터 시작할 수 있습니다.

부부가 서로의 모습을 관찰하여 서로의 자세를 체크해 주고 수시로 바른 자세에 대한 경각심을 일깨울 수 있는 시간이 필요합니다.

목이 잘못된 자세	허리가 휘어진 자세
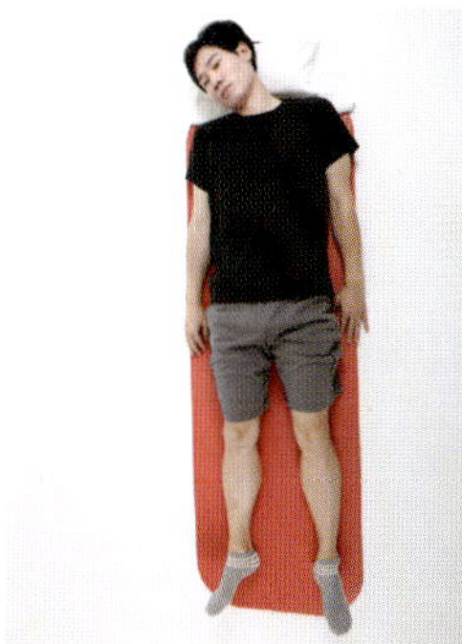	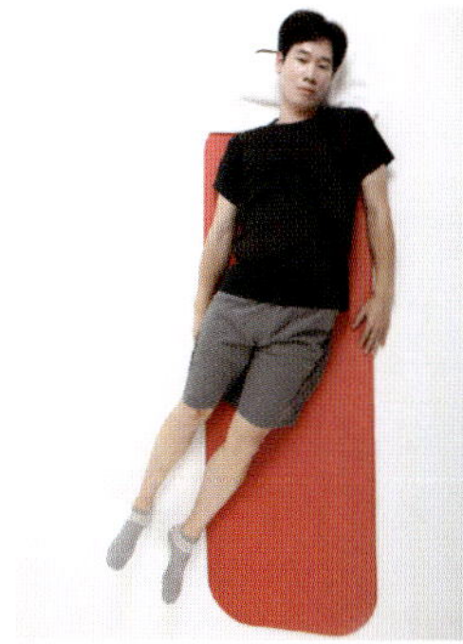
골반이 틀어진 자세	바른 자세
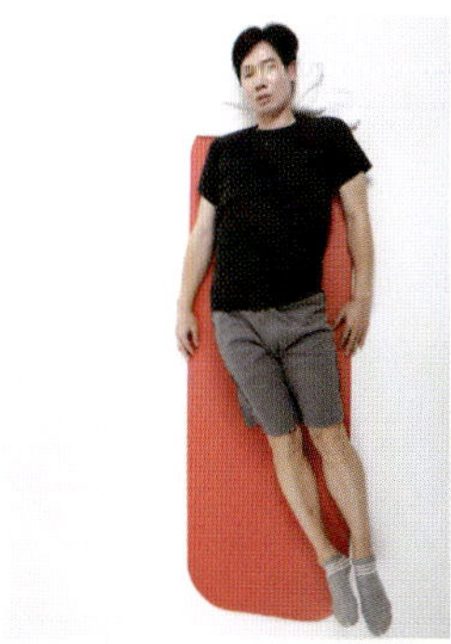	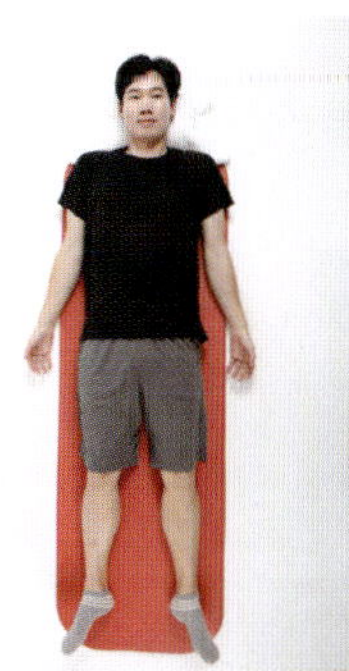

사진처럼 누워있을 때에 자신도 모르게 목이 한쪽으로 과다하게 꺾어지거나, 허리가 휘어지거나 골반이 틀어져 자세가 바르지 못한지 체크해 보는 시간을 가져보시기 바랍니다.

또한 한쪽으로만 돌아누워 잔다거나 엎드려 자는 것도 올바른 자세를 유지하는 데 좋지 않은 영향을 줍니다. 바른 자세로 잠자리에 들 수 있도록 하는 것부터 시작해 보시기 바랍니다.

앉은 자세와 걷는 자세 또한 중요합니다.

앉아있을 때 구부정한 자세로 있는다든가 다리를 꼬는 자세는 척추에 무리를 주는 자세입니다. 장시간 앉아있는 것 또한 척추에 무리를 주기 때문에 잠깐이라도 틈을 내어 스트레칭을 하는 것이 중요하며, 올바른 자세를 유지할 수 있도록 하기 위한 의자의 선택 또한 중요합니다. 앉아있을 때 편한 자세가 척추에는 무리를 줄 수 있습니다.

올바르게 걷는 것 또한 척추와 무릎 등에 최소한의 스트레스를 주면서 움직일 수 있는 방법입니다. 시간이 날 때마다 벽에 기대어 서서 척추를 바른 자세로 유지할 수 있는 연습을 한다면 도움이 될 수 있습니다.

허리를 구부정하게 구부리고 걷는 자세	팔자걸음, O자형 다리로 걷는 자세	안짱다리, X자형 다리로 걷는 자세
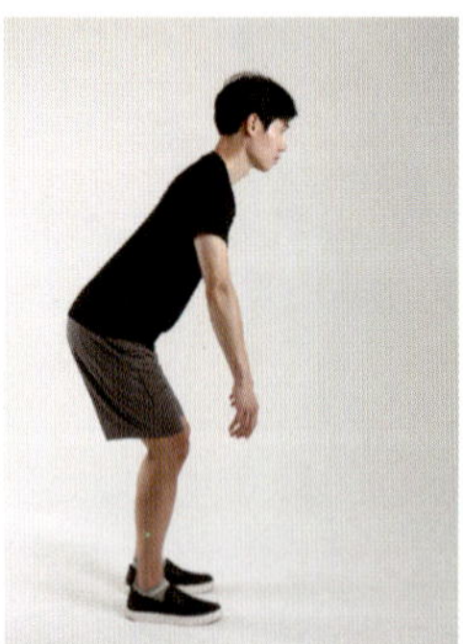	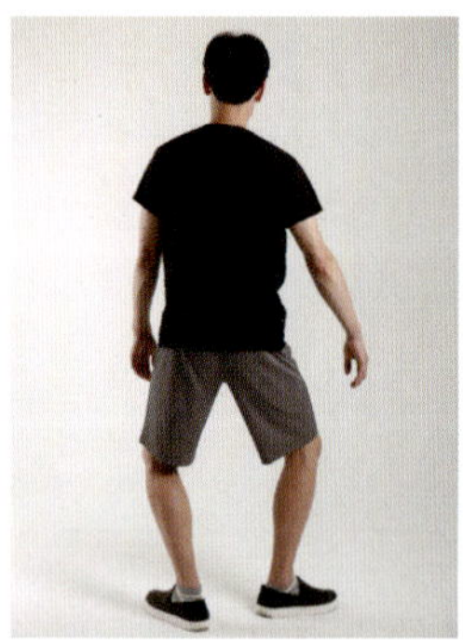	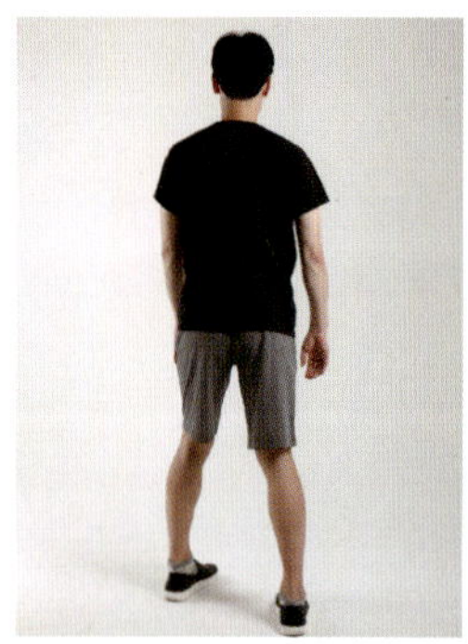

사진은 잘못된 자세로 걷는 모습을 보여주고 있습니다.

위와 같은 자세는 시선에도 제한을 줄 수 있으며 균형감각에도 영향을 미쳐 낙상의 위험을 높일 수 있습니다. 또한 허리와 무릎 등의 관절에도 무리를 주게 됩니다.

07 지팡이를 이용한 운동

Tip 내 몸에 맞는 지팡이

노약자를 위한 지팡이는 손잡이가 바닥과 평행하게 되어있습니다. 등산지팡이처럼 손잡이의 방향이 바닥과 수직으로 되어있고 아래 끝부분이 뾰족한 지팡이를 사용하는 것은 적합하지 않습니다.

지팡이는 힘이 약한 다리나 아픈 다리의 반대쪽 손으로 잡으며, 적당한 속도와 보폭을 유지하며 걷는 것이 중요합니다. 지팡이와 발의 나아가는 간격이 일정한 것이 좋고 발과 발 사이의 간격은 가운데에 발 하나가 들어갈 정도가 적당합니다.

올바른 지팡이의 길이 맞추기

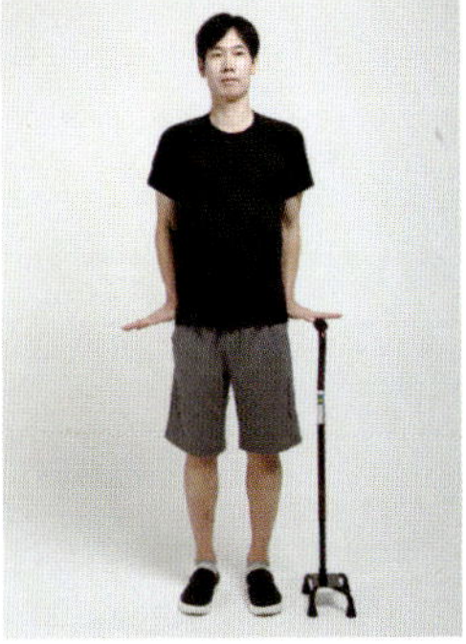

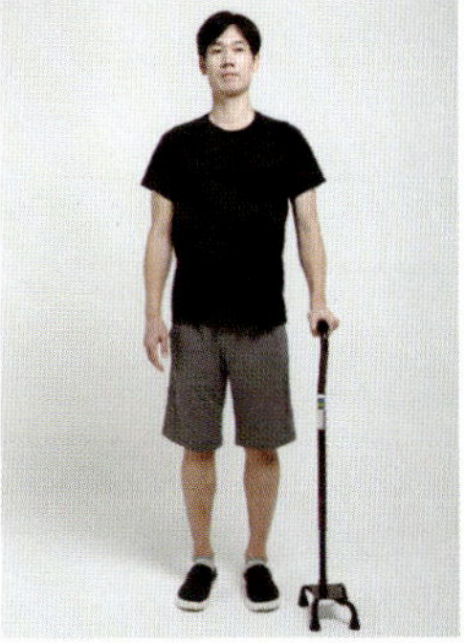

바른 지팡이의 길이는 엉덩이 옆쪽에 가장 바깥으로 돌출된 뼈 부분에 지팡이 손잡이가 오도록 길이를 조절하는 것이 적당합니다.

지팡이를 사용하게 되면 다리가 하나 늘어 안정감은 있지만, 균형감각을 유지하고 증진시키기 위한 운동을 지속적으로 하는 것이 필요합니다.

다음에서는 지팡이를 이용하여 운동할 수 있는 방법을 소개하고 있습니다. 균형 감각이 떨어져 있는 상태이기 때문에 가족과 함께 하거나 침대를 등 뒤에 두고 서서 운동하는 등 안전하게 운동하는 것이 중요합니다.

운동은 한 동작을 5~10회 운동합니다. 자신의 몸 상태에 맞추어 강도와 횟수를 조절합니다.

1 고개를 최대한 돌려 뒤를 쳐다보기

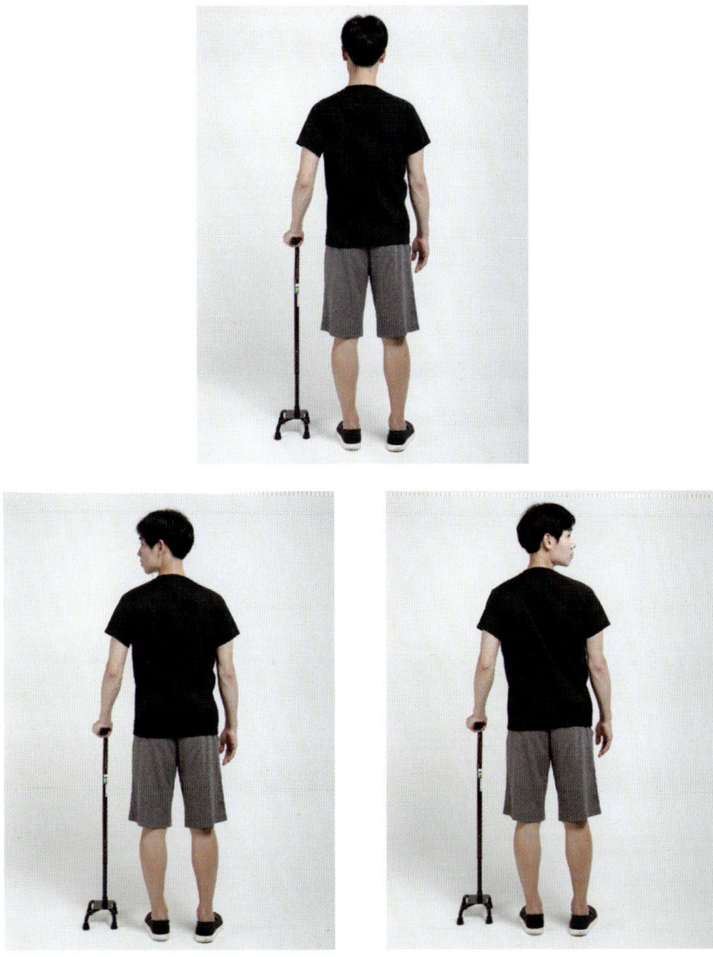

❶ 바르게 선 자세에서 고개를 돌려 뒤를 쳐다봅니다.

❷ 천천히 제자리로 돌아옵니다. 반대쪽으로 고개를 돌립니다.

❷ 고개와 함께 팔도 돌려보기

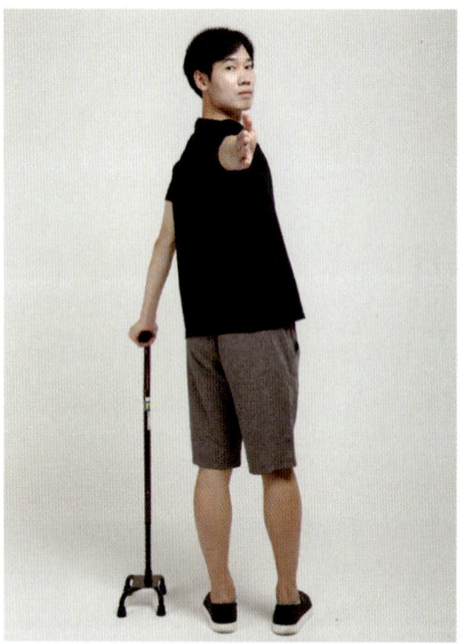

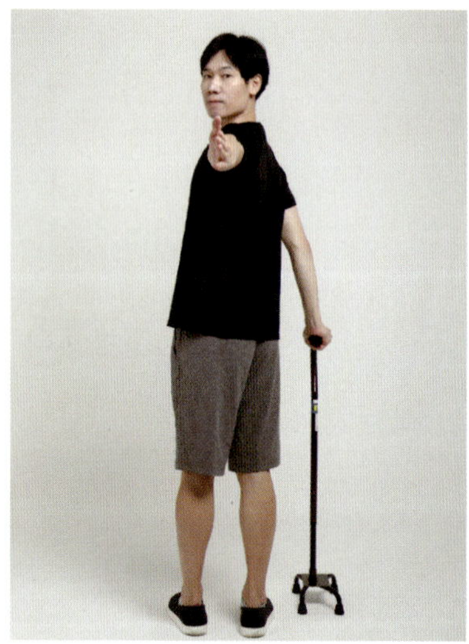

❶ 바르게 선 자세에서 지팡이를 짚고 있는 반대 방향으로 고개를 돌리면서 팔과 몸통을 같이 돌립니다.

❷ 천천히 제자리로 돌아옵니다.

③ 다리 일자로 만들기

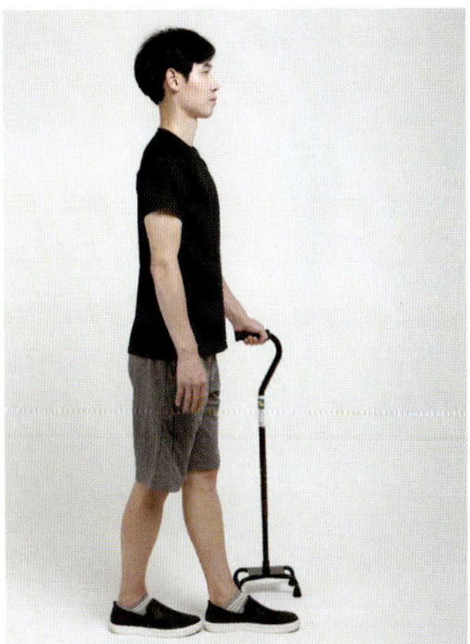

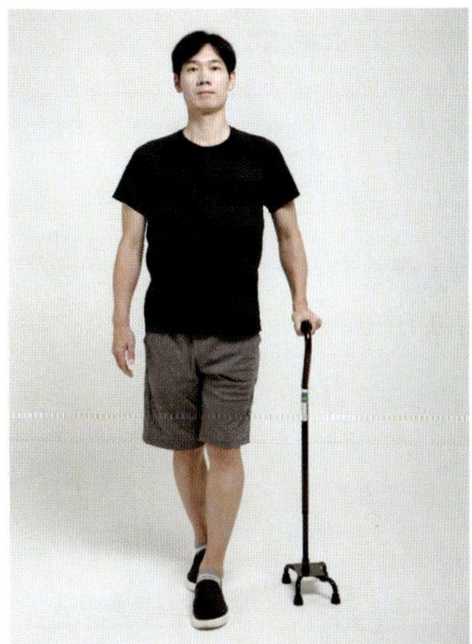

❶ 지팡이를 짚고 바른 자세로 섭니다.

❷ 한 다리를 앞으로 내밀면서 뒤의 다리와 일자가 되도록 발을 딛고 균형을 유지합니다.

④ 다리 들기

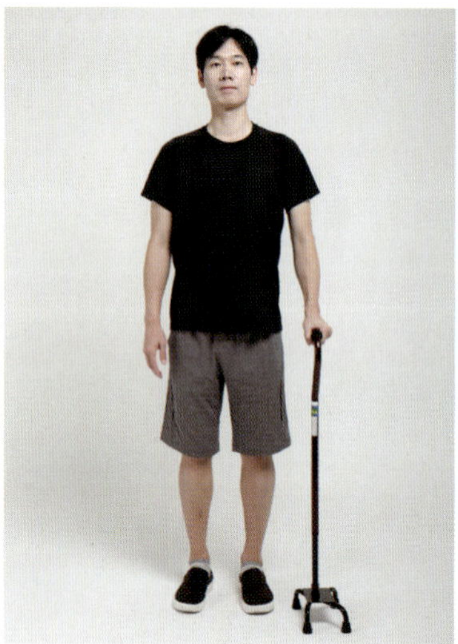

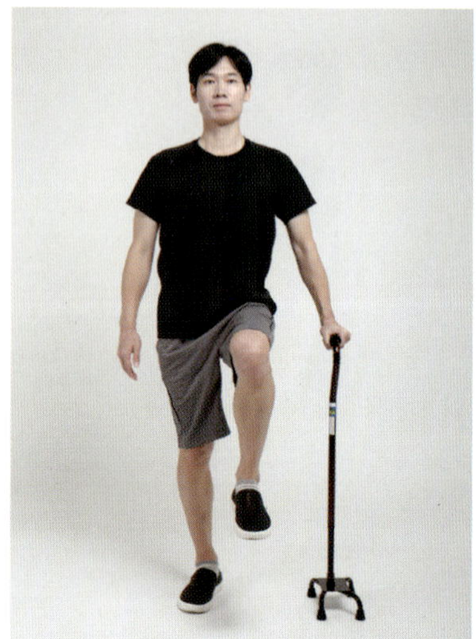

❶ 지팡이를 짚고 바른 자세로 섭니다.

❷ 한 다리를 들면서 균형을 유지합니다.

❸ 다리를 내려 제자리에 돌아온 후 반대쪽 다리도 시행합니다.

08 워커 운동

Tip 올바른 워커 사용 방법

워커를 이용해 걸을 때 워커를 너무 멀리 앞으로 이동시키면 안정성이 떨어지게 됩니다. 워커를 너무 조금 옮겨도 발이 앞으로 나갔을 때 워커를 잡은 손이 몸 뒤로 가게 되어 안정성이 떨어집니다. 자신의 보폭 정도로 워커를 움직이는 것이 안전한 방법입니다.

잘못된 워커 보행	바른 워커 보행
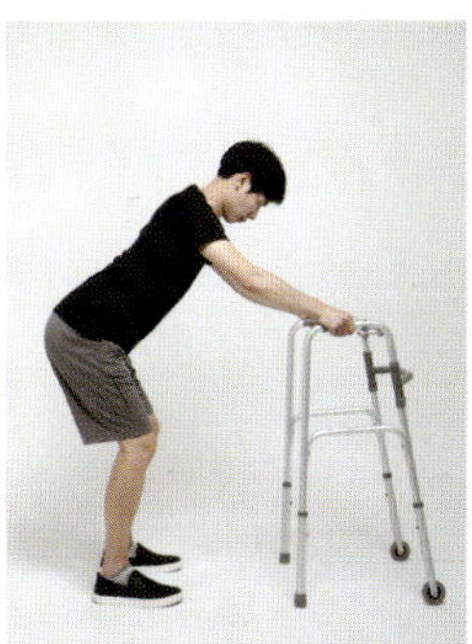	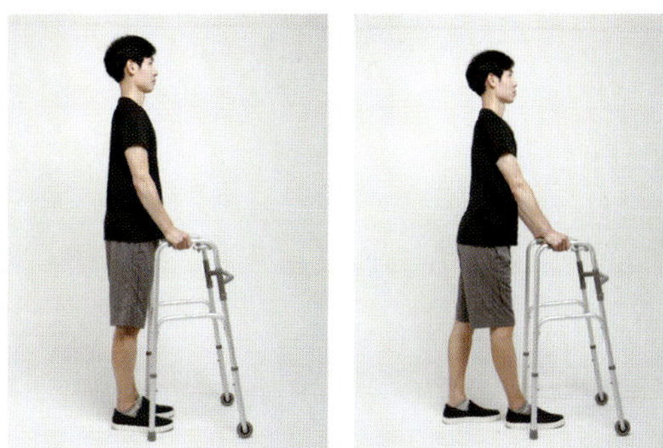
워커를 많이 내밀어 체중의 분산이 잘 되지 않아 안정성이 떨어진 모습	적당한 보폭으로 걷는 모습 보폭 정도로 워커를 밉니다.

운동은 한 동작을 5~10회 운동합니다. 자신의 몸 상태에 맞추어 강도와 횟수를 조절합니다.

1 벽에 손 닿고 돌아오기 운동

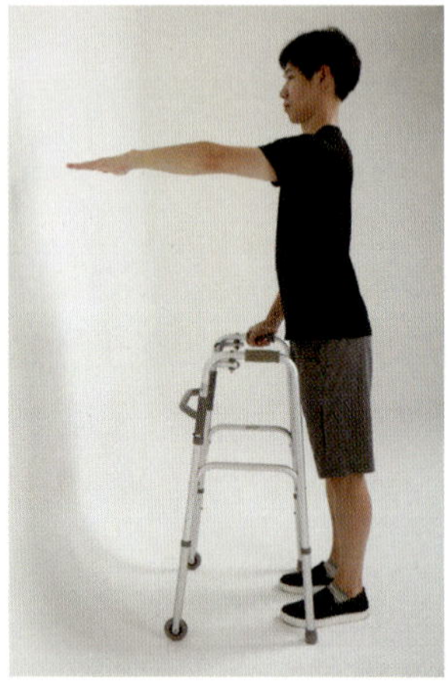

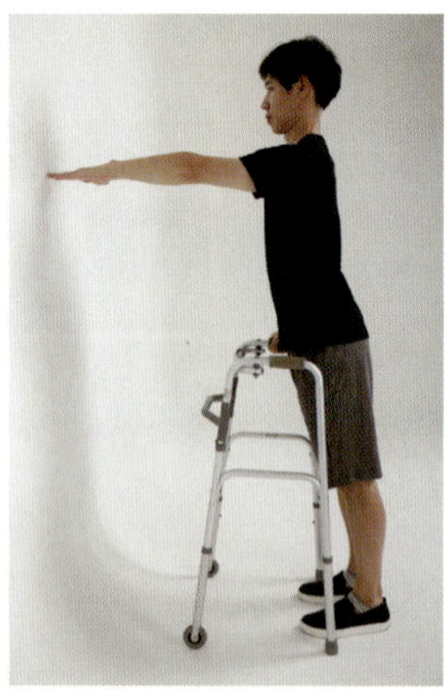

❶ 워커를 잡고 벽을 마주 보고 섭니다.

❷ 팔을 앞으로 내밀어 손이 벽에 닿은 후 제자리로 돌아옵니다. 반대쪽 손으로 워커를 잡은 후 같은 방법으로 운동합니다.

② 고개를 돌려 뒤를 쳐다보기 운동

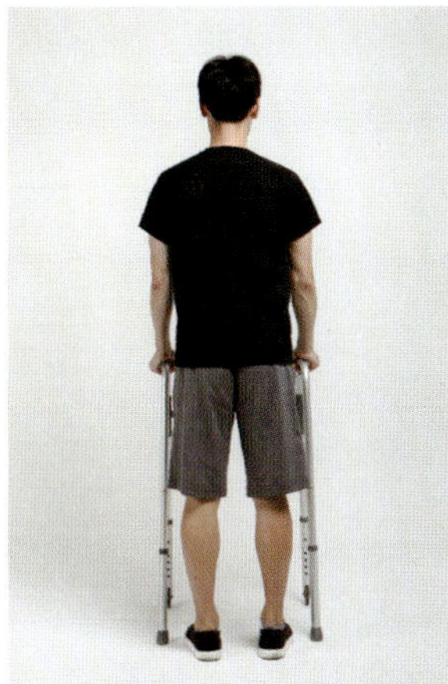

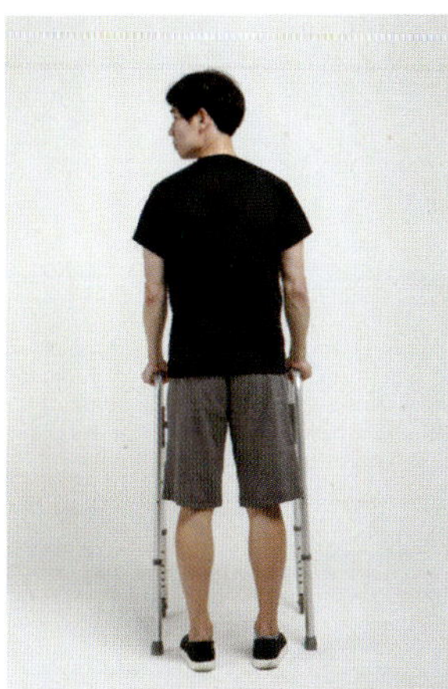

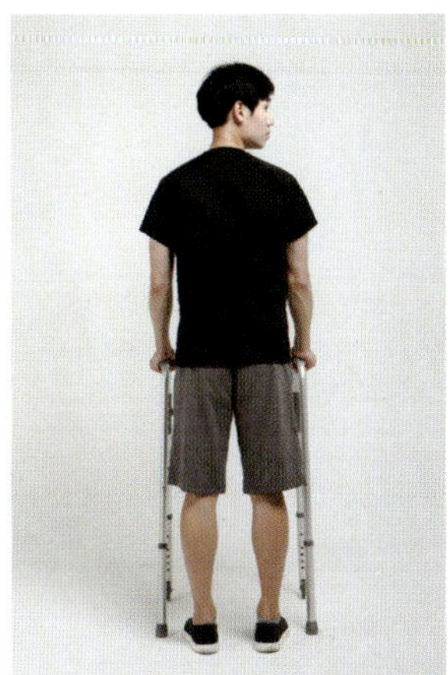

❶ 워커를 잡고 바르게 섭니다.

❷ 좌측으로 최대한 고개를 돌려 본 후, 정면을 바라봅니다.

❸ 우측으로 최대한 고개를 돌려 본 후, 정면을 바라봅니다.

③ 몸통과 팔을 돌려 뒤를 쳐다보기 운동

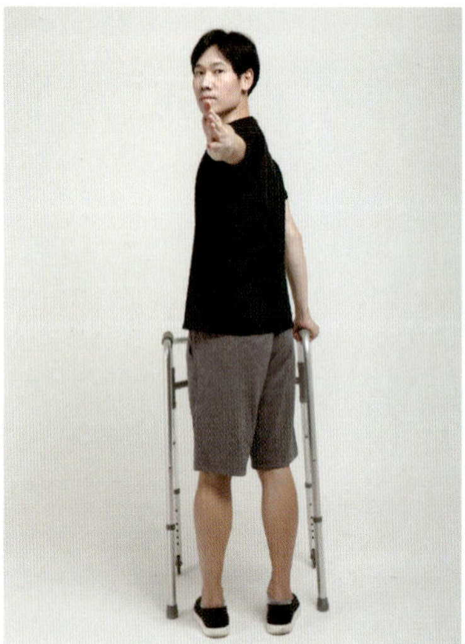

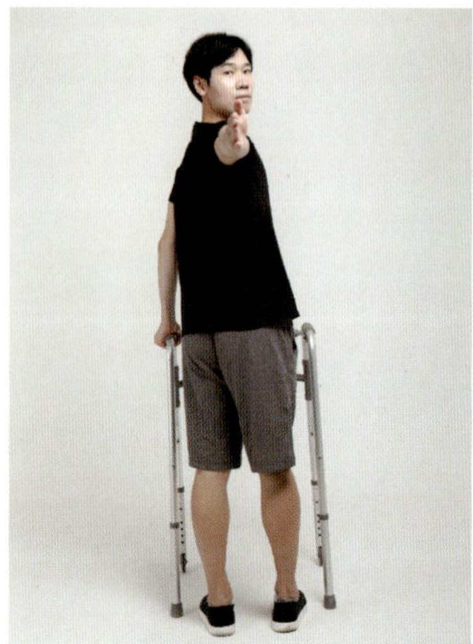

❶ 워커를 잡고 바르게 섭니다.

❷ 왼쪽 팔을 앞으로 들고 몸통을 왼쪽으로 회전하며 최대한 뒤쪽을 바라봅니다.

❸ 제자리로 돌아온 후 손을 바꾸어 오른쪽 팔을 앞으로 들고 몸통을 오른쪽으로 회전하며 최대한 뒤쪽을 바라봅니다.

❹ 천천히 제자리로 돌아옵니다.

④ 다리 일자로 만들기

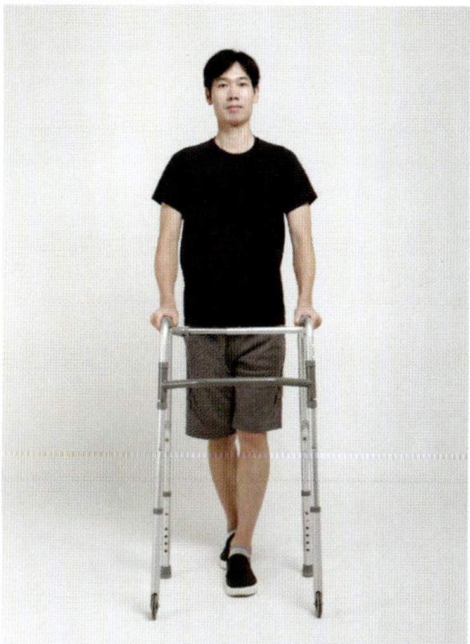

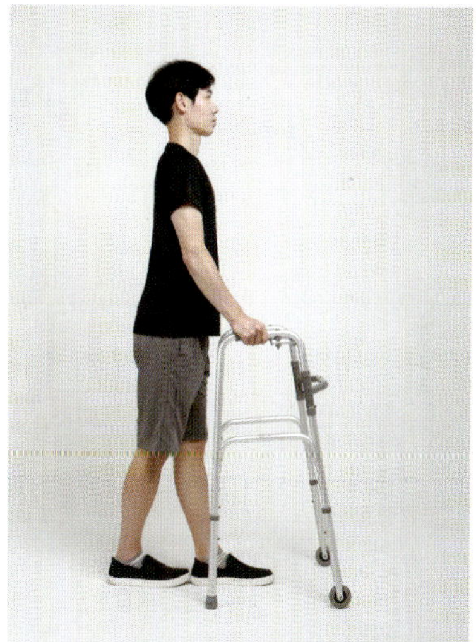

❶ 워커를 잡고 바르게 섭니다.

❷ 한 발을 앞으로 내밀어 다른 발의 바로 앞에 놓아 발이 일자가 되도록 하고 균형을 유지합니다. 5초간 유지합니다.

❸ 제자리로 돌아온 후 발을 바꾸어 운동합니다.

5 다리 들기

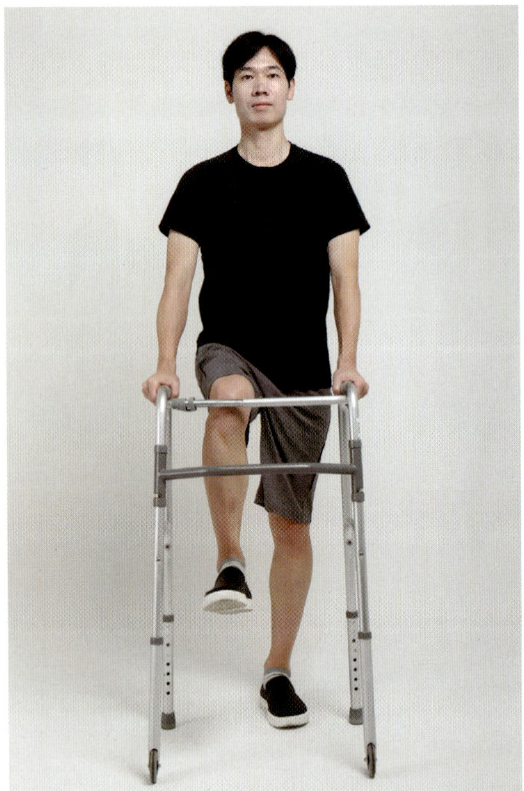

❶ 워커를 잡고 바르게 섭니다.

❷ 한쪽 다리를 들고 균형을 유지합니다. 5초간 유지합니다.

❸ 제자리로 돌아온 후 발을 바꾸어 운동합니다.

09 휠체어 운동

휠체어를 이용해 이동에 대한 도움을 받는 시기에는 장시간 누운 자세와 앉은 자세를 취해 허리, 둔부 등의 자세유지근이 약해집니다. 또한 서있는 자세와 보행이 이루어지지 않아 하지근육도 위축이 옵니다. 이 시기에 잘못된 운동방법으로 운동을 한다면 낙상을 일으켜 운동에 대한 공포를 가지게 할 수 있습니다. 일상생활에 필요한 침대에서 휠체어로의 안정된 이동을 위한 운동을 합니다.

1 휠체어 붙잡고 일어나기

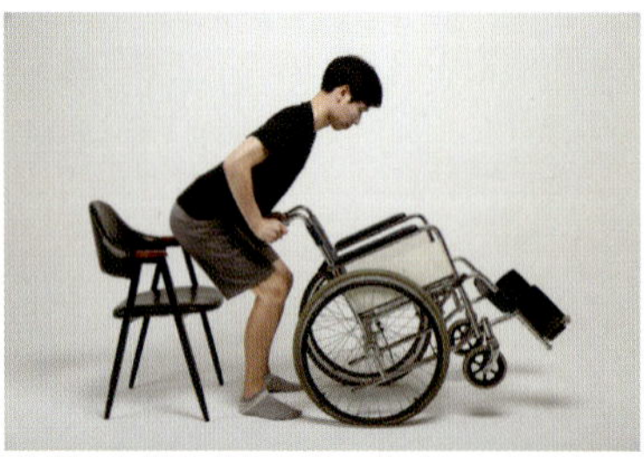

(X)

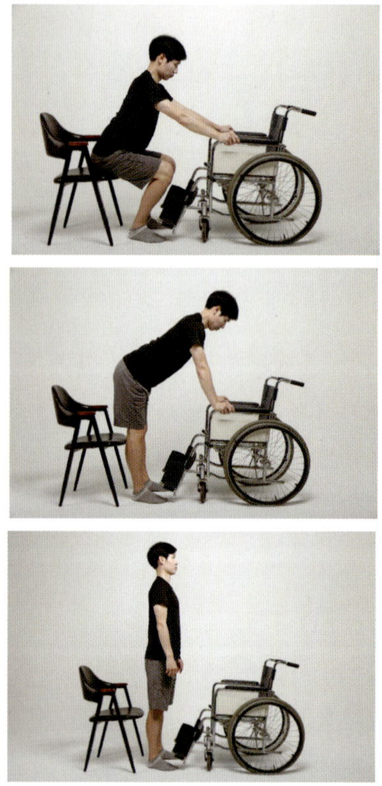

(○)

❶ 휠체어를 이용할 수 있는 운동입니다. 휠체어를 앞에 두고 등받이가 있는 의자에 앉습니다. 보호자 동반하에 휠체어를 반드시 잠그고 운동을 합니다.

❷ 휠체어 팔걸이를 양손으로 잡고 몸을 앞으로 숙이면서 엉덩이를 듭니다.

❸ 안전하다면 양손을 떼고 바른 자세로 서있어 봅니다.

2 균형 운동

휠체어에서 침대로 이동하는 등의 이동 시 균형을 잃고 넘어지는 경우가 많습니다. 벽에 자석이나 포스트잇 등을 붙이고 떼는 운동을 통해 균형운동을 할 수 있습니다.

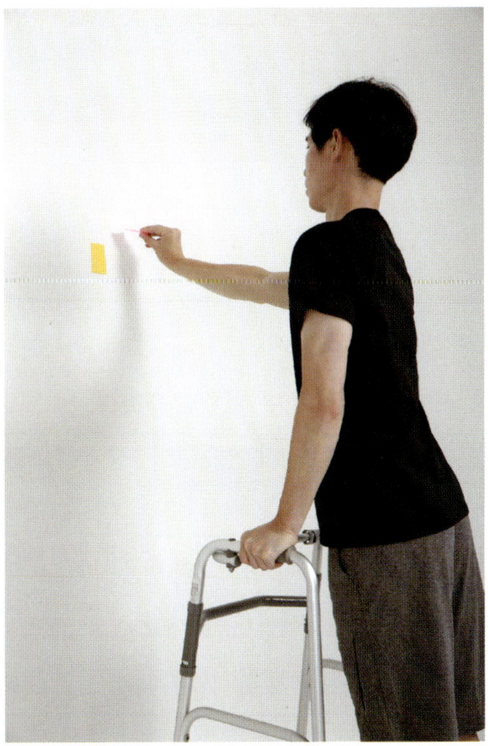

1. 벽이나 냉장고 앞에 한 걸음 정도 떨어져서 워커를 이용해 섭니다. 안전을 위하여 보호자가 지켜보면서 운동하거나 뒤에 휠체어나 의자를 놓고 운동합니다.
2. 자석이나 포스트잇 등을 이용하여 방향을 다양하게 하여 붙여보고 떼어봅니다.

10
치매 운동 접근법

1) 공감 + 참여 + 칭찬 = 생활운동

2016년도 낙상으로 인한 허리 압박골절로 오랫동안 병원 생활을 마치고 집으로 돌아가신 C씨는, 10년 전부터 치매를 앓고 있었습니다. 퇴원 후 보행이 불가능해 침대에서 용변, 식사, 옷 입고 벗기, 간단한 세면까지 모든 생활을 아내분에게 의존하고 계셨습니다.

저는 이것을 '침대 섬'이라고 부릅니다. 아내분의 가장 큰 바람은 '사고 전처럼은 돌아갈 수 없겠지만, 대변만이라도 화장실에서 봤으면 좋겠다'는 것이었습니다. 도와주시는 분들도 힘들어서 한 달도 있지 못하고 계속 그만두시는 상황이었습니다. C씨는 장기간 침상생활로 인해 허리를 비롯한 거의 모든 관절들이 뻣뻣했고, 체중을 지탱해야 하는 다리는 근육 위축이 심각한 상태였습니다.

하지만, 이보다 더 심각한 것은 치매였습니다. 상황에 어울리지 않는 말씀을 하시고 똑같은 질문을 반복하셨으며 성적 농담을 하셨습니다. 도와주시는 분들을 당황스럽고 난처하게 만드는 것이 바로 이 부분이었습니다.

C씨는 저와의 첫 만남에서 저를 '안마사'라고 부르셨고, 살아오신 이야기부터 성적 농담을 하셨습니다. 성적 농담을 하실 때에는 조금 듣기 불편한 내색을 했지만, 살아오신 이야기 등에 대해서는 경청하고 공감해 드리려고 하였습니다.

그다음 C씨를 만났을 때는 가족분들께서 '안마사'를 하루에 10번 이상 찾았다고 웃으며 말씀해 주셨습니다. C씨에게 만나기를 기다리는 사람이 된 것으로 첫 관문을 다행히 통과할 수 있었습니다.

그리고도 몇 차례 C씨의 이야기를 들으면서 'C씨가 하고 싶은 것'을 알게 되었습니다. 골프에 재미를 가지고 계셨고 보통 때와는 다른 집중하시는 모습을 볼 수 있었으며 자세하게 설명을 하셨습니다.

저는 골프를 다시 하기 위해서는 운동을 해야 한다는 동기를 부여했고 그에 필요한 운동방법을 알려드렸습니다. 가족들과 함께 운동하실 수 있도록 보호자 분들께도 같이 할 수 있는 운동에 대해서 설명드렸습니다. C씨는 즐겁게 운동을 하실 수 있게 되었고 그것이 운동을 꾸준히 그리고 열심히 하실 수 있는 원동력이 되었습니다.

얼마 후 C씨는 상체가 세워지는 접이식 침대의 허리 각도를 거의 80도까지 세울 수 있었으며, 침대에 등받이 없이도 1분 정도 앉아계실 수 있게 되었습니다. 누운 자세에서 엉덩이도 들고, 다리에 힘도 조금씩 강해져 워커를 이용하여 걷기가 가능해지셨습니다. 운동교육 시작 약 5개월 후 C씨는 화장실에 혼자 가실 수 있게 되었고, "남자는 서서 오줌을 봐야 시원하지~"라는 말씀을 하시며 '하고 싶은 것들'을 성취하게 되었습니다. 5개월 전 아내분께서 너무 힘드셔서 눈물을 보이며 했던 '요양원이라도 보내야겠다'는 말씀은 다행히도 현실이 되지 않았습니다. 성적 농담을 하시는 것은 여전히 남아있었지만 두 분이 나란히 소파에 앉아 있는 모습에 또 다른 인격을 대해야 하는 우리의 자세를 알게 해주었습니다.

저희 부부는 치매를 앓고 계시는 많은 분들을 만났습니다. 그때마다 공감하는 것부터 시작합니다. 오기 싫은 곳에 왔다는 불평, 운동이 힘들다, 집에 가고 싶다 같은 불만을 들어주는 것입니다. 그렇게 대화를 지속하다 보면 아버님, 어머님께서 원하는 것, 하고 싶은 것을 찾을 수 있습니다. '화장실만 혼자서 다닐 수 있으면 좋겠다'고 말씀하시는 분들이 많습니다. 이러한 바람과 연결시켜 운동을 하는 것은 좀 더 적극적으로 운동을 할 수 있는 원동력이 됩니다.

우리 부부가 하는 치매 운동 5단계 접근
대화 → 공감 → 목표(원하는 것) 찾기 → 필요한 움직임 → 칭찬

움직임과 치매의 관계

기본적인 걷기에서부터 생활 움직임 그리고 운동과 뇌의 활성도의 연관성을 알아보기 위해 참고할 사항이 있습니다. 많은 노인분들을 대상으로 또 해외 사례를 통해 걷기 등 움직임, 운동과 치매와의 관계를 조사한 연구보고서입니다.

연구보고서에 따르면 놀라운 사실을 발견할 수 있습니다.

뇌 활동이 원활하게 이루어지기 위해서는 뇌혈류량과 아세틸콜린의 작용이 필요합니다. 혈류가 충분하지 않으면 뇌신경세포의 재생도 어려워진다고 합니다. 걷지 않고 가만히 있다면 뇌의 혈류가 저하되어 신경세포의 재생을 저해한다고 합니다. 고령자, 특히 알츠하이머형 치매환자들의 대뇌피질이나 해마에서 혈류저하가 종종 발견되었습니다.

또 걷기를 하면 아세틸콜린 신경전달물질이 활성화되는데 이는 대뇌피질과 해마의 혈류를 증가시키는 효과가 있다고 합니다. 걷기뿐 아니라 운동(움직임) 자체가 치매에 영향을 미친다고 합니다. 운동할 때 근육에서 나오는 호르몬인 이리신 결핍이 알츠하이머와 관련된다는 연구가 있습니다. 이리신은 근육조직에서 만들어져 혈액을 통해 온몸에 전달되는 신호전달단백질로 치매환자의 뇌에는 이리신이 적다고 합니다. 쥐의 뇌에 이리신을 차단했더니 학습과 기억력이 저하되었습니다.

일본 군마현에서 65세 이상 고령자들을 대상으로 2000년부터 장기추적 조사한 연구에 따르면 꾸준히 걷는 고령자들에게서 치매 발병률이 낮았다고 합니다.

출처 : 사이언스 데일리(2019. 2. 9); 이승헌 · 전세일(2014). 기적의 뇌건강 운동법. 비타북스; 최경규 역(2009). 치매예방과 최적의 기억력. Aaron P. Nelson 저. 조윤커뮤니케이션; 헬스조선(2017. 5. 8); 헬스조선(2019. 2. 11);
Ottavio Arancio, et al.(2019) Exercise-linked FNDC5/irisin rescues synaptic plasticity and memory defects in Alzheimer's models. Nature Medicine, 25, 165-75.

2) 접근 도구

- 종이컵 확성기

청력이 저하되어 잘 들리지 않을 때는 종이컵으로 확성기를 만들어서 대화할 수 있습니다. 종이컵의 바닥에 구멍을 뚫고 넓은 쪽을 듣는 사람의 귀에 대고 말해 보세요.

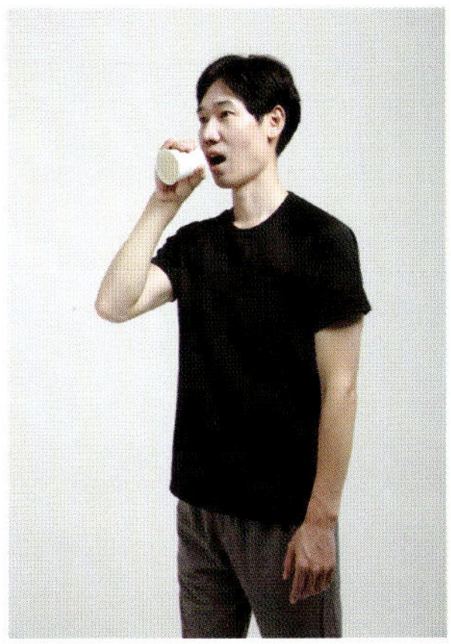

- 기록 카메라

운동의 경과를 확인하는 방법에는 카메라를 이용한 방법이 있습니다.

2주에 한 번 정도 자신의 상태를 동영상으로 촬영하여 자신의 변화를 확인할 수 있습니다. 이는 어느 부분이 부족하고 어떤 부분이 좋아졌는지 쉽게 확인할 수 있고 적극적으로 운동에 참여할 수 있는 동기가 됩니다.

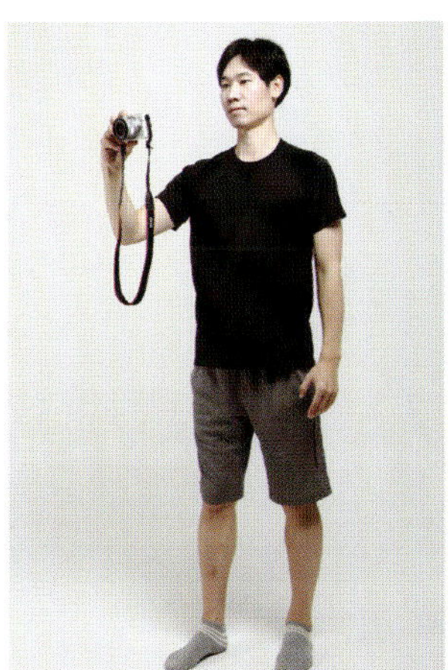

운동은 꾸준히 하는 것이 쉽지 않습니다. 운동을 하다 보면 '내가 뭐가 좋아졌지?'라는 의문점이 생기게 됩니다. 변화를 기록하고 눈으로 확인해 보는 것은 큰 동기부여가 될 수 있습니다.

• 양손 쌍안경

치매를 갖고 계신 분들의 시야는 양손으로 쌍안경을 만들어서 보이는 모습입니다. 옆에서 혹은 뒤에서 말을 건네면 깜짝 놀라시거나 혹은 두려워합니다. 항상 부모님 혹은 할아버지, 할머니 눈과 같은 위치에서 이야기를 나눕니다.

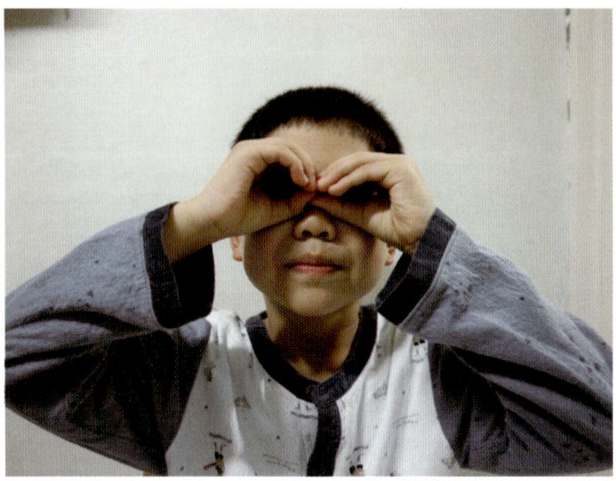

'당신에게 이런 동작(운동)이 좋다.'
'엄마! 아버지! 이것 하실 줄 아세요?'
'할머니, 할아버지 저 한번 따라 해보세요.'
가족이 곧 생활운동전문가가 되어야 합니다.

건강을 관리하는 것은 경제적 연금만큼 중요합니다. 또한 부모님, 할머니, 할아버지께 드리는 경제적 용돈만큼이나 운동 효도를 함께 해야 합니다. 일상생활 속의 움직임은 할 수 있다면 꼭 내 스스로 해야 합니다.

감사의 말

저는 물리치료사로서 이 일을 정말 사랑합니다. 약, 수술 등이 아닌 '손'을 이용하여 건강을 증진시키고, '생활운동교육'을 통해 일상생활로 돌아가서 잘 적응하시며, 다시 웃음을 찾으시고, 가족에게 희망이 생기는 모습을 보면 큰 보람을 느끼게 됩니다. 저의 값진 경험과 성과를 더 많은 분들에게 알려드리고 싶은 마음이 '책'으로 완성되었습니다. 이 책을 통해 건강을 유지하고, 또 다시 회복하시기를 간절히 바라겠습니다.

앞으로의 초고령화는 피할 수 없고, 젊은 인력 또한 부족합니다. 실버세대, 가족들에게 희망적인 미래를 위해선 지금 '나'부터가 건강기능연금을 준비해야 합니다. 또한 전문가에만 의존하지 않고, 가족 중에서도 충분히 불편한 가족에게 생활운동을 교육하고, 함께할 수 있는 생활운동전문가가 되어야 합니다.

이 글을 읽으신 분들 중에 요양원에서 삶을 마감하고 싶은 분은 거의 없을 듯 합니다. 저 또한 집에서 생활운동을 통해 제 부모님의 건강한 여생에 지킴이가 되려고 합니다. 마지막으로 이 책을 만들 수 있게 가르침을 주신 환자, 이용자분들께 진심으로 감사드리며, 그 값진 경험을 앞으로도 더 많은 분들에게 나누며 정성을 다해 희망을 드리겠습니다.

* 추신
이 책이 출판되기까지 저를 응원해 주신 가족분들에게 감사의 말씀을 전합니다. 또한 김원희 상무님, 오연수 편집자님, 백제헌 이사님, 김상현 사장님, 유승호 교수님, 장윤정 선배님, 천장원 원장님, 최종문 사장님, 박동현 사장님, 안창식 교수님, 마쯔이 대표님, 이종민 팀장님, 조은경 팀장님, 정연규 교수님, 이태욱 선생님, 사진 촬영 해주시느라 수고하신 공룡 스튜디오 박호진 선생님과 스탭분들께도 감사의 말씀을 드립니다.

2020년 박기섭 배상

박 기 섭

건국대학교 더클래식500 운동/ 물리치료실 파트장.
물리치료학을 전공하고 스포츠지도교육대학원에서 학위를 받은 후 일본의 5대 데이케어센터에서 연수 수료했습니다. 조선일보 조선에듀 건강교육, 대한예방물리치료학회 위원 및 대학에서 강연활동을 하고 있습니다. 이런 지식과 경험을 통합하여 생활에 필요한 움직임을 잘하고, 건강한 노년을 준비하고 유지할 수 있는 방법을 소개합니다.

이 책은 먼저 가장 기본적인 생활을 하는 데 필요한 기능과 움직임을 쉽게 이해할 수 있도록 하였고, 이어서 구체적이고 세부적인 '운동의 방법'을 제시합니다. 운동은 7080(70~90세, 하), 5060(50~70세, 중), 3040(30~50세, 상)으로 나뉘어져 있으며, 여러분의 몸 상태와 필요에 따라 능동적으로 활용할 수 있습니다.
http://blog.daum.net/gisup80/4
gisup80@daum.net

생활운동을 통한 건강기능연금 쌓기

| 저자 | 박 기 섭

| 1판 1쇄 | 발행 2020년 1월 15일
| 1판 2쇄 | 발행 2021년 2월 5일

| 발행인 | 김동훈
| 발행처 | **공동체**

| 주소 | 경기도 고양시 일산동구 호수로 358-39 동문타워 I 905호(백석동)
| 전화 | 031)920-8305(대표)
| 팩스 | 031)920-8308
| e-mail | compub@naver.com
| 출판등록 | 2005년 10월 20일
| 등록번호 | 제396-2005-36호

| ISBN | 979-11-6105-508-4
정가 15,000원